AF557268

Schattauer

Beate Steiner

Beziehungstraumatisierungen aus der Kindheit mit Imaginationen behandeln

Schattauer

Dipl.-Psych. Beate Steiner
Liebigstr. 13a
64293 Darmstadt
be-steiner@t-online.de
info@kipt.eu
www.kipt.eu

Besonderer Hinweis
Die Medizin unterliegt einem fortwährenden Entwicklungsprozess, sodass alle Angaben, insbesondere zu diagnostischen und therapeutischen Verfahren, immer nur dem Wissensstand zum Zeitpunkt der Drucklegung des Buches entsprechen können. Hinsichtlich der angegebenen Empfehlungen zur Therapie und der Auswahl sowie Dosierung von Medikamenten wurde die größtmögliche Sorgfalt beachtet. Gleichwohl werden die Benutzer aufgefordert, die Beipackzettel und Fachinformationen der Hersteller zur Kontrolle heranzuziehen und im Zweifelsfall einen Spezialisten zu konsultieren. Fragliche Unstimmigkeiten sollten bitte im allgemeinen Interesse dem Verlag mitgeteilt werden. Der Benutzer selbst bleibt verantwortlich für jede diagnostische oder therapeutische Applikation, Medikation und Dosierung.
In diesem Buch sind eingetragene Warenzeichen (geschützte Warennamen) nicht besonders kenntlich gemacht. Es kann also aus dem Fehlen eines entsprechenden Hinweises nicht geschlossen werden, dass es sich um einen freien Warennamen handelt.

Schattauer
www.schattauer.de

Cover: Bettina Herrmann, Stuttgart
unter Verwendung einer Abbildung von © Henrike Wolf
Gesetzt von Eberl & Koesel Studio, Altusried-Krugzell
Gedruckt und gebunden von CPI – Clausen & Bosse, Leck
Lektorat: Marion Drachsel
Projektmanagement: Dr. Nadja Urbani
ISBN 978-3-608-40061-8
E-Book ISBN 978-3-608-11884-1
PDF-E-Book ISBN 978-3-608-20567-1

Bibliografische Information der Deutschen Nationalbibliothek
Die Deutsche Nationalbibliothek verzeichnet diese Publikation in der Deutschen Nationalbibliografie; detaillierte bibliografische Daten sind im Internet über http://dnb.d-nb.de abrufbar.

Kinder – Sind so kleine Hände

Bettina Wegner (1976)[1]

Sind so kleine Hände
Winz'ge Finger dran
Darf man nie drauf schlagen
Die zerbrechen dann

Sind so kleine Füße
Mit so kleinen Zehen
Darf man nie drauf treten
Könn' sie sonst nicht geh'n

Sind so kleine Ohren
Scharf und ihr erlaubt
Darf man nie zerbrüllen
Werden davon taub

Sind so schöne Münder
Sprechen alles aus
Darf man nie verbieten
Kommt sonst nichts mehr raus

Sind so klare Augen
Die noch alles seh'n
Darf man nie verbinden
Könn' sie nichts versteh'n

Sind so kleine Seelen
Offen und ganz frei
Darf man niemals quälen
Geh'n kaputt dabei

Ist so 'n kleines Rückgrat
Sieht man fast noch nicht
Darf man niemals beugen
Weil es sonst zerbricht

Grade, klare Menschen
Wär'n ein schönes Ziel
Leute ohne Rückgrat
Hab'n wir schon zu viel

1 www.songtexte.com/songtext/bettina-wegner/kinder--sind-so-kleine-hande-5b56d7b0.html (letzter Zugriff: 22.07.2021)

Einleitung

Dieses Buch möchte die Leser mit einer auf Imaginationen beruhenden Methode der Traumabehandlung bekannt machen, der Katathym Imaginativen Psychotraumatherapie (KIPT). Sie wurde 2006 von mir und meinem 2008 verstorbenen Kollegen, Klaus Krippner, als psychodynamische Traumabehandlung erstmals in einem Lehrbuch beschrieben und fortlaufend weiterentwickelt. Gründend auf der Psychoanalyse und ihrem psychodynamischen Verständnis seelischer Erkrankungen stellt die KIPT eine traumazentrierte Spezialisierung und Modifizierung der Methode der Katathym Imaginativen Psychotherapie (KIP) dar. Von Hanscarl Leuner in den 1950er-Jahren entwickelt, wurde sie Katathymes Bilderleben (KB) oder Symboldrama genannt und ist schon lange als tiefenpsychologische Methode der Richtlinien-Psychotherapie anerkannt.

Seit 2002 lehren wir die KIPT curricular vor allem zur Behandlung chronischer und komplexer Traumatisierung, sich manifestierend in vielen Krankheitsbildern als Folge von Beziehungstraumatisierung in der Kindheit. Für uns steht die daraus resultierende beeinträchtigte Beziehung der Patientin[2] zu sich selbst und zu anderen Menschen ganz im Zentrum der Behandlung. Da wir alle von der Wiege bis zum Grab auf Beziehung angewiesen sind und damit auf Bindung, Zuwendung, Anerkennung, Respekt, Liebe, angemessene Versorgung und Achtsamkeit, sind wir da, wo wir besonderen Schutzes und der Hilfe bedürfen, auch ausgesprochen verletzlich. Deshalb ist es nicht verwunderlich, dass traumatische Beziehungserfahrungen in der Kindheit als die gravierendste Ursache für psychopathologische und psychosomatische Entwicklungen gelten. Geleitet von einem zentralen psychoanalytischen Grundgedanken, verstehen wir psychische Erkrankungen als psychisch verfestigte und verinnerlichte Beziehungsstörungen, die akut oder in einer bestimmten Lebenssituation Verwundung und Leid erzeugen.

Von diesen vor allem durch Beziehungstraumatisierung verursachten Wunden und dem damit einhergehenden Leid sowie seiner Milderung in einer Sicherheit, Halt und Resonanz gebenden psychotherapeutischen Begegnung handelt dieses Buch. Es legt dar, wie – angereichert durch Imaginationen – eingefrorene Lebendigkeit und Kreativität zurückgewonnen, das eigene Gewordensein verstanden und in die Lebensgeschichte integriert werden können. Wir verstehen uns, um nur einige Väter der Psychoanalyse und Psychotraumatherapie zu nennen, in der Tradition des frühen Freud und seines Verständnisses der Traumagenese der Neurosen, Ferenczis Traumakonzeption, seiner Definition des traumatischen Introjekts und der Bedeutung der Wendung der Aggression gegen das Selbst, Balints Ausführungen zur Grundstörung und pri-

2 Auch wenn im Text fast ausschließlich die weibliche Form verwendet wird, so sind jedoch auch alle anderen Formen gleichermaßen gemeint.

mären Liebe sowie Winnicotts Verständnis der Bedeutung der »good enough mother«. Diese Pioniere der Psychotraumatherapie haben uns gezeigt, dass das, was in einem Menschen heute leidvoll ist, einmal in Beziehung mit einem anderen Menschen leidvoll war, da unsere innere Welt und, wie wir heute wissen, auch unsere neuronalen Netzwerke in wesentlichen Teilen durch unsere Beziehungserfahrungen geprägt werden. Indem die KIPT besonders die Folgen von Beziehungstraumatisierung in der Kindheit in den Mittelpunkt der Behandlung stellt, verlangt unser psychoanalytisch fundiertes Konzept, die Untersuchungen und Ergebnisse der Selbstpsychologie, Säuglings- und Kleinkindforschung und somit besonders auch der Bindungsforschung und -theorie sowie die relevanten Ergebnisse der Neurowissenschaften in unsere Überlegungen und unser Handeln einzubinden. Sie alle zeigen uns: Traumatische Beziehungserfahrungen beeinträchtigen die Bindungssicherheit und Bindungsfähigkeit des Kindes oder zerstören sie gar. Denn die Seele eines Kindes und auch eines Erwachsenen ist etwas sehr Verletzliches, etwas, das durch Missachtung, Kälte, Ablehnung oder gewaltsame Einwirkung geschädigt, ja sogar zerstört werden kann. So sehen wir dann in der klinischen Praxis Patientinnen mit verschiedensten Symptomen als Reaktion auf frühes Leid und Verwundung im Säuglings- und Kleinkindalter, aber auch Kindesalter. Denn da, wo die Seelennahrung von Bindung, Bezogenheit, Gesehenwerden und Resonanz von Eltern gegenüber ihren Kinder, aus welchen Gründen auch immer, nur unzureichend gegeben ist, ausbleibt oder absichtlich verweigert wird, entstehen tote Zonen im Selbst, *Todeslandschaften der Seele* (Benedetti 1987, S. 51). Wenn wir Erkrankungen der Seele so verstehen und nicht immer nur von *»Störungen«* sprechen, sehen wir in diesen Erkrankungen bereits einen Versuch, sich gegen ein Nichtsein, gegen ein Von-allen-Seiten-tot-Sein zu behaupten, um nicht in einem Abgrund des Grauens zu versinken.

Wir müssen uns als Klinikerinnen bewusst sein, dass die Auswirkungen schwerer Traumatisierung im Kindesalter auf die seelische Gesundheit und auf neurobiologische Strukturen weit über das hinausgehen, was Traumatisierung bei Erwachsenen anzurichten vermag. Wiederholte Traumatisierung greift bei Erwachsenen eine bereits geformte Persönlichkeit mit vorhandenen Kompensationsmöglichkeiten an, bei Kindern dagegen prägen und deformieren wiederholte Traumatisierungen die Persönlichkeit. Kumulative Beziehungstraumatisierung[3] verhindert nicht zuletzt auch die Möglichkeit, Resilienz zu entwickeln, d. h. sie reduziert unsere Widerstandsfähigkeit, potenziell traumatische Stressoren auch im späteren Leben zu bewältigen.

Anhand eines kurzen Beispiels möchte ich demonstrieren, wie es auf symbolischer Ebene einer Patientin gelang, Zugang zu ihrer Lebendigkeit zu finden, ein weiterer Schritt, um sie sich in der Begegnung mit ihrem inneren, verletzten Kind immer mehr anzueignen.

---

3 Khan (1963 [1977]) prägte den Begriff des »kumulativen Traumas«, resultierend aus wiederholtem Versagen der Mutter in ihrer Reizschutzfunktion für das kleine Kind. Ich verwende diesen Begriff für die Aneinanderreihung vieler Traumata über die gesamte Kindheit und Adoleszenz, die sich dadurch in ihrer Wirkung potenzieren.

FALLBEISPIEL Bettina

In einer Imagination begegnete die Patientin in einem Haus einem kleinen, in einer Zinkwanne liegenden Kind, das von einer Eisschicht bedeckt war und tot zu sein schien. Sie erschrak sich zutiefst, weinte verzweifelte, aber auch erlösende Tränen, die auf das Eis fielen und nach und nach dazu führten, dass die Eisschicht schmolz und sie das Kindchen befreien konnte. Sie nahm es in ihre Arme, zog ihm das nasse Hemdchen aus und begann es vorsichtig zu wärmen, ihm die Brust zu geben, es einfach nur zu halten und weiter mit weichen Decken zu umfassen, zu wärmen und zu wiegen.

Zum Aufbau des Buches: In **Kapitel 1 »Beziehung, Gewalt und Trauma«** kläre ich zunächst, wie Aggression und Gewalt sowie der Begriff der Beziehungstraumatisierung psychologisch verstanden werden. Es folgt ein Blick zurück in die Geschichte der Kindheit, überleitend zur Bedeutung transgenerationaler Traumatisierung als wesentlichem Faktor bei der Weitergabe von Gewalt. Nachfolgend beleuchte ich, wie Gewalt gegenüber Kindern heute aussieht, und gehe auf die Ursachen von Gewalt in der Beziehung zum Kind ein. Danach schließt sich eine Beschreibung der sichtbaren und unsichtbaren Formen von Gewalt an, der akuten und langfristigen komplexen Folgen von Beziehungstraumatisierung, vor allem des klinischen Masochismus und der dominierenden Phänomene von Scham und Schuld.

In **Kapitel 2 »Klinische Traumakonzeptionen«** stelle ich zusammenfassend die Psychotraumatologie als Wissenschaft dar. Ich gehe auf das Verlaufsmodell psychischer Traumatisierung ebenso ein wie auf die prominenten psychoanalytisch fundierten Traumakonzepte der Selbstpsychologie und Säuglingsforschung sowie der Bindungsforschung und -theorie. Nicht zuletzt fasse ich den für uns wegweisenden psychoanalytisch-psychotraumatologischen Ansatz Léon Wurmsers zusammen, da er die massiven inneren und äußeren Konflikte, die aus Beziehungstraumatisierung entstehen, und deren Verschränktsein mit überwältigenden Affekten mit im Blick hat. Abschließend stelle ich einige mir besonders wichtige Aspekte aus der Traumaforschung der Neurowissenschaften dar, vor allem auch zu den dissoziativen Phänomenen, die als zentraler Bestandteil von Traumatisierung in allen hier vorgestellten Traumamodellen angesprochen sind.

Das **Kapitel 3** umfasst ausführlich das **behandlungspraktische Vorgehen der KIPT**. Ich werde aufzeigen, wie wir mit unserem psychodynamischen Behandlungsansatz, neben steter Stabilisierung und dem Gewinn an mehr Sicherheit, immer auch sowohl indirekt als auch direkt Konflikte bearbeiten. Gleichzeitig lege ich dar, wie wir über den gesamten Prozessverlauf intendieren, traumabedingte Beziehungsstörungen und damit verbundene Beeinträchtigungen im Umgang mit Affekten so zu beruhigen und zu transformieren, dass Leid gemildert wird und ein verändertes Selbstbewusstsein entsteht. Außerdem verdeutliche ich, wie wir einen Prozess der zunehmenden Mentalisierung fördern, der bei der so nötigen Traumaintegration hilft, und wie ein positiveres Selbstempfinden entsteht.

Danksagung

An dieser Stelle möchte ich nicht versäumen, all meinen Patientinnen und Patienten, Kolleginnen und Kollegen zu danken, die mir ihre Erlaubnis zur Veröffentlichung gegeben haben und deren Selbsterfahrungsprozesse ich begleiten durfte. Meinen Kolleginnen Beata Hammerich und Dr. Gabriele Löw gebührt herzlicher Dank für ihre zeitintensive Arbeit bei der Durchsicht des Manuskripts, für Anregungen und Diskussion. Dr. Gabriele Löw und Irmgard Künzl-Daldorf danke ich für die jahrelange kompetente, verlässliche und unterstützende Dozentinnentätigkeit im Rahmen des Traumacurriculums in Darmstadt sowie Prof. Ulrich Sachsse, der regelmäßig Fortsetzungsseminare leitete. Ebenso gilt Alfred Schulze mein Dank, der mir erneut auch bei diesem Buch mit Literaturrecherchen unter die Arme gegriffen hat. Und nicht zuletzt möchte ich meiner Lektorin Marion Drachsel, die mit großer Geduld, Kompetenz und Geschick mein Manuskript korrigiert hat, sowie der Verlagslektorin Dr. Nadja Urbani für ihre wohlwollende Begleitung Dank sagen.

Übersicht Imaginationen

Inhalt

1 Beziehung, Gewalt und Trauma

In den letzten zwei, drei Jahrzehnten haben sich viele Wissenschaftler und Kliniker damit auseinandergesetzt und erforscht, was Eltern, die nicht *gut genug* sind und darüber hinaus einem Kind Gewalt antun, in ihm auszulösen vermögen und welche Folgen dies für seine Selbst- und Identitätsentwicklung hat. Viel dazu beigetragen haben vor allem die Säuglings-, Bindungs- und Traumaforschung sowie die Selbstpsychologie und die neurowissenschaftlichen Forschungen. Sie alle haben, neben dem »gesunden Menschenverstand und der überwältigenden klinischen Erfahrung«, dazu geführt, »Traumatisierung wieder ganz ins Zentrum von Verstehen und Einfühlen zu rücken [...] und die einseitigen Dogmen der Triebtheorie aus den Angeln zu heben« (Wurmser 2014a, S. 6).

Trotz der späteren Betonung der *Triebtheorie* war es Sigmund Freud, der die Bedeutung von Beziehungstraumata, vor allem sexueller, früh erkannt hat. Auf der Basis der Traumatheorien von Janet, Freud und Ferenczi, gefolgt von namhaften anderen wie vor allem Winnicott und Balint, haben neuere Forschungen verschiedener Psychotraumatologen diese Ansätze erweitert und sowohl für die Psychotherapie als auch für die Psychoanalyse fruchtbar gemacht. Sie rücken besonders die Bedeutung von Bindungs- und Beziehungstraumata im Säuglings- und Kindesalter ins Zentrum von Verstehen und Einfühlung und fördern damit eine Kultur des Hinsehens statt Verleugnens. In der Vergangenheit hat diese Verleugnung, auch durch Vertreter unserer Profession, unter anderem dazu geführt, dass bei Patientinnen mit schweren Beeinträchtigungen ihrer Persönlichkeit einfach endogene Narzisstische oder Borderline-Persönlichkeitsstörungen diagnostiziert wurden, ohne den Einfluss der nahen Beziehungspersonen, die Bedeutung ihres Unbewussten und die Weitergabe ihrer Erziehungsgeschichte bei der Entstehung dieser Störungen überhaupt in Betracht zu ziehen.

Bevor ich einen Blick zurück auf die Geschichte der Kindheit werfen werde, möchte ich erst einmal klären, wie Aggression, Gewalt und Beziehungstraumatisierung im Weiteren verstanden werden.

1.1 Aggression und Gewalt unter psychologischer Perspektive

Zunächst möchte ich aufschlüsseln, was unter dem Begriff der *Gewalt* subsumiert und wie er, grundsätzlich abhängig vom sozialen Kontext, bewertet wird.

So werden z.B. Ehrenmorde in bestimmten Gesellschaften von den Clanmitgliedern gefeiert oder wird Klitorisbeschneidung als gut und wünschenswert erachtet. Die jeweilige gesellschaftliche Bewertung von Gewalt schlägt sich in einer entsprechenden Gesetzgebung und Ahndung nieder. Besonders in korrupten Gesellschaften findet Gewalt im Verborgenen statt und wird von offizieller Seite sozusagen unter den Teppich gekehrt. In Deutschland war es Eltern und Autoritäten noch bis 1998 von Gesetzes wegen straffrei erlaubt, ein Kind zu schlagen.

Psychologisch ist der Begriff der Gewalt eng mit dem der *Aggression* verbunden. Jedoch unterscheiden wir eine konstruktive von einer malignen, destruktiven Aggression, die gleichbedeutend mit Gewalt ist.

DEFINITION

Aggression verstehe ich allgemein, in Anlehnung an Alfred Adler (1914 [2019]) und Thomas Auchter (2004), der sich auf Winnicott (1965 [1974]) bezieht, als eine angeborene Antriebskraft im Sinne einer grundlegenden Lebensaktivität, als *aggredi*. Sie ermöglicht unsere Entwicklung, speist unseren Vorwärtsdrang, unsere Entdeckerlust und unseren Wissensdurst. Durch unvermeidbare, frustrierende Schmerz- und Verlusterfahrungen entsteht in unser aller Leben eine mehr oder weniger stark ausgeprägte destruktive Aggression, die sich zu *Gewalt* steigern kann und dann die Grenzen des Anderen überschreitet oder nach innen gegen die eigene Person gewendet wird.

Grundsätzlich ist es hilfreich, eine lebensfreundliche von einer lebensfeindlichen Aggression zu unterscheiden. Lebensfreundliche Aggression steht im Dienste von Konstruktion, Entwicklung, Bindung und Beziehung. Das konstruktive Potenzial der Aggression benötigen wir immer dort, wo etwas aufgegeben, zerstört, getrennt, verändert werden muss, damit etwas Neues entstehen kann. Diese konstruktive aggressive Kraft ist immer da am Wirken, wo es um kreative Neugestaltungen geht. Denn jeder schöpferische Prozess entwickelt sich aus der Zerstörung einer alten Form, Struktur, Gestalt, einer alten Ordnung oder eines alten Gedankens (Auchter 2004, S. 44 ff.). Auf dieser Basis konstruktiver Aggression kann ein gesundes Selbst erwachsen, wenn unsere Beziehungspersonen uns Resonanz geben, sich in uns einfühlen, uns keine unnötigen Frustrationen auferlegen und uns keine traumatischen Grenzen setzen. Ist dem so, entwickeln wir Selbstbewusstsein, sorgen für angemessene Grenzen, für eine gute Selbstfürsorge und sozial adäquate Selbstbehauptung und Verantwortung für andere, gespeist aus einem gesunden Narzissmus.

Ist das nicht der Fall, steht maligne, lebensfeindliche, destruktive Aggression, letztlich narzisstische Gewalt, im Dienste von Wut, Hass (Kernberg 2000) und Ressentiments (z.B. Wurmser 1989, 1993, 1999) und äußert sich in vielen Gewändern. Immer aber spielen Grausamkeit, Gefügigmachen und damit Bemächtigung eines anderen, eines Tieres, der Natur, berechnende oder blinde Zerstörungs- und Vernichtungswut eine entscheidende Rolle. Die zerstörerische Aggression narzisstischer Gewalt will quälen, Unrecht zufügen und Verletzung rächen. Narzisstische Gewalt strebt nach bewusstem Verrat von Vertrauen und Liebe aus nagendem Neid und aus Eifersucht. Sie will erniedrigen und beschämen, andere zu Sündenböcken machen, die verfolgt und gequält werden können. Weil aber narzisstische Gewalt Aggression und Ambivalenz gegenüber nahen Menschen verleugnet, ist sie zugleich Quelle größter menschlicher Gewalt. Das äußert sich nicht zuletzt darin, dass 70 % der Morde an Familienangehörigen und Freunden begangen werden (Marcowitz 1982; → auch Trimborn 2003, S. 1048).

Mit maligner Aggression werden wir nicht geboren. Sie ist m. E. auch nicht Ausdruck eines angeborenen Todestriebes, wie Freud (1920 [1971], 1923 [1971]) oder Melanie Klein (1960) das sahen, sondern durch ein Übermaß an erfahrener Gewalt, Leid und Lieblosigkeit in der Kindheit entstanden. So sieht William Grossman Schmerz und schmerzvolle Affekte als die *Quellen* der destruktiven Aggression, die das Kind gegen sich selbst wendet. Schmerz und schmerzliche Affekte, wie Angst, Scham, Schuld, Demütigung und Furcht, bedingen seines Erachtens diesen aggressiven Trieb. Ebenso wie jeder körperliche Schmerz als somatische Quelle für Aggression angesehen werden kann, rufen Schmerzen und schmerzvolle Affekte Aggression gegen die Menschen hervor, die sie verursacht haben (Grossman 1991; → auch Wurmser 1993, S. 59). Immer da, wo wir narzisstischer Gewalt begegnen, hat eine weitreichende Identifikation eines Kindes mit Elternfiguren stattgefunden, die auf seine sich entwickelnde Psyche eine ungeheuerliche, invasive Gewalt ausgeübt haben, der eine meist verleugnete Feindseligkeit innewohnte. Die Identifikation des Kindes mit einem feindseligen Aggressor wirkt sich für das Kind umso zerstörerischer aus, je widersprüchlicher das elterliche Verhalten war, je mehr Wahrnehmungstabus die Eltern setzten und je mehr sie eigene abgewehrte Wünsche, Ängste und insbesondere verleugnete Feindseligkeit auf das Kind projizierten (Trimborn 2003, S. 1045). Eine Verschärfung der Dynamik findet außerdem noch durch die unbewusste Verführung des Kindes durch die Eltern oder ein Elternteil statt, seinerseits gemein und sadistisch reagieren zu sollen. Geschieht das, ruft das im Kind das Gefühl hervor, tatsächlich selbst böse und schuldig zu sein.

1.2 Definition Beziehungstrauma

Um den Begriff des Beziehungstraumas zu definieren, müssen wir zunächst fragen: Wann wird eine Gewalterfahrung in der Beziehung zwischen dem Kind und seiner Beziehungsperson zum Trauma bzw. zum Beziehungstrauma? Nicht jede körperliche und seelische Gewalterfahrung wirkt traumatisierend, obwohl sie immer von den Betroffenen als kränkend, belastend oder verstörend empfunden wird.

Freud stellte 1893 fest, dass »jedes Erlebnis [traumatisch] wirken [könne], welches die peinlichen Affekte des Schreckens, der Angst, der Scham, des psychischen Schmerzes hervorruft« (Freud 1893 [1971]; → auch Wurmser 1999, S. 68).

Diesem weit gefassten Traumabegriff stehen sehr eng gefasste gegenüber, die nur eine objektive Lebensbedrohung als Trauma gelten lassen, wie bei der Diagnose der Posttraumatischen Belastungsstörung (PTBS) nach der International Classification of Diseases (ICD) 10. In der ICD-11, die 2022 in Kraft treten wird, ist die Komplexe Posttraumatische Belastungsstörung (KPTBS) nicht durch ein Einzelereignis verursacht, sondern durch ein breites Spektrum kognitiver, affektiver und psychosozialer Beeinträchtigungen. Die Betroffenen leiden neben den Hauptsymptomen der klassischen Posttraumatischen Belastungsstörung zusätzlich unter Affektregulationsstörungen, negativer Selbstwahrnehmung und Beziehungsstörungen.

Gewalt, die seelische und/oder körperliche Verletzung hervorruft, ist in sich traumatisch, so wie es auch die wörtliche Bedeutung von Trauma – »Wunde, Verletzung« – nahelegt. Ob Gewalt jedoch letztlich traumatisch wirkt, hängt von verschiedenen Faktoren ab: von der Intensität der Gewalthandlung, dem Alter des Kindes und damit vom Grad seiner Schutz- und Hilflosigkeit, von der Dauer der Schädigung, der emotionalen Nähe und Abhängigkeit zur Beziehungsperson, vom subjektiven Erleben des Opferkindes und seinen Verarbeitungsmöglichkeiten, vom Verhalten des Umfelds und dessen Reaktion (Fischer & Riedesser 1999). Ein Kind oder Jugendlicher, dem von seinen nahen Bezugspersonen in der Familie oder der Institution über längere Zeit immer wieder ein Gefügigmachen widerfährt, wird traumatisiert, besonders auch dann, wenn keine ausgleichenden anderen Menschen zur Verfügung stehen, die schützend und stützend wirken.

Bei der Definition von Beziehungstrauma, die wir unserer Psychotraumaarbeit zugrunde legen, gehe ich zunächst, mich auf Krystal (1978) beziehend, von seiner allgemeinen Definition eines psychischen Traumas aus.

DEFINITION

Psychisches Trauma ist »das Ergebnis einer Konfrontation mit einem überwältigenden Affekt«, der in »einen unerträglichen psychischen Zustand« hineinführt, assoziiert »mit Desorganisation und vielleicht sogar der Vernichtung aller psychischen Funktionen« (Krystal 1978, S. 82; → auch Schore 2007, S. 109) gerade auch im Säuglingsalter und folgend durch kumulative Beziehungstraumatisierung.

Auf dieser Basis definiere ich *Beziehungstrauma* als bedingt und charakterisiert durch ein seelenblindes und/oder seelenmörderisches, gleichzeitig massiv konflikthaftes Geschehen zwischen Kind und Beziehungsperson.

Seelenblindheit widerfährt einem Kind, wenn es in seinem Grundbedürfnis, als Individuum gesehen und respektiert zu werden, von den wichtigen Bezugspersonen keine Resonanz erfährt. Das kann Gefühle völliger Wertlosigkeit auslösen, verbunden mit dem Erleben, ausgeschlossen zu sein aus der Gemeinschaft mit dem anderen und damit defizitär zu sein und mit einem Makel behaftet. Geschieht Seelenblindheit absichtlich und hat zum Ziel, die Identität des Kindes zu zerstören, nennt Wurmser dies, in Anlehnung an Shengold (1995), *Seelenmord* (Wurmser 1999, S. 209).

Beziehungstraumatisierung kann bereits interuterin sowie im Säuglingsalter massiv sein und/oder kumulativ in der Kindheit und im Jugendalter verschärft werden. Stets wird sie hervorgerufen durch enge Beziehungspersonen in Familien und Institutionen, die eigentlich Sicherheit und Schutz gegen Traumatisierung gewährleisten sollen. Stattdessen gelingt es ihnen aber nicht oder nur unzureichend, das Grundbedürfnis des Kindes auf Sicherheit, Schutz und Versorgung, auf Achtung seiner Individualität und seiner Würde und das Bedürfnis, in einem tiefen Sinn gesehen und erkannt zu werden, zu befriedigen. Unter Umständen missachten sie es sogar absichtlich mit dem Ziel, die Identität des Kindes zu zerstören.

Beziehungstraumatisierung bedeutet im Resultat, dass sie »mehr als jede andere Form der Erfahrung zu verschiedenen Symptomen, Hemmungen, Charakterhaltungen und Phantasien führt, die in Form und Inhalt detailliert und hoch spezifisch sind. Gleichwohl finden sich sehr verschiedene Verläufe und, sowohl bei Kindern wie auch bei Erwachsenen, ein Spektrum unterschiedlicher Auswirkungen, das von der relativen Bewältigung bis zu weitreichenden und chronischen, strukturellen und Persönlichkeitsänderungen reicht« (Furst 1967; → auch Sandler et al. 1987, S. 27).

1.3 Ein Blick zurück in die Geschichte der Kindheit

Ein Blick zurück in die Geschichte der Kindheit soll nun zeigen, wie über Jahrhunderte hinweg Kinder auf grausame Weise in ihrer Säuglingszeit und Kindheit Gewalt und unsagbarem Leid ausgesetzt waren mit dem Ziel, sie gefügig zu machen. Eine ihre kindlichen Bedürfnisse missachtende Erziehung und somit ein würde- und liebloser Umgang mit ihnen waren über Jahrhunderte selbstverständlich und haben sich von Generation zu Generation als Erbe fortgesetzt.

So kann auch die gegenwärtige Generation davon nicht unberührt sein, besonders wenn wir an die Folgen von Nationalsozialismus und der Ideologie der Vernichtung *unwerten Lebens* denken und dabei an die systematische Vernichtung von Juden, Roma und Sinti, von Homosexuellen, politisch Andersdenkenden und psychisch kranken Kindern und Erwachsenen in sog. Euthanasieprogrammen.

Viele der alten patriarchalen Erziehungsvorstellungen und -ideologien sind noch in unserem kulturellen Gedächtnis aufgehoben und haben ihre Spuren hinterlassen. Mit dem Patriarchat begannen die Geschichte von Gewalt und die Zementierung der Macht des Mannes: Macht über die Frau und das Kind sowie eine Instrumentalisierung der Mütter und ihrer Entfremdung von ihrer primären Mütterlichkeit.

Um die Spuren der alten patriarchalen Erziehungsvorstellung ein wenig zurückzuverfolgen, beziehe ich mich unter anderem auf das Buch von Ingrid Müller-Münch (2012), »Die geprügelte Generation. Kochlöffel, Rohrstock und die Folgen«.

Der US-Psychologe Lloyd deMause schreibt in seinem Buch »Hört ihr die Kinder weinen. Eine psychogenetische Geschichte der Kindheit«: Es »ist ein Albtraum, aus dem wir gerade erst erwachen. Je weiter wir in der Geschichte zurückgehen, desto unzureichender wird die Pflege der Kinder, die Fürsorge für sie, und desto größer die Wahrscheinlichkeit, daß Kinder getötet, ausgesetzt, geschlagen, gequält und sexuell missbraucht wurden« (deMause 1977, S. 12). Sich in die Kinder einzufühlen, konnte aus einem Mangel an Empathie von ihren Eltern nicht aufgebracht werden und so wurden Kinder immer weiter geschlagen, genauso, wie die Eltern es als Kinder selbst erfahren hatten und dabei ihre eigenen leidvollen Gefühle abtöten mussten (deMause 1977, S. 34 ff.).

Gehen wir zurück an den Beginn des 16. Jahrhunderts, wo sich der Reformator Martin Luther als jemand offenbarte, der es sich zur Aufgabe gemacht hatte, für Zucht und Ordnung, Gehorsam und Unterwerfung zu sorgen. Vehement propagierte er die Anschauung, der Wille eines Kindes müsse mit Gewalt gebrochen werden. Eine Auffassung, wie sie sich in den Erziehungsvorstellungen der Nationalsozialisten, vertreten durch Johanna Haarer, und weit in die Siebziger-/Achtzigerjahre des 20. Jahrhunderts hinein findet. Luthers 1521 erschienene Erziehungsanweisungen prägten über Jahrhunderte hinweg den Erziehungsstil ganzer Generationen. Die Anweisungen lesen sich beispielsweise so: »Feine, wohlgesittete Bürger und züchtige häusliche Frauen« sollten mit der Rute herangeprügelt werden, damit sie sodann »auch ihre Kinder und ihr Gesinde zur Rechenschaft erziehen könnten«. Ein Kind betrachtete er als grundsätzlich böse und schrieb: »Das Kind in der Wiege ist sowohl eigensinnig wie voller krankhafter Zustände. Wiewohl sein Körper klein ist, hat es doch ein sündhaftes Herz und neigt zum Bösen.« Eltern und Lehrer sollten ihm von klein an »mit Prügeln das Böse austreiben« (Luther 1521; → auch Müller-Münch 2012, S. 61). Von seinen eigenen Eltern schreibt er, sie »haben mich gar hart gehalten, daß ich auch darüber gar schüchtern wurde. Die Mutter stäupte mich einmal um einer geringen Nuß willen, daß das Blut hernach floß, und ihr Ernst und gestreng Leben, das sie mit mir führten, das verursachte mich, daß ich darnach in ein Kloster lief und ein Mönch wurde; aber sie meineten's herzlich gut. Sie konnten nur nicht die Geister unterscheiden, als nach welchen die Strafen einzurichten und zu mäßigen sind. Denn man muß also strafen, daß immer der Apfel bei der Ruthe sei« (Luther 1521).

In ihrem Buch »Schwarze Pädagogik« listet die Journalistin Katharina Rutschky (1977) viele auf Gewalt basierende Erziehungsschriften aus vergangenen Jahrhunderten auf. So lässt sie z. B. einen Pädagogen, Johann Georg Sulzer, zu Wort kommen, der vor 200 Jahren dazu riet, in der Kindererziehung das Hauptaugenmerk auf »die Vertreibung des Eigensinns und der Bosheit« mit der Rute zu richten. Denn »diese ersten Jahre«, so Sulzer, »haben unter andern auch den Vorteil, dass man da Gewalt und Zwang brauchen kann«. Seiner Meinung nach würden Kinder »mit den Jahren alles, was ihnen in der ersten Kindheit begegnet ist, vergessen, und sich später nicht mehr daran« erinnern, »dass sie einen Willen gehabt haben«. Auch würde deshalb »die Schärfe, die man wird brauchen müssen [...] keine schlimmen Folgen« haben (Sulzer 1748 [1977], S. 173 ff.; → auch Rutschky 1977). »In Erziehungshandbüchern des 18. und 19. Jahrhunderts wurde Eltern empfohlen, Kinder zu öffentlichen Hinrichtungen mitzunehmen, damit sie nicht verweichlichten.« Auch sollten zum Erziehungsrepertoire »kalte Bäder als Abschreckung« gehören, außerdem »Schnallen und Gurte, mit denen die Kinder an Stühlen und in Rückenlage im Bett festgezurrt« werden sollten, sowie verschiedene folterähnliche Maßnahmen zur Förderung einer aufrechten Haltung (Müller-Münch 2012, S. 63). Das Material, das Lloyd deMause (1977) zusammengetragen hat, führte ihn zu dem Resümee, dass ein großer Prozentsatz der vor dem 18. Jahrhundert geborenen Kinder »geschlagene Kinder« gewesen seien – im kolonialen Amerika ebenso wie in Italien zur Zeit der Renaissance. Von über 200 Büchern mit Ratschlägen zur Kindererziehung vor dem 18. Jahrhundert, die er untersuchte, »billigten die meisten das schwere Schlagen von Kindern und alle das Schlagen von Kindern unter verschiedenen Umständen«. Die Erziehungsratgeber »richteten sich an Väter und Lehrer, Mütter wurden darin gar nicht erst erwähnt [...] Zu den Instrumenten, mit denen geschlagen wurde, gehörten«, so deMause, »Peitschen der verschiedensten Art, darunter Klopfpeitschen, Schaufeln, Rohrstöcke, Eisen- und Holzstangen, Rutenbündel, die ›discipline‹ (eine Peitsche aus kleinen Ketten) und spezielle Instrumente für die Schule wie die ›flapper‹, die ein birnenförmiges Ende mit einem runden Loch hatte und brennende Schmerzen hervorrief« (deMause 1977, S. 67; → auch Müller-Münch 2012, S. 65).

Als Beweis für die schichtenunabhängige gewaltsame Art, Kinder zu behandeln, führt Lloyd deMause den jungen Ludwig XIII. an, dessen Vater bei Tisch immer eine Peitsche neben sich stehen hatte. Schon im Säuglingsalter sei das Kind mit der Peitsche geprügelt worden und habe bald schon lernen müssen, nicht zu schreien, wenn ihm die Peitsche drohte. Ab seinem zweiten Lebensjahr sei er jeden Morgen ausgepeitscht worden. Auch am Tag seiner Krönung zum König habe der Achtjährige seine allmorgendliche Prügel erhalten. Hierzu soll er laut Überlieferung gesagt haben: »Ich würde auf so viel Huldigung und Ehre gern verzichten, wenn man mich statt dessen weniger peitschen würde« (deMause 1977, S. 68). So soll er sein ganzen Leben nachts von Albträumen gequält worden und voller Horror aufgeschreckt sein, da sie das morgendliche Auspeitschen zum Inhalt hatten.

Mitte des 19. Jahrhunderts wurden die Erziehungsbücher eines Daniel Gottlieb Moritz Schreber (1858) Bestseller und bis zu vierzig Mal aufgelegt und in mehrere Sprachen übersetzt. Seine Erziehungsanweisungen, ausprobiert an seinen leiblichen fünf Kindern, lehrte er, »ihn als eine geradezu gottähnliche Gestalt zu verehren und zu fürchten«. Er malträtierte sie mit diversen mechanischen Geräten, fesselte sie, zwängte sie in ein Gestell mittels Riemen und Stahlfedern zu einem kerzengeraden Gang. Auch ließ er diese Geräte herstellen und verkaufen. Prügel empfahl er bereits zur Disziplinierung des Säuglings: »Eine solche Prozedur ist nur ein- oder höchstens zweimal nötig, und – man ist Herr des Kindes für immer« (Schatzmann 1978, S. 32 f.; → auch Miller 1980, S. 19 f.).

Bis ins 19. Jahrhundert wurden in manchen Gegenden sog. Rutenfeste zur Verherrlichung der Prügelprozeduren bei Gesang und Tanz gefeiert. Dazu hatten Lehrer und Schüler gemeinsam den Vorrat an Ruten zur Züchtigung der Kinder für die kommenden zwölf Monaten gesammelt (Müller-Münch 2012, S. 64 f.). Erst im 19. Jahrhundert kamen Peitschen, so deMause, in den meisten Teilen Europas und Amerikas langsam aus der Mode, sich aber in Deutschland am längsten haltend. Stattdessen kam z. B. das Einsperren von Kindern im Dunkeln in Mode, wo sie oft stunden- oder tagelang in

»dunkle Klosetts« gesperrt wurden (deMause 1977, S. 70 f.; → auch Müller-Münch 2012, S. 66). Gleichzeitig propagierten aber über das 19. Jahrhundert hinaus Pädagogen und Sexualwissenschaftler die mit größter Härte anzuwendende Prügelstrafe als wirksames Mittel gegen Onanie. Denn man war der Meinung, Onanie bewirke geistigen Verfall, Muskelerschlaffung und dunkle Ränder unter den Augen (Müller-Münch 2012, S. 69).

Jean-Jacques Rousseau stellte im 18. Jahrhundert zur Zeit der Aufklärung die Grundeinstellung zum Kind, das durch Härte zu einem besseren Menschen erzogen werden müsse, grundsätzlich infrage. Seines Erachtens war das Kind von Grund auf gut und müsse »vor schlechten Einflüssen der Gesellschaft« geschützt werden. Statt Strafe »müsse [es] nur die realen Auswirkungen seines Verhaltens erfahren«, denn das Kind lerne durch das Leben (Müller-Münch 2012, S. 66).

Auch Pestalozzi betonte den Gedanken der *Selbsttätigkeit des Kindes* mit dem Ziel, »ein sicheres Fundament an Elementarbildung zu legen, das den Menschen befähigt, sich selbst zu helfen«, oder wie die spätere Montessori-Pädagogik es ausdrückt: »Hilf mir, es selbst zu tun« (Wikipedia).

Erst Ende des 19. Jahrhunderts setzte nach Rousseau und Pestalozzi erneut ein gesellschaftlicher Diskurs über die richtige Kindererziehung im Rahmen der sog. Reformpädagogik ein und am Ende der Weimarer Republik wurden zahlreiche Reformschulen gegründet. Zu ihren Vertretern gehörten u. a. Maria Montessori, sich auf die ihrer Meinung nach real existierenden Bedürfnisse des Kindes konzentrierend. Die Vorstellungen der Reformpädagogik erreichten fast ausschließlich besondere Eliten, aufgeschlossene Bürgerfamilien, gleichzeitig regierten fast flächendeckend weiterhin die Erziehungsrituale vieler Jahrhunderte. Sie »hinterließen Striemen und blaue Flecken auf den Körpern der Kinder, Blessuren auf ihren Seelen« (Müller-Münch 2012, S. 67) und waren darauf ausgerichtet, den hörigen Untertan zu erziehen, so wie es Heinrich Mann (1969) in seinem Buch »Der Untertan« eindrucksvoll darlegt.

Mit der Machtergreifung der Nationalsozialisten 1933 wurden die reformpädagogischen Konzepte eliminiert, die Schulen und andere dazugehörige Erziehungseinrichtungen geschlossen. Jedoch bedienten sich die Nazis gerne einzelner reformpädagogischer Ideen, sie für ihre Zwecke nutzend. Der Leiter der Deutschen Arbeitsfront, Robert Ley, propagiert bereits 1933, dass der NS-Staat »ein Pädagoge, ein väterlicher Freund« sei, der den Menschen von der Wiege bis zum Grabe nicht mehr loslasse. »Und so fangen wir schon beim Kinde von drei Jahren an; sobald es anfängt zu denken, bekommt es schon ein Fähnchen zu tragen. Alsdann folgt die Schule, die Hitlerjugend, die SA, der Wehrdienst.« In »Nie wieder! Analyse zur Sprache des Dritten Reiches« zitiert Martin Bormann (1995) die Erziehungsanweisung Hitlers: »Meine Pädagogik ist hart. Das Schwache muss weggehämmert werden. In meinen Ordensburgen wird eine Jugend heranwachsen, vor der sich die Welt erschrecken wird. Eine gewalttätige, herrische, unerschrockene, grausame Jugend will ich. Jugend muss das alles sein. Schmerzen muss sie ertragen. Es darf nichts Schwaches und Zärtliches an ihr sein. Das freie, herrliche Raubtier muss erst wieder aus ihren Augen blitzen. Stark und schön will ich meine Jugend. Ich werde sie in allen Leibesübungen ausbilden lassen. Ich will eine athletische

Jugend. Das ist das erste und wichtigste. So merze ich die tausende von Jahren der menschlichen Domestikation aus. So habe ich das reine, edle Material der Natur vor mir. So kann ich das Neue schaffen« (Rausching 1940, S. 236; → auch Bormann 1995, S. 31).

In »Mein Kampf« schrieb Hitler: Der Staat »hat seine Erziehungsarbeit so einzuteilen, daß die jungen Körper schon in ihrer frühesten Kindheit zweckentsprechend behandelt werden und die notwendige Stählung für das spätere Leben erhalten [...] Diese Pflege- und Erziehungsarbeit hat schon einzusetzen bei der jungen Mutter« (Chamberlain 1997, S. 7).

Diese Vorstellungen unterstützte die Ärztin und NS-Pädagogin Johanna Haarer, Jahrgang 1900, grundlegend. Ihr 1934 erschienenes Erziehungshandbuch »Die deutsche Mutter und ihr erstes Kind« wurde bis Ende des Krieges 700 000-mal verkauft. Ihre Erziehungsanweisungen hatten zum Ziel, bereits dem Neugeborenen die Naziideologie mit strengen Maßregelungen rigoros einzutrichtern und explizit seinen Willen zu brechen. Dazu gehörten: Schreien lassen, nachts alleine schlafen lassen, rigoroses Aufnehmen und Flasche nur alle vier Stunden geben und mehrere Stunden zur Abhärtung in die Kälte stellen. Zärtlichkeiten verpönte sie als Affenliebe und Verzärtelung, die das Kind »verziehe«, aber nicht erziehe (Haarer 1943, S. 273 ff.; → auch Müller-Münch 2012, S. 74). Nachgiebigkeit der Mutter war für Haarer verpönt. Haarer riet, das Neugeborene sofort nach dem Abnabeln für 24 Stunden in einem Tuch zur Seite zu legen und es erst dann zum ersten Stillen zu holen. Im Krabbelalter sollte man beginnen, es häufig zu ermahnen und zurechtzuweisen. Denn es komme schon »frühzeitig zu Kraftproben zwischen Mutter und Kind. [...] Sie in der richtigen Weise zu bestehen, ist das Geheimnis aller Erziehung«. Vor allem, wenn das Kind »mit eigensinnigem Geschrei« reagiere, dürfe sich die Mutter »nicht irre machen« lassen, sondern setze »mit ruhiger Bestimmtheit ihren Willen weiter durch. [...] Auch das schreiende und widerstrebende Kind muß tun, was die Mutter für nötig hält, und wird, falls es sich weiterhin ungezogen aufführt, gewissermaßen ›kaltgestellt‹, in einen Raum verbracht, wo es allein sein kann und so lange nicht beachtet, bis es sein Verhalten ändert. Man glaubt gar nicht, wie früh und wie rasch ein Kind solches Vorgehen begreift« (Haarer 1943, S. 274).

Haarers Buch wurde auch nach dem Krieg bis Anfang der 1980er-Jahre mit einer Gesamtauflage von über einer Million Exemplaren aufgelegt, jetzt mit dem Titel »Die Mutter und ihr erstes Kind«. Auf diese Weise wurden auch noch nach dem Dritten Reich sehr viele Kinder mit früherer nationalsozialistischer Erziehungsideologie infiltriert, »ohne sich dessen bewusst zu sein und ohne überhaupt zu merken, was sie möglicherweise weitergaben« (Chamberlain 1997, S. 118 ff.). Der Umgang vieler Eltern mit ihren Kindern in den beiden ersten Nachkriegsjahrzehnten war noch stark von der Erziehungsideologie der Nazis geprägt. Gewalt wurde damit gerechtfertigt, dass Kinder chaotisch und bösartig seien und deshalb zu ihrem eigenen Besten gezähmt werden müssten. Deshalb waren Schläge in der Kindererziehung oft noch die Regel. Doch ist seitdem die Zahl derer, die körperliche Strafen ablehnen, wie Studien der Universität Ulm zeigen, gewachsen (→ Kap. 1.5).

Mit der 68er-Bewegung in der Bundesrepublik Deutschland hat sich eine starke Gegenbewegung gegen nationalsozialistisches Gedankengut und die damit einhergehenden Erziehungsvorstellungen ausgebreitet. Jedoch taucht dieses Gedankengut offen seit der deutschen Wiedervereinigung wieder auf und wurde über die Jahre bis hin zur Pegida-Bewegung immer stärker. Auf die Regelhaftigkeit transgenerationaler Weitergabe gerade auch an die Angehörigen der dritten Generation seit Ende des Dritten Reichs verweisen u. a. Fischer & Riedesser (1999, S. 273), sich auf von Westernhagen (1987), Sichrovsky (1987) und Müller-Hohagen (1988) beziehend.

Erwähnt habe ich bisher noch nicht die Folgen von Krieg und Flucht, unter denen Kinder damals und auch heute immer wieder zu leiden haben und worunter sie weinten und noch weiter weinen. Diese Kindheitstraumatisierungen gehören zu den *»man-made disaster«*, genauso wie das, was während des Holocaust Kindern angetan wurde oder Kindern in deutschen Psychiatrien in den Euthanasieprogrammen der sog. Vernichtung *»unwerten Lebens«*, bei denen man Kinder systematisch verhungern ließ, zu Versuchen missbrauchte und vergaste. All diese schrecklichen Erfahrungen haben sich auf die Psyche der Kinder, soweit sie denn überlebten, und ihrer Eltern und Verwandten ausgewirkt, genauso wie heute wieder auf die Kriegskinder und Kriegsflüchtlinge und ihre Angehörigen. Fortwirkend werden diese Erfahrungen dann stets aufs Neue transgenerational an die nächsten Generationen weitergegeben.

Warum die »Barbarei in der Erziehung« in der Nachkriegszeit fortdauerte, erläuterte Theodor W. Adorno (1966 [1971]). Er macht dafür wesentlich das Autoritätsprinzip verantwortlich, das sich das Recht auf Züchtigung herausnimmt, und dass »dieses Erziehungsbild der Härte [...] durch und durch verkehrt« ist. Es predige ein Männlichkeitsbild, das auf ein »Höchstmaß an Ertragen können« ausgerichtet sei, bei dem Masochismus und Sadismus quasi Hand in Hand gingen. Denn das gepriesene hart sein erziehe zur »Gleichgültigkeit gegen den Schmerz« und dazu, auch hart gegen andere zu sein. Mit dem Hartsein gegen andere räche sich dann der so erzogene Mensch »für den Schmerz, dessen Regungen er nicht zeigen durfte, die er verdrängen musste« (Adorno 1966 [1971]. Adorno plädierte dafür, in der Erziehung diesen Mechanismus bewusst zu machen und nicht Prämien für das Aushalten von Schmerz zu vergeben, stattdessen Angst nicht zu verdrängen. Er erachtete es als entscheidend, die Mechanismen, die mit einer Erziehung zum Hartsein einhergehen, zu erkennen, die so viele Menschen formten und es ermöglichten, dass sie zu Gräueltaten und Massenmord im Dritten Reich fähig waren, zu deren Umsetzung es Schreibtischtäter und Handlanger bedurft hatte. Nur ein Erkennen dieser Mechanismen und eine kritische Selbstreflexion könnten verhindern, »dass zum fühllosen Untertan erzogene Menschen ihren besinnungslosen Haß und ihre Angriffswut [nicht; Anm. d. A.] an wehrlosen Menschen austoben«. Wenn Erziehung solche Wiederholung verhindern will, muss sie sich, nimmt man die Erkenntnisse der Tiefenpsychologie ernst, auf die frühe Kindheit konzentrieren (Adorno 1966 [1971], S. 4).

Léon Wurmser hat sich, über das Individualpsychologische hinausgehend, ebenfalls mit dem Thema der Traumatisierung, bezogen auf die Folgen gesellschaftlich-kultureller Erziehungsvorstellungen, die autoritäre Normen und Menschenwürde missachtende Praktiken hochhalten, auseinandergesetzt: »Eine Kultur, die ihre Kinder missbraucht und blinden Gehorsam gegenüber der Autorität einbläut, schafft die Schergen und Massenmörder totalitärer Staaten und Religionen, schafft die Suizidbomber und Attentäter. Sie erzeugt stets von neuem Trauma, ist aber selbst in historischem Trauma verwurzelt, v. a. im Sinne der Demütigung« (Wurmser 2004, S. 29), resultierend aus unablässiger persönlicher Beschämung und historischen Kränkungen. Die daraus entstandene Wut wird dann gegen einen äußeren Gegner gewendet, einen Feind, der all jene Werte symbolisiert, die antithetisch dem gegenüberstehen, was die eigene Kultur an Ehre und Macht vertritt. Man denke hier z. B. an den Islamismus und seine Auseinandersetzungen mit Mohammed-Karikaturen bis hin zum Mord. Das, was hier als zutiefst demütigend erlebt wird, stammt, psychoanalytisch betrachtet, aus der »Pathologie eines archaischen, schamorientierten Überichs, das aus schwerer körperlicher und emotioneller Traumatisierung« hervorgeht. Diese Pathologie verschärft sich »durch geschichtliches Unrecht, ökonomische Versagung, religiösen Fanatismus oder die durch die Moderne gestellte Überforderung«. Bezogen auf »die Geschichte des Terrorismus« ist diese nach Wurmser »von Scham und Ressentiment und ihrer Ausbeutung für Macht und Profit« (Wurmser 2004, S. 29) durch die gesellschaftlich Mächtigen bedingt.

1.4 Transgenerationale Traumatisierung

Der Blick in die Geschichte der Kindheit macht nachvollziehbar, wie sehr wir all der unbewussten psychischen Realität unserer Eltern und der durch sie vermittelten gesellschaftlichen Erziehungs-, Welt- und Religionsvorstellungen ausgeliefert sind. In die gesellschaftliche und unbewusste psychische Realität unserer Eltern werden wir hineingeboren und damit auch in ihre mehr oder weniger starke psychische Schädigung und eigene Traumatisierung. Schon der elterliche Kinderwunsch ist von all dem geprägt und bestimmt im Weiteren die kindliche psychische Entwicklung und unbewusste Ich-Bildung. So werden jedem von uns bereits mit der Konzeption die unbewussten Botschaften unserer Eltern vermittelt. Haben wir das Glück, willkommen zu sein, fördert das unseren Lebenstrieb und unsere Vitalität. Sind wir nicht willkommen, überwiegen möglicherweise Botschaften, nicht sein zu sollen, die zu misslungenen Abtreibungsversuchen und dann auch nachgeburtlich zu weiterer Traumatisierung führen können, wie z. B. zu Misshandlung oder Vernachlässigung (Grabska 2020). Transgenerationale Traumatisierung, davon ist auszugehen, ist die Basis für eine frühe Prägung durch Angst und Gewalt und wirksam bei der Entstehung körperlicher und seelischer Traumata in familiären Beziehungen. Sie erzeugt Stress und Druck und wirkt sich besonders auch bei schwerwiegenden Familiengeheimnissen (Suizide, Gefängnisaufenthalte, Foltererfahrungen, Krieg, Flucht, Holocaust) leidvoll auf die nachfolgenden Generationen aus.

Die Vorstellung, dass wir Menschen von Geburt an einer transgenerationellen genetischen und psychischen Transmission unterliegen, ist nicht immer leicht zu akzeptieren. Einerseits kann uns der Gedanke, »daß wir die Schöpfung unseres psychogenetischen Erbes sind«, beruhigen und uns »ein Gefühl der Zugehörigkeit [...] und einen sicheren Hintergrund« vermitteln. »Andererseits kann man sie als bedrohlich erleben, wenn man um sein eigenes, individuelles Identitätsgefühl ringt und sich lebenslang von einem unheimlichen Hintergrund verfolgt oder – schlimmer noch – von dem allgegenwärtigen Schatten des Erbes verschlungen fühlt« (Durban 2009, S. 719).

Übertragung Mit dem Begriff der transgenerationalen Traumatisierung ist der psychoanalytische Begriff der Übertragung inhaltlich eng verknüpft. So spielt Übertragung unbewusst, wie gerade angemerkt, in all unseren Beziehungen eine ganz erhebliche Rolle. Sie hat im Positiven wie im Negativen großen Einfluss auf die Beziehungen zwischen den Generationen. Dabei werden Erfahrungen zwischen Eltern und Kindern bewusst und unbewusst ständig übermittelt und tradiert. Auch die Erlebnisinhalte, welche die Eltern aufgrund eigener Traumatisierung dissoziieren müssen, werden von den Kindern aufgespürt mittels der zentralen Fähigkeit, die Freud die »unbewusste Geistestätigkeit« nannte und die jeder Mensch besitzt. Sie gestattet es ihm, »die Reaktionen anderer Menschen zu deuten, das heißt, die Entstellungen wieder rückgängig zu machen, welche der andere an dem Ausdruck seiner Gefühlsregungen vorgenommen hat« (Freud 1912–13 [1974], S. 441). So gelangen die dissoziierten traumatischen Erfahrungen der Eltern in die affektive Wahrnehmung der Kinder, die so überwältigend sein können, dass die Kinder sie ebenfalls dissoziieren müssen.

DEFINITION

Transgenerationale Traumatisierung beinhaltet die ungewollte und unbewusste Übertragung und damit die Weitergabe eigener Traumatisierung durch Opfereltern und Großeltern auf ihre Kinder und Enkel. Das Gleiche gilt für die Weitergabe der Schuldverstrickungen von Täterinnen auf ihre Kinder und Kindeskinder.

Indem wir gerade einen »Blick zurück in Geschichte der Kindheit« getan haben, konnten wir nachverfolgen, dass über Jahrhunderte hinweg Gewalt in der Erziehung von Kindern selbstverständlich war und sich von Generation zu Generation als grausames Erbe teilweise bis heute fortgesetzt hat. Unbewältigte Traumata der Eltern- und Großelterngeneration pflanzen sich vor allem über nonverbale Kanäle fort, sodass sich das Unbewältigte, Verschwiegene, Abgewehrte, das Tabuisierte, wie ein Phantom in der kindlichen Psyche festsetzen kann und sich z. B. in Form von Symptomen oder Agieren manifestiert.

Selbstverständlich prägen zwischenmenschliche Erfahrungen aus der Kindheit den psychotherapeutischen Prozess, den sie mitgestalten und die das Geschehen zwischen Psychotherapeutin und Patientin dominieren können. Das werde ich im Kapitel 3, wenn es um Übertragung und Gegenübertragung geht, ausführlicher darlegen.

Krypta und Phantomträger In ihrer Konzeptualisierung elterlicher Traumatransmission und Traumatisierung der Nachfolgegeneration gehen die französischen Psychoanalytiker Nicolas Abraham und Marie Torok davon aus, dass im Seelenleben der Eltern, vom Geheimnis des Verschweigens umhüllt, die schrecklichen Erfahrungen (z.B. Suizid eines Elternteils, schwere psychische Erkrankung, sexueller Missbrauch/Vergewaltigung in der Elterngeneration, Misshandlung oder gar Mord eines Liebesobjektes) neben den dazugehörigen inakzeptablen Gefühlen (Schuld, Scham, Aggression u.a.) *begraben* sind und wie in einer Krypta aufbewahrt werden. Unentbehrliche, verloren gegangene Liebesobjekte, um die nicht getrauert werden konnte, ebenso Gefühle oder Vorstellungen, die mit ihnen verbunden sind, werden inkorporiert und, abgekapselt im Ich, in einer Art Krypta, wie eine lebendig-tote Leiche, aufbewahrt. Dies geschieht, um sich durch eine Art magischer »Heilung« qua Einverleibung die Mühsal der Verarbeitung des so schmerzhaften Verlustes zu ersparen (Abraham & Torok 2001, S.545). Die Inkorporation[4] verstärkt im Unbewussten der Eltern eine imaginäre, aber unauflösbare Bindung mit der Hoffnung, das Inkorporierte eines Tages wieder lebendig werden zu lassen und das ursprüngliche Trauma, den Verlust, ungeschehen machen zu können (Abraham & Torok 1979, 2001). Jedoch wird das Inkorporierte, im Schweigen Verhüllte, von den Kindern gespürt und ruft entsprechende Fantasien wach, werden sie via unbewusster Transmission zu Phantomträgern. Da die Phantome der Eltern jedoch nicht auf Verdrängungsprozessen beruhen, »sondern im Austausch von unbewussten Identifizierungsprozessen über sog. ›endokryptische Identifikationen‹ von der einen Generation auf die andere übertragen werden, wirken sie wie Fremdkörper, deren ungebetene Anwesenheit Lücken im unbewussten Erleben der Kinder zurücklässt« (Zeul 1999, S.215). Etwas Lebendig-Totes, Schreckliches, Unaussprechliches aus der elterlichen Krypta beherrscht dann die unbewusste Innenwelt des Kindes und kann sich als eine Art der Heimsuchung manifestieren, z.B. in Gestalt unheimlicher Träume, die keinen Zusammenhang zu der eigenen Biografie des kindlichen Phantomträgers haben. In den Zeichnungen, in Spielen und im Sprechen dieser Kinder geht es oft um Skelette, Gespenster, Zombies und Monster. Diese Manifestationen verraten aber eine verborgene, massive Angst der Eltern, die nie einen Ausdruck gefunden hat. Jedoch lassen sich bei den betroffenen Kindern, neben bizarren Handlungen, Phobien, Zwängen, immer massive Angstsymptome beobachten, da ihr ganzes Innenleben von dem Affekt des Unheimlichen überschattet wird, was sie als sehr beunruhigend und fremd erleben (Streck & Bürgin 1996). Die Phantomfantasien, die das Kind bildet, entstehen laut Abraham und Torok durch die Kommunikation vom elterlichen zum kindlichen Unbewussten. Sie sind das Resultat eines Familienerbes, das früh durch präverbale Interaktionen in der Mutter- oder Eltern-Kind-Beziehung weitergeben wird. Vor allem Verschweigen spielt dabei eine entscheidende Rolle; jedoch verweisen Aus-

4 Bei der Inkorporation wird das geliebte Objekt auf phantasmatische Weise einverleibt und der indirekten Darstellung, die seine Abwesenheit ertragen und figurieren könnte, entzogen. Seine phantasmatische Anwesenheit ist nicht symbolisierbar, es bleibt innerhalb der Psyche abgespalten (Abraham & Torok 2001; Torok 1983).

lassungen im Blick, in der Stimme, der Haltung und Gestik der Eltern auf unterdrückte Affekte und kleinste Andeutungen auf das Geheimnis. Es sind diese Lücken in der Kommunikation, die das Kind später in Gestalt eines Phantoms zu personifizieren und auszufüllen sucht. Phantome können nicht abgewiesen, sie müssen *erlöst* werden. Von Fall zu Fall ist dann zu klären, was das Phantom braucht, z. B. Raum für ein emotionales Sich-Einlassen auf sein Schicksal und damit Erinnern (Abraham 1991; Abraham & Torok 1979, 1986, 2001; Torok 1983).

FALLBEISPIEL Anna

»Ich versuche mein kaltes Herz zu erwärmen. Ich hatte das Bild eines Eisblocks, so groß wie ein riesiger Computer, den ich gesehen habe im Haus der Gefühle, im Keller, im Zimmer der Schuld. Der Block ist jetzt in der Mitte des Hauses. Mir war klar, der muss auftauen, und wenn er auftaut, sind da lauter eingepferchte Menschen drin. Ich habe mir die Menschen angesehen: Mutter, Vater, Großeltern, Urgroßeltern, meinen Bruder.«

Die Patientin weint und klagt über Beklemmungsgefühle in ihrer Brust und meint, es gehe ihr so nah. »Mein Bruder ist traumatisiert, er ist noch heute in einem Zustand der Übererregung und so einsam. Und meine Mutter, da ist Dresden, der Krieg, die Flucht. Auch ob sie vergewaltigt wurde, weiß ich nicht, und dann das Altersheim und die schrecklichen Erlebnisse. Und dann mein Vater, was er im Krieg getan hat, weiß ich nicht, auch nicht, ob er Menschen umgebracht hat. Sein Vater war vermutlich ein Nazi und sehr streng. Ob er was gemacht hat, weiß ich nicht. Ich habe ihn geliebt. Seinen Söhnen gegenüber war er sehr streng. Alle seine Söhne sind in den Krieg gezogen. Großmutter und Großvater haben zwei Söhne im Krieg verloren. Meine Großmutter mütterlicherseits war ganz erstarrt und ganz kühl, so wie meine Mutter. 1956 sind sie von Schlesien in eine Stadt in NRW gekommen. Der Großvater war katholisch und war ein echter Vertreter der schwarzen Pädagogik. Er hat auch seinen Töchtern Kopfnüsse gegeben. Eine davon sagte mir einmal, das verzeihe sie ihm nie. Er war in der NS-Zeit nicht in der Partei. Er wurde aber gezwungen, denn einmal in der Nacht hat ihn die Gestapo geholt und danach ist er in die Partei eingetreten. Die Mutter meines Großvaters mütterlicherseits war eine strenge Frau. Ihr Mann ist auch gefallen. Sie haben alle so viel Schlimmes erlebt. Das sitzt auch in meiner Lunge und ist die ganze Zeit wie ein Band gewesen, das sich um meinen Kopf gelegt hat. Jetzt kommt mir in den Sinn: Heinrich, Heinrich ... Wie war das noch mal?«, fragt sie. Ich antworte: »Heinrich, Heinrich der Wagen bricht. Nein, nein, es ist der Wagen nicht, es ist das Band, das da bricht. Es ist das Band um meinem Herzen, das da lag in großen Schmerzen ...«

Während ich den Text spreche, jammert die Patientin schmerzvoll. Als sie sich wieder beruhigt hat, sagt sie: »Ich habe ein Wahnsinnsbedürfnis nach Geborgenheit, das ich selbst immer so abgelehnt habe, aber jetzt spüre ich es. Indem ich dieses Bedürfnis nicht mehr so ablehne, spüre ich, dass sich das Band um meinen Brustkorb löst.«

Holocaust-Forschung Ebenso wie Abraham & Torok (1979, 1986, 2001) beschäftigt sich auch die Holocaust-Forschung mit der Bedeutung des Schweigens. Sie spricht von einem *»Pakt des Schweigens« (pact of silence)*, sich bildend zwischen den ehemaligen KZ-Insassen und ihrer späteren sozialen Mitwelt. Er wird aber immer wieder durch meist belastende unbewusste Reinszenierungen der erlittenen extremen Traumatisierung durchbrochen. Um diese Reinszenierungen zu verstehen, wurden verschiedene Konzepte entwickelt.

So wird mit dem *Konzept der Transposition* von Kestenberg (1990, 1993) ein Vorgang beschrieben, durch den sich vor allem die Kinder von Holocaust-Überlebenden in die traumatische, jedoch nie besprochene Erlebniswelt der Eltern einfühlen und in der Fantasie dann verschiedene Rollen übernehmen. So leben sie z. B. die Rolle einer ermordeten, bedeutsamen Beziehungsperson ihrer Eltern, werden zu deren verstorbenen, früheren Bezugspersonen, nehmen die Rolle der Verfolgten ein oder werden gar selbst zum Verfolger. Auch indem sie die Gefühle und Affekte der lebensbedrohlichen Gesamtsituation übernehmen und leben, versuchen die Kinder die bedrohliche Vergangenheit zu *konkretisieren* (Bergmann 1982). Auf diese Weise versuchen sie, sich ein anschauliches Bild von den unbegreifbaren, bedrohlichen Fantasien zu machen, die ihre Eltern ihnen durch unbewusste affektive Signale übermitteln.

Ilany Kogan (1998) beschreibt vier Konstellationen mit traumatischer Auswirkung, bei denen Eltern unbewusst ihre Kinder zu unterschiedlichster Rollenübernahme zwingen und sie so in die eigene unverarbeitete Vergangenheit hineindrängen. Diese vier Konstellationen unbewusster transgenerationaler Weitergabe von Traumata sind von allgemeiner Bedeutung. Sie sind jedoch bei Holocaust-Opfern durch die spezifischen historischen Ereignisse in besonderer Weise geprägt. Bei der ersten Konstellation werden dem Kind wie durch eine durchlässige Membran all die Affekte übertragen, die der Elternteil selbst für sich nicht containen, auch nicht bewusst besprechen oder verarbeiten kann. Dadurch versuchen die Eltern unbewusst, sich zu entlasten. Via *projektiver Identifizierung* werden die eigenen unerträglichen traumatischen Erlebnisse mit den Kindern geteilt und diese dadurch traumatisiert (Kogan 1998, S. 245 ff.). Bei der zweiten Konstellation steht die emotionale Unzugänglichkeit eines Elternteils im Vordergrund. Dabei versucht das Kind, den verstört und unzugänglich wirkenden Elternteil zu entlasten, indem es sich ihm einfühlsam tröstend anzunähern versucht, ihn jedoch trotz all seiner Bemühungen nicht erreicht. Gleichzeitig verhindert seine Konzentration auf seinen traumatisierten Elternteil eine Erfüllung seiner kindlichen Bedürfnisse, selbst Trost, Schutz und Verständnis bei ihnen zu finden. Die dritte Konstellation betrifft die Traumatisierung in der Fantasie. Mit ihrer Hilfe versucht das Kind, hinter die unzugängliche Haltung des Elternteils zu dringen, um herauszufinden, was ihr zugrunde liegt, und erlebt darin u. U. ihre Traumata einschließlich dazugehöriger Affekte. Bei der vierten Konstellation erfolgt die Traumatisierung des Kindes durch Selbstverlust, da das Kind zum Substitut des beschädigten Selbstgefühls eines Elternteils oder beider wird. Es hat die Aufgabe, die zerlöcherte Selbststruktur der Eltern wiederherzustellen.

Kinder der Holocaust-Täter Die gerade geschilderten Mechanismen der transgenerationalen Übertragung und Traumatisierung treffen selbstverständlich auch auf die Kinder der Holocaust-Täter zu. Vor dem Hintergrund ihrer nationalsozialistischen Ideologie, antisemitischen Einstellungen und ihrer Rechtfertigung des Mordes an den Juden lassen sie ebenfalls ihre Kinder in einem *Pakt des Schweigens*, meist zusammen mit einer Co-Täterin, gefangen sein. Dabei wird, wie Anita Eckstaedt hervorhebt, sich auf das Konzept von Winnicott (1965 [1974]) vom *»falschen Selbst«* beziehend, eine fremde Struktur in die eines anderen eingefügt. Dieser fremde Anteil kann auch noch »nach abgeschlossener Entwicklung unter enormer Machteinwirkung wie ein Implantat eingefügt werden«, dient dann das Kind, der Jugendliche als Wirt, dem das Verdrängte, Verleugnete, Schreckliche, Unheimliche aufoktroyiert wird (Eckstaedt 1989, S. 18).

FALLBEISPIEL Bert

Bert, dessen Vater im Zweiten Weltkrieg bei einer berüchtigten Panzerdivision in Russland war, sagte: »Ja, es war schon so, irgendwie hat es ein Tabu gegeben. Mein Vater hat keinen Einblick geben wollen in sein Privates, auch nicht in das Finanzielle. Ich wusste auch genau, ich darf ihn nicht nach dem Krieg fragen, dann wird er wütend. Es sollte nicht aufgedeckt werden, was wirklich war. Das Gebot war irgendwie: ›Deck ja die Realität nicht auf.‹«

Gleichzeitig kann aber das Tabuisierte, Verschwiegene die Kinder anregen, neugierig nachzuforschen und zu verstehen und ihre Eltern zu retten versuchen.

Aber auch das, was in der Krypta an nationalsozialistischer Ideologie und ihrer Verherrlichung aufbewahrt ist, kann in der dritten Generation in neuer Verherrlichung des Dritten Reiches wieder zum Vorschein kommen. Diese Verherrlichung, die in der rechten Szene bei vielen Jugendlichen zu beobachten ist, die gleichzeitig den Mord an den Juden verleugnen und die Juden verantwortlich machen, so als hätten sie den Holocaust erfunden, um das »glorreiche Weltreich« zu beschmutzen, können wir psychodynamisch in die Mechanismen, die mit transgenerationaler Weitergabe verbunden sind, einordnen.

FALLBEISPIEL Größenfantasie

In einem Seminar mit dem Titel »Täterrepräsentanzen und Über-Ich-Introjekte« imaginierte eine Teilnehmerin, Irene, als Über-Ich-Introjekt, einer spontanen Eingebung folgend, Größenfantasie.

Zuvor war es im Gespräch um ihre Beziehung zum geliebten Großvater gegangen, der im Krieg gewesen war und der sie als Jüngste von mehreren Enkelkindern ausgewählt hatte, ihr seine Kriegserlebnisse zu berichten. Die spontan gewählte Größenfantasie symbolisierte sich dann in ihrer Imagination als diffuses Gebilde, über einem Wald schwebend und nicht greifbar. Jedoch gelang es Irene, sich davon zu befreien, indem sie sich mit Menschen aus ihrer Gegenwart traf und schließlich mit einem Auto diesen düsteren Ort verließ.

Als wir uns in der Nachbesprechung in der Gruppe darüber austauschten und ich fragte, ob es sein könne, dass die Größenfantasie für die Verherrlichung des Dritten Reiches und seines Herrenmenschentums stehe, mit dem sich die Menschen damals größtenteils aufgewertet und es teilweise ein Leben lang nicht aufgegeben hatten, meinte Irene, ja, das stimme, ihr Großvater habe immer wieder davon geschwärmt, wie großartig alles gewesen und wie bedauerlich es wäre, dass das alles verloren gegangen sei.
Folgendes schrieb mir Irene, als ich sie um Erlaubnis zur Veröffentlichung bat: »Die diffuse Kugel über dem Wald war für mich stark mit Schuldgefühlen assoziiert. Diese Vorstellung entwickelte sich in mir weiter und wurde immer greifbarer. Ich hatte die Vorstellung, dass ich die Blase, die gedanklich zeitweise wie eine Bombe wirkte, zerplatzen lassen konnte, damit die Schuld sich verteilt. Dieses innere Bild war mir in den nächsten Wochen hilfreich und wichtig. Es hat mir geholfen, mich von Verantwortungs- und Schuldgefühlen meiner Herkunftsfamilie gegenüber zu distanzieren und von der Vorstellung, alles können und heilen zu müssen, was den Bezug wieder zum Einfall der Größenfantasie (immer alles schaffen zu müssen, vor allem alleine) herstellt. Meinen Aufzeichnungen kann ich entnehmen, dass ein wichtiges Gefühl war, so eine stabile Helferriege zu haben, während ich als Kind viel mit mir selbst ausmachen musste.«

Das bisher Geschilderte gibt m. E. dem Anliegen, dass psychotherapeutisches Arbeiten mit Beziehungstraumatisierten die Bedeutung und die historischen Hintergründe transgenerationaler Traumatisierung nicht unberücksichtigt lassen darf, ein starkes Gewicht. Denn nur so kann der transgenerationale Wiederholungszwang, die Weitergabe der vielen Traumatisierungen, psychischen Probleme und Schwierigkeiten von Generation zu Generation unterbrochen werden. Wenn das gelingt, kann die Patientin zu ihrer Individualität finden und das, was ihr zugestoßen ist, in guter Weise transformieren. So wissen wir aus der Bindungsforschung, die in vielen Ländern weltweit die transgenerationale Weitergabe erworbener Bindungsmuster untersuchte und bestätigen konnte, dass schädigende Bindungsmuster durch Psychotherapie verwandelt werden können und damit der transgenerationale Teufelskreis unterbrochen werden kann. Dazu gehört die Erfahrung einer emotional unterstützenden Beziehung seitens der Psychotherapeutin, die es versteht, die Prinzipien einer korrektiven emotionalen Erfahrung zu verwirklichen und zugleich die traumatische Situation aufzuarbeiten.

1.5 Gewalt in der Beziehung zum Kind heute

Heute, so sollte man meinen, sei Gewalt gegenüber Kindern, ausgeübt von nahen Beziehungspersonen, in unserer aufgeklärten, auf demokratischen Prinzipien basierenden Gesellschaft, die vieles für das Wohlergehen ihrer Kinder getan hat und weiter tut, marginal. Vieles hat sich tatsächlich gegenüber früher zum Positiven verändert, wird weithin ein demokratischer, auf Selbstbestimmung und Würde des Kindes gerichteter Erziehungsstil propagiert und teilweise auch wirklich gelebt. Trotzdem verweist die Vielzahl psychisch teils schwer kranker Kinder, Jugendlicher und Erwachsener auf psychisches Leiden und unterschiedliche Formen von psychischer und physischer Verletzung und Gewalt, denen sie ausgesetzt waren oder sind. Für viele der heute Erwachsenen gehören Ohrfeigen, Kopfnüsse und Prügel zu ihren Kindheitserinnerungen.

Längst ist Gewalt in der Erziehung verboten, wird seit 20 Jahren jedem Kind das Recht auf gewaltfreie Erziehung zugesprochen. Jedoch ist Gewalt aus den Köpfen der Menschen und dem Alltag der Kinder keineswegs verschwunden, denn immer noch halten viele Menschen in Deutschland körperliche Bestrafung für angebracht. Dies ergab eine repräsentative Studie (Clemens et al. 2020) der Klinik für Kinder- und Jugendpsychiatrie/Psychotherapie Ulm in Zusammenarbeit mit dem UN-Kinderhilfswerk UNICEF und dem Deutschen Kinderschutzbund.[5] Die Studie, die Einstellungen zu Körperstrafen und elterlichem Erziehungsverhalten erfragte, macht deutlich, dass insgesamt vor allem das Ausmaß und die negativen Folgen psychischer Gewalt gegen Kinder bis heute weitgehend unterschätzt werden.

Zwar reduzierte sich in den vergangenen 20 Jahren der Anteil der Menschen, die in der Erziehung Gewalt anwenden oder als angebracht ansehen. Insbesondere leichtere Körperstrafen bleiben aber, so die Forscher, »bei einem erschreckenden Teil der deutschen Bevölkerung« weiter verbreitet. 2020 fanden 44,6 % einen »Klaps auf den Po« akzeptabel (2005: 76,2 %); eine leichte Ohrfeige bewerteten 17 % als in Ordnung (2005: 53,7 %). Eine Tracht Prügel mit Blutergüssen oder das Schlagen mit einem Stock sahen im vergangenen Jahr nur noch 0,1 bzw. 0,4 % als vertretbar an (2005: jeweils 1,9 %).

Außerdem zeigte sich, dass eigene Gewalterfahrungen in der Kindheit großen Einfluss darauf haben, ob Körperstrafen als Erziehungsmittel angesehen werden und ohne Gewalt aufgewachsene Menschen solchen Maßnahmen eher nicht zustimmen. Knapp ein Drittel (30,8 %) der Befragten gibt an, in der Kindheit körperliche und/oder emotionale Gewalt erfahren zu haben, fast jeder Siebte (13,9 %) ist Opfer sexuellen Missbrauchs geworden. Die Aussage »Ein Klaps auf den Hintern hat noch keinem Kind geschadet« ist bei der Gruppe mit eigenen körperlichen Gewalterfahrungen fast 16-mal so hoch wie bei denjenigen ohne solche Erfahrungen.

Der Studie zufolge stimmen Männer den Körperstrafen häufiger zu als Frauen, ebenso ältere Befragte häufiger als jüngere (Clemens et al. 2020).

Eine Studie der Universität Bielefeld aus dem Jahr 2013 (Ziegler 2013) zeigt, dass Kinder aus armen Familien am stärksten von körperlicher Gewalt betroffen sind. Sozial besser gestellte Kinder erfahren den Angaben zufolge deutlich seltener Gewalt. Insgesamt findet Misshandlung am häufigsten innerhalb der Familie statt.

Neben der Familie spielt das Internet, bezogen auf sexualisierte Gewalt, eine nicht

5 www.uniklinik-ulm.de/fileadmin/default/Presse/News/Studie_KJP_DKSB_UNICEF_Gewalt freie_Erziehung_final.pdf (letzter Zugriff: 22.07.2021)

zu unterschätzende Rolle. Julia v. Weiler von der Organisation »Innocence in Danger« machte bereits 2014[6] deutlich, dass 700 000 Erwachsene stündlich sexuelle Onlinekontakte zu Kindern hatten. Sie forderte auf, bereits den Versuch, Minderjährige im Netz mit dem Ziel sexueller Kontakte anzusprechen (das sog. Cybergrooming), unter Strafe zu stellen (v. Weiler 2019).[7]

Wie sieht es nun mit der tatsächlich ausgeübten Gewalt gegenüber Kindern aus? Die alljährliche Kriminalstatistik 2020 für 2019 des Bundeskriminalamtes (BKA) verweist darauf, was an unerträglicher Gewalt gegenüber Kindern in der Gesellschaft geschieht.[8] Sie verzeichnet ein erschreckendes Maß an Zunahme vor allem der sexuellen Gewalt an Kindern. Bundesweit ist 2019 ein Anstieg um 9 % auf 15 936 Fälle (2018: 14 606 Fälle) zu registrieren. Das bedeutet, dass 2019 jeden Tag durchschnittlich 43 Kinder Opfer von sexueller Gewalt wurden. Außerdem wurde polizeilich in 12 262 Fällen (2018: 7449) wegen kinderpornografischer Delikte ermittelt, ein Anstieg um fast 65 %.[9] Das Vorkommen sexuellen Missbrauchs und Kinderpornografie ist überbordend und damit auch das unermessliche Leid und die unerträgliche Qual für jedes einzelne Kind. Dies trifft ebenfalls für all die Kinder zu, die vorsätzlich oder fahrlässig getötet wurden oder an den Folgen von Körperverletzung alljährlich sterben. 112 Kinder waren es 2019 (2018: 136). Von diesen Kindern waren 93 sogar jünger als sechs Jahre. Die 4055 Fälle von Kindesmisshandlung (2018: 4129)[10], welche die Kriminalstatistik ausweist, bedeuten, dass diese Kinder schreckliche Angst, Demütigung, Scham, quälenden körperlichen und seelischen Schmerz erdulden mussten.

FALLBEISPIELE

Thea: »Die Gewaltgeschichten hängen mir in den Kochen!« Das sagt eine Patientin, die als Kind über Jahre mit ansehen musste, wie ihr kleiner Bruder vom Vater schwer misshandelt oder unter der Dusche fast ertränkt wurde. Oder: »Nur manchmal kann ich ein kleines Fenster zu diesem schrecklichen Geschehen öffnen und dann geht es sofort wieder zu.«

---

6 www.innocenceindanger.de/wp-content/uploads/2014/05/Hamburg (letzter Zugriff: 22.07.2021)

7 https://kripoz.de/wp-content/uploads/2019/11/stellungnahme-weiler_innocence-cyber grooming (letzter Zugriff: 22.07.2021)

8 www.bka.de/.../PolizeilicheKriminalstatistik/PKS2020/pks2020_node.html (letzter Zugriff: 22.07.2021)

9 Im Zusammenhang mit der Corona-Krise 2020/2021 äußerte der Missbrauchsbeauftragte der Bundesregierung Rörig: »Auch sexueller Missbrauch ist eine Pandemie, eine Pandemie mit dramatischem Ausmaß.« Er sei in Sorge, dass der Kampf gegen Missbrauch und der Kinderschutz jetzt auf der politischen Prioritätenliste weiter nach unten rutschen werden. Er appellierte an Politik und Gesellschaft, den Kampf gegen sexuellen Missbrauch und Kinderpornografie nicht herunterzufahren, sondern zu verstärken (www.sueddeutsche.de/panorama/kriminalitaet-sexuelle-gewalt-kinder-statistik-1.4904273, 11. Mai 2020; letzter Zugriff: 02.05.2021).

10 www.bka.de/.../PolizeilicheKriminalstatistik/PKS2020/pks2020_node.html (letzter Zugriff: 22.07.2021)

Edgar, der von seiner Mutter fast täglich geschlagen wurde, erzählt, sie sei bei Pflegeeltern aufgewachsen und habe gesagt, sie habe mehr Schläge bekommen als Essen.

Die heute 25-jährige **Sabine** erzählt über ihren Freund, der ganz schnell »ausraste« und gewalttätig werde: Er habe lauter kleine Narben am ganzen Körper, die rührten von den Schlägen seines Vaters mit der Gürtelschnalle.

Obwohl die Dunkelziffer all der oben genannten Gewalttaten noch um ein Vielfaches höher liegt, Kinder misshandelt, vernachlässigt, getötet und emotional traumatisiert werden, fällt es uns immer wieder schwer, das Grauen, das diese Kinder erleben, nicht zu verdrängen. Zwar bemühen wir uns um eine Kultur des Hinsehens, doch gehören Ausweichen, Verbergen, Verschweigen, Wegsehen und Weghören, somit das Verleugnen von Gewalt und sexualisierter Gewalt gerade an Säuglingen und Kindern durch das nahe Umfeld, durch Familienangehörige und auch durch Fachkräfte in Institutionen zum Alltag.

Gegen diese Haltung bezog der UNICEF-Geschäftsführer Christian Schneider in einem Vortrag mit dem Titel »Niemals Gewalt gegen Kinder« (2. Juli 2020) wie folgt Stellung, sich dabei auf den Bericht der UNICEF, UNESCO und UN zu Gewalt gegenüber Kindern beziehend: »30 Jahre nach Inkrafttreten der Kinderrechtskonvention, 20 Jahre nach Verabschiedung des Rechts auf gewaltfreie Erziehung: Man ist fast versucht, das ewige Bild vom Eisberg und seiner Spitze auf den Parkplatz verbrauchter Metaphern zu schieben. Aber genau dieses Bild ist so unfassbar aktuell und richtig. Es muss, gerade nach den jüngsten Erkenntnissen der Ermittler in Bergisch Gladbach, herhalten, um über diesen furchtbaren Fall oder den in Lügde oder den in Münster hinauszuschauen.«[11] Denn bezogen auf den Missbrauchskomplex Bergisch Gladbach stießen die Ermittler auf 30 000 Spuren, »die zu potenziell mehr als 30 000 Verdächtigen, Tatorten und Opfern führen könnten«. Es geht dabei um die Verbreitung und den Besitz von Kinderpornografie und um schweren Kindesmissbrauch. »Ins Rollen gebracht wurden die Ermittlungen durch eine Durchsuchung im Oktober 2019« bei Jörg L. in Bergisch Gladbach, bei dem »die Polizei Tausende Bilder und Videos mit kinderpornografischen Inhalten« fand und der seine eigenen Tochter bereits sexuell missbrauchte und verlieh, als diese gerade begann zu laufen.[12] Jörg L. wurde mittlerweile zu einer Haftstrafe von zwölf Jahren mit anschließender Sicherungsverwahrung verurteilt.[13]

Im Missbrauchsfall Lügde erhob die Staatsanwaltschaft »im Mai 2019 vor dem Landgericht Detmold Anklage gegen den 56-jährigen Hauptverdächtigen Andreas V. [...]

11 www.unicef.de/informieren/aktuelles/blog/niemals-gewalt-gegen-kinder/221568 (letzter Zugriff: 03. 06. 2021)

12 www.sueddeutsche.de/panorama/missbrauch-bergisch-gladbach-polizei-razzia-1.5018392 (letzter Zugriff: 03. 06. 2021)

13 www.sueddeutsche.de/panorama/bergisch-gladbach-missbrauch-urteil-1.5057150 (letzter Zugriff: 03. 06. 2021)

wegen schwerem sexuellem Kindesmissbrauchs« in mehr als 200 Fällen und dem Besitz von kinderpornografischem Material (fast 43 000 Bilder und Videos). Über ihn wurde, ebenso wie über den Mitangeklagten, den 48-jährigen Heiko V., wegen schweren sexuellen Missbrauchs von Kindern am 5. September 2019 eine Freiheitsstrafe (13 und 12 Jahre) mit anschließender Sicherungsverwahrung verhängt. Dass es zu einem Missbrauchskomplex solchen Ausmaßes kommen konnte, dazu gehört wesentlich das jahrelange Versagen verschiedener Polizeibediensteter und Mitarbeiter zuständiger Jugendämter, die trotz Anzeigen von Eltern und Aussagen eines Mädchens, befreundet mit dem Pflegekind, das in Andreas V. Obhut gegeben wurde, nichts unternahmen und Informationen nicht weitergaben.[14]

Dieses Versagen an Schlüsselpositionen zum Kindeswohl, das leider im Kontext von Kindesmissbrauch und Kindesmisshandlung immer wieder festzustellen ist, legen auch die Rechtsmediziner Michael Tsokos und Saskia Guddat in ihrem aufrüttelnden Buch »Deutschland misshandelt seine Kinder« (2014) an erschreckenden, hilflos und unendlich traurig machenden Beispielen dar. Ähnlich Aufrüttelndes hat schon Jeffrey M. Masson in seinem Buch mit dem Titel »Was hat man dir, du armes Kind, getan? Sigmund Freuds Unterdrückung der Verführungstheorie« (1984) kundgetan. Masson ging davon aus, dass Freuds Entdeckungen des zahlreichen sexuellen Missbrauchs von Kindern in den eigenen Familien Ende des vorletzten Jahrhunderts so belastend für ihn waren, dass er sie aus seinem Bewusstsein tilgen und das, was seine Patientinnen ihm berichteten, in das Reich der Fantasie verlegen musste.

Was wird aus all diesen schwer geschundenen Kindern werden, wie dem zehnjährigen Stiefsohn von Adrian V. aus Münster, Organisator eines überregional aktiven Pädokriminellenrings, und einem fünfjährigen Kind? Beide sind auf »rekonstruierten Videoaufzeichnungen« zu sehen, wie sie »von vier Männern abwechselnd über Stunden auf das Schlimmste« missbraucht wurden und von dem ein Kriminalhauptkommissar berichtet, dass das, was geschieht, mit »Missbrauch« viel zu beschönigend beschrieben ist. »Was die beiden kleinen Jungen erleiden mussten, ist Folter [...]«[15]

Kurz zurück zur Strafverfolgung der Täter: Es stimmt etwas zuversichtlich, dass die mittlerweile bekannt gewordenen Missbrauchsfälle zu einer gut vernetzten Zusammenarbeit verschiedener polizeilicher Stellen in Europa und weltweit geführt haben. So gelang es »als Folge des Würzburger Missbrauchsfalls [...] Ermittlern [...] auf Betreiber eines kinderpornografischen Internetforums in einer Haftanstalt« in Wien zu stoßen. »Die österreichische Handynummer ist eine von vielen Spuren, die sich aus den Folgeermittlungen zu dem Fall eines Würzburger Pädokriminellen ergeben haben.« Dieser Logopäde wurde im Mai 2020 wegen schweren sexuellen Missbrauchs von sieben Jungen im Kindergartenalter zu einer Freiheitsstrafe von 11,4 Jahren rechtskräftig verurteilt. Darüber hinaus sind seit seiner Festnahme im März 2019 die Ermittler akribisch

14 https://de.wikipedia.org/wiki/Missbrauchsfall_L%C3%BCgde (letzter Zugriff: 22.07.2021)
15 www.faz.net/aktuell/gesellschaft/kriminalitaet/ Missbrauchsfälle in Münster: Folter in der Gartenlaube (faz.net) (letzter Zugriff: 23.07.2021)

damit beschäftigt, die vielen sichergestellten Datenträger auszuwerten und den weltweit vernetzten Kontakten des Mannes in der Pädophilenszene nachzugehen.[16]

Ich könnte die Fälle von sexuellem Missbrauch und Misshandlung immer weiter auflisten – ob es sich um Geschehnisse im Canisius-Gymnasium in Berlin, in der Odenwaldschule mit ihrem renommierten Reformpädagogen Gerold Becker oder der katholischen Kirche handelt, die sich bis heute schwertut mit der Aufarbeitung der jahrelangen Vertuschungen des sexuellen Missbrauchs und der Misshandlungen von Kirchenvertretern an Schutzbefohlenen, wie gerade (2021) wieder im Erzbistum Köln unter Kardinal Woelki nachzuverfolgen war. Mittlerweile kommt außerdem mehr und mehr ans Licht, wie häufig Kinder und Jugendliche in Vereinen sexuellem Missbrauch ausgesetzt sind, Leistungssportlerinnen vor allem ihren Trainern. All diese Verbrechen an einem Kind untergraben seine Würde, sein Wohl, erschüttern zutiefst sein Vertrauen in den anderen und in seine eigene Person.

Gleichzeitig erschüttern diese Verbrechen unser aller Selbst- und Weltbild sowie unser Bedürfnis nach Sicherheit und Unversehrtheit nachhaltig; deshalb beginnen wir schnell, sie zu verleugnen oder irgendwie zu bagatellisieren. In einem Vortrag über Traumatisierung sagte beispielsweise ein anerkannter Vertreter unserer Gesellschaft: *»Ich empfehle Ihnen allen, fahren Sie einmal nach Russland, schauen Sie sich die Menschen dort an. Sicher, sie haben teils ein schweres Schicksal, aber traumatisiert, ich sage Ihnen, traumatisiert ist dort keiner«* (zitiert nach eigener Mitschrift). Ja, fühlte man sich nur ein wenig in das Leid und die Gräuel ein, die dort vielen Millionen Menschen alleine in Leningrad und in der Stalinzeit widerfahren sind, es wäre unerträglich, zuzulassen, wie viel seelisches und körperliches Leid, wie viele Qualen Menschen anderen Menschen zufügen.

MERKE

Weil das so unaushaltbar ist, fahren wir gern viele Geschütze der Verleugnung und Verdrängung auf, schrauben eventuell auch die Diagnosen über die Krankheiten unserer Patientinnen ins Grenzenlose, um so die Augen vor Gewalttaten zu verschließen, die ihnen in ihrer Kindheit angetan wurden und über die sie gar nicht sprechen können, weil sie averbal und im impliziten Gedächtnis gespeichert sind und sich in schweren somatischen und psychischen Symptomen kundtun, die dechiffriert werden wollen.
Verschließen wir die Augen, werden wir, ob wir das wahrhaben wollen oder nicht, letztlich zu schweigenden Bundesgenossen.

Zwar hat eine Sensibilisierung für das Thema Gewalt an Kindern stattgefunden und wird auch gesellschaftlich vorangetrieben, jedoch findet sie nach wie vor überwiegend im Verborgenen in Familien und sozialen Institutionen statt. Die Hintergründe für das

16 www.faz.net/aktuell/gesellschaft/kriminalitaet/Häftlinge betreiben kinderpornografische Darknet-Plattform (faz.net) (letzter Zugriff: 22.07.2021)

Ausbleiben eines kontinuierlichen Bemühens um eine offene und breite Problematisierung der Gewalt gegenüber Kindern in Familien und Institutionen hängt mit unseren Idealvorstellungen von Familie und dem Selbstanspruch der mit Kindern und Jugendlichen befassten Institutionen zusammen. Werden Gewalttaten verübt, brechen die Idealvorstellungen von Aufgehobensein, Wohlwollen, Schutz und angemessener Förderung zusammen, wächst die Neigung, Geschehenes nicht wahrhaben zu wollen, es gar zu rechtfertigen (Bundschuh 2010, S. 8) oder umzudeuten, zu vertuschen, für unwahr darzustellen oder zu bagatellisieren.

1.5.1 Ursachen von Gewalt in der Beziehung zum Kind

Seit die Ursachen von Gewalt in Beziehungen zwischen Eltern oder anderen Erziehungspersonen gegenüber Kindern mehr beforscht werden und körperliche Gewalt in der Erziehung unter Strafe steht, wissen wir, dass transgenerationale Traumatisierung und damit verbundene vielfältige Einflussfaktoren hochbedeutsam sind, damit einhergehend die Auswirkungen schwerer psychischer Belastung und psychische und/oder körperliche Erkrankung der Eltern oder anderer Erziehungspersonen, Überforderung, Verzweiflung und Alkoholismus. So neigen Eltern zu körperlicher Gewalt gegenüber ihren Kindern, die oft innerhalb ihrer Ursprungsfamilie Zurückweisung und einen gewalttätigen Erziehungsstil erlebt haben.

Zu Hause Opfer, werden die Kinder dann oft in der Schule Täter an Jüngeren. Da sie aufgrund der problematischen Erziehung in der Familie häufig in der Schule versagen und sozial ausgrenzt werden, stellt sich leicht ein Circulus vitiosus ein, versuchen sie, ihre soziale Ausgrenzung dort verstärkt durch körperliche Gewalt wettzumachen. Untersuchungen in diesem Zusammenhang zeigen, dass Armut, Arbeitslosigkeit und ein gewaltbereites Umfeld körperliche Gewalt begünstigen. Mangelndes Vertrauen in die Zukunft und wenige Perspektiven, Mangel an Bildung und Aufklärung, die Angst und Unsicherheit schüren, machen Jugendliche aggressiver und anfälliger für Gewalt. Autoritäre Erziehungsvorstellungen in Familie und Schule mit dem Zwang zum Gehorsam fördern das Ausüben von Gewalt. Ebenso begünstigen äußere Machtunterschiede und strenge Hierarchien körperliche oder sexuelle Gewalt von Erwachsenen gegenüber Kindern und Jugendlichen. Denn diese Strukturen leisten dem Durchsetzen egoistischer oder auch struktureller Interessen Vorschub und können entsprechend ausgenutzt werden.

Was sexuelle Übergriffe und Missbrauch angeht, kann eine zusätzliche Ursache eine immer noch – trotz aller vermeintlicher Libertinage – repressive Sexualerziehung sein, die Sexualität moralisch auflädt, als sündhaft etikettiert und sogar bestraft wird und dadurch zusätzliche Schuldgefühle schürt. Das kann ein Kind leichter zum Opfer von Missbrauch machen, da es sich nicht traut, sich zu wehren, und aus Scham und Schuld nur schwer über das sprechen wird, was ihm widerfahren ist. Was letztlich Täter in ihrem Dunkelfeld schützt.

Darüber hinaus werden immer mehr Minderjährige zu Tätern. Immer häufiger werden Fälle bekannt, bei denen Jugendliche kinderpornografische Videos über Messenger-Dienste wie WhatsApp tauschen, ohne sich offenbar ausreichend Gedanken über den kinderpornografischen Charakter der geteilten Dateien und die strafrechtlichen Folgen zu machen. Dies weist auf »ein erhebliches Risiko« für sexuelle Übergriffe durch andere Kinder und Jugendliche hin.[17]

Auch bezogen auf Pädophile schürt das sog. Darknet zusätzlich Begehrlichkeiten. Denn es ermöglicht dem Pädophilen, sich in Kontaktgruppen zusammenzuschließen, dort in Form von Videos oder Bildern Gewalttaten an Säuglingen und Kindern auszutauschen oder sich die Kinder teils wechselseitig zur Verfügung zu stellen und ihre Missbrauchsorgien zu filmen. Ein riesengroßes Suchtpotenzial generierend, stachelt das Darknet das Suchtverhalten enorm an.

Ein schier unübersehbares Angebot an Videogewaltspielen, mit denen viele Kinder und Jugendliche manchmal täglich umgehen, muss wegen der zwangsläufig einsetzenden Identifikation mit den Mächtigen zu einem Klima der Gewalt beitragen. Denn Kinder und Jugendliche identifizieren sich oft mit der Einseitigkeit der Mittel, übernehmen und leben die vorgelebten Gewalthandlungen aus.

1.5.2 Formen von Gewalt

FALLBEISPIEL Thea

»Wenn ich daran denke, wie viel an körperlicher und seelischer Gewalt ich erfahren habe, habe ich das Gefühl einer klaffenden Wunde in mir und möchte mich nur noch zurückziehen.«

Betrachten wir verschiede Formen von Gewalt, die ein Kind in einer Beziehung erdulden und erleiden muss, müssen wir unterscheiden, was Gewalt gegenüber einem Säugling und Kleinkind hervorruft, welche Folgen das für das sich entwickelnde Selbst des Kindes und für ein älteres Kind hat, das bereits ein Vertrauen in seine Mitmenschen aufbauen konnte.

Grundsätzlich gilt: Nicht in Beziehung zu sein, nicht gesehen zu werden, seelischer und körperlicher Gewalt ausgesetzt zu sein, das ist für die kindliche Psyche gleichbedeutend mit nicht sein, verworfen sein, psychisch tot sein oder überhaupt nicht erst in ein psychisches Leben finden zu sollen und zu können.

Auch bei späterer traumatischer Grenzverletzung durch Menschen, denen ein Kind vertraute, wird dessen Vertrauen in die Zuverlässigkeit seines Fühlens, Denkens, seiner Wahrnehmung und seiner sozialen Beziehungen untergraben und gar zerstört. Es wird

17 www.bka.de/.../PolizeilicheKriminalstatistik/PKS2020/pks2020_node.html (letzter Zugriff: 22.07.2021)

sich verraten erleben und in seinem vitalen Bedürfnis nach Orientierung und Halt irritiert. Wird ihm in einer grenzverletzenden Situation auch noch mit Beziehungsverlust gedroht, ihm Schutz und Zeugenschaft verweigert, steigert dies das Erleben von Verrat, sodass ein traumatisches Ereignis zu einem folgenreichen Trauma wird.

Gewaltanwendung in der Beziehung zwischen Eltern, Autoritäten und dem Kind bedeutet immer, Interessen und Machtansprüche, persönliche Wünsche und Bedürfnisse der Erziehenden werden mittels unterschiedlicher Arten von seelischem und körperlichem Zwang durchgesetzt und das Kind gefügig gemacht. Dem Willen der Beziehungsperson unterworfen, wird ein Kind mit Gewalt dazu bewegt, etwas zu tun, was es nicht möchte. Manipuliert und mit subtilsten, aber auch gröbsten Mitteln wird es dahin gebracht, das eigene Selbst zu verraten und gleichzeitig tiefe Scham zu erleben.

Gewalt lässt sich grob unterteilen in physische, psychische und sexualisierte Gewalt, in Vernachlässigung und institutionalisierte Gewalt.

Psychische Gewalt und ihre unsichtbaren Wunden

Ach wehe, meine Mutter reißt mich ein.
Da hab ich Stein auf Stein zu mir gelegt,
und stand schon wie ein kleines Haus, um das sich groß der Tag bewegt,
sogar allein.
Nun kommt die Mutter, kommt und reißt mich ein.
Sie reißt mich ein, indem sie kommt und schaut. Sie sieht es nicht,
daß einer baut.
Sie geht mir mitten durch die Wand von Stein. Ach wehe, meine Mutter
reißt mich ein.

Die Vögel fliegen leichter um mich her.
Die fremden Hunde wissen: das ist der.
Nur einzig meine Mutter kennt es nicht,
mein langsam mehr gewordenes Gesicht.

Von ihr zu mir war nie ein warmer Wind.
Sie lebt nicht dorten, wo die Lüfte sind.
Sie liegt in einem hohen Herz-Verschlag
und Christus kommt und wäscht sie jeden Tag.
Rainer Maria Rilke (14.10.1915)

Psychische Gewalt

Vorweg möchte ich klarstellen: Physische Gewalt löst immer auch seelische, emotionale Verletzung aus. Ausschließliche psychische Gewalt ist gleichbedeutend mit emotionaler Misshandlung, ohne dass die Seelenqualen sichtbare Wunden und Narben hinterlassen würden. Jedoch kann die Seele des Kindes in Teilen oder sogar ganz abgetötet werden. Zum Schutz vor den unerträglichen seelischen Schmerzen dissoziiert es und versucht, ebenso wie bei physischer Gewalt, sich in Fühllosigkeit zu retten oder in lauten Protest. Langfristig kann der Schmerz auch unbewusst in den Körper konvertieren, wie bereits Freud (1905b [1971], 1916–17 [1971]) feststellte. Mit Körpersymptomen versucht das Kind dann zum Ausdruck zu bringen, worunter seine Seele leidet.

Viele Kinder erleben Verwundungen ihrer Seele alltäglich, egal ob sie ihnen bewusst oder auch ebenso oft ungewollt zugefügt werden. Seelische Gewalt kann sich in vielen Formen äußern, z. B. in Entwertung und Demütigung, andauernder Beschämung, übertriebenen Beschimpfungen, in Liebesentzug, im bestrafenden Schweigen, in Herabsetzung vor anderen, Kälte, Ignorieren, Isolieren, Verrat, mutwilligem Angstmachen, emotionalem Ausnutzen, Manipulieren, Einsperren, in »Gaslighting« und »double bind«, in zugemuteter Trennung, wie z. B. bei Großeltern oder anderen Verwandten für Monate oder Jahre abgeben und dann einfach zurückholen. Auch wurden noch in den 1970er-Jahren kleine Kinder für eine oder mehrere Wochen in ein Kinderheim gegeben, damit die Eltern »ungestört« in Urlaub fahren konnten. Oft wird ein Kind auch in die Rolle des Sündenbocks gedrängt, muss zum Substitut des eigenen negativen Selbst der Eltern werden, wird ihm projektiv alles eigene Unakzeptierte und Abgelehnte übertragen und an ihm bekämpft und muss es in dieser Rolle zusätzlich meist noch eine offene Bevorzugung eines Geschwisters hinnehmen (Hübner 2014; Richter 1975; Steiner 2016).

All diese Formen beinhalten das, was Wurmser (1999) als *Seelenblindheit* und *Seelenmord* bezeichnet hat.

Anhand kurzer Fallbeispiele stelle ich im Folgenden einige Formen reiner emotionaler Gewalt dar. Sie kreisen um Demütigung und Beschämung, Angst und Verrat, Anschreien und Liebesentzug und um ein Schlechtes-Gewissen-Machen. Sodann beschreibe ich Vernachlässigung, die oft neben seelischer auch körperliche Gewalt einschließt, sowie »Gaslighting« und »Double-bind«-Kommunikation.

Bis dato erscheint *reine emotionale Traumatisierung* in keinem diagnostischen Klassifikationssystem – weil keine sichtbaren Wunden und Narben zu sehen sind, scheint sie keine diagnostische Relevanz zu besitzen.

FALLBEISPIELE

Traumatische Grenzsetzung

Claudia: »Meine Mutter setzte mir starke, unüberwindbare Grenzen. Ich hatte das Gefühl, schon gar nicht mehr da zu sein vor lauter Grenzen. Auch war sie sehr verletzend und ich habe immer runtergeschluckt, wie es mir geht, und bestens funktioniert.«

Ignorieren und Entwerten

Roul: »Ich kam ungewollt und einem Monat zu früh zur Welt und verbrachte eine Woche im Inkubator. Ich sollte eigentlich ein Mädchen werden und dafür, dass ich das nicht geworden war, bestrafte mein Vater meine Mutter einen Monat lang mit Schweigen. Nach meinem Gefühl und meiner Erinnerung hat mein Vater mich etwa sieben, acht Jahre lang nicht wahrgenommen. Dann fing er immer wieder an, mich durchzukitzeln, was ich furchtbar und wie einen Übergriff empfand. Mein Vater kritisierte ununterbrochen einerseits meine schlechten Schulleistungen und andererseits bezeichnete er mich wegen meiner Brille immer hänselnd ironisch als ›ah, der Professor‹. Meine Eltern erlebte ich immer in einer erheblichen Spannung zueinander, immer dicke Luft am Essenstisch, immer die Angst vor erheblichen Entwertungen und ironischen Bemerkungen meines Vaters. In meiner Erinnerung hat mein Vater meinen Bruder stets erniedrigt, unter Druck gesetzt und beleidigt mit Wörtern wie ›Spatzenhirn‹ oder Sätzen wie ›Ach, der Herr will Abitur machen, aber bekommt keinen Nagel in die Wand‹, ›Du bist doch zu dumm zum Haareschneiden, hat man dir das nie beigebracht?‹. Es herrschte eine andauernde Atmosphäre der Beleidigung und Entwertung, untergründiger Anspannung und Ironie.«

Angst

Regina: »Mir und meiner Schwester wurde abends immer wieder von den Großeltern erzählt, dass, wenn wir nicht brav wären, der Hörnerbock komme, um uns zu holen. Gerne zeigten sie uns dann bei Tag kleine Löcher in der Hauswand, die angeblich vom Hörnerbock gebohrt worden seien. Das bewies, dass er in der Nähe sei, und nur wenn wir brav seien, käme er nicht ins Haus.«

Claudia: »Meine ganze Kindheit hatte ich Angst und es gab keinen Tag, an dem ich nicht auf mein Zimmer ging und vor Kummer weinte und mich so einsam fühlte.«

Daniel: »Ich hatte so schreckliche Angst in meiner Kindheit und war so verzweifelt, aber es gab keinen Schoß, auf den ich hätte klettern können, um Nähe, Wärme und Trost zu finden. Bis heute dirigiert Verlustangst mein Leben und das macht mich so extrem kooperativ.«

Anschreien und Liebesentzug

Claudia: »Ich hatte das Gefühl, dass ich mir nichts zuschulden hatte kommen lassen, meiner Mutter keinen Grund zum Anschreien gegeben hatte, doch dann stürzte sie in mein Zimmer und schrie fürchterlich laut und kippte alle möglichen Beschuldigungen und Beleidigungen schreiend über mir aus. Dann verschwand sie und redete mindestens zwei Wochen nicht mehr mit mir. Warum, das wusste ich nicht.«

Verrat

Bert: »Ich hatte einen herrenlosen Hund gefunden, den ich nach Hause brachte. Von da an bewachte er mich und wich nicht mehr von meiner Seite. Ich liebte ihn und er bewachte mich so sehr, dass er eines Tages einen Handwerker biss, der zu uns ins Haus kam. Daraufhin sagte mein Vater, er gebe ihn einem Freund, der verstehe sich auf Hundeerziehung und das wäre jetzt das Beste; ich könnte ihn ja manchmal auch besuchen. Wenn ich das tat, war er immer gerade nicht da und auf dem Hundeplatz. Jahre später erfuhr ich, dass mein Vater ihn hatte erschießen lassen. Das tut mir noch heute weh.«

Ausgeliefert sein

Bert: »Ich glaube, dieses Gefühl, vollkommen kontrolliert und ausgeliefert zu sein, ist so schlimm. Wenn mir das heute manchmal begegnet, überreagiere ich. Wenn ich spüre, ich werde zum Objekt gemacht, werde ich richtig aggressiv, ganz wild, zum Berserker. Ich merke jetzt, es dockt an dieses Erlebnis in der Verschickung an. Ich spüre, wie man mir den Willen brechen will und wie ich mich ducke, um dem Sturm, der niederprasselt, zu entgehen. Damals zog ich mich ganz in mich zurück.«

Seelische Gewalt vermittelt dem Kind das Gefühl des Ungeliebtseins, von Minderwertigkeit und Wertlosigkeit, von Verrat, von überfordert werden und sein, von Hilflosigkeit und Ohnmacht, von ausgeschlossen sein, von nicht leben sollen und von nicht wahrgenommen werden, von Scham und Schuld. Nicht nur kann ein Kind zum Substitut des eigenen entwerteten Selbst gemacht oder so drangsaliert werden, wie man das selbst erlebt hat, das Kind kann auch zum Substitut des eigenen Ich-Ideals auserkoren werden um den Preis permanenter Überlastung, ohne je als eigene Persönlichkeit gesehen und erkannt zu werden. Besonders traumatisierend für ein Kind ist es auch, wenn es emotional für die Mutter und auch den Vater da sein muss, um diese von ihren unerträglichen Affekten zu entlasten, ihre narzisstischen Defizite kompensieren oder seine kindliche Vitalität als mütterliches oder väterliches Antidepressivum zur Verfügung stellen muss. So ist es gezwungen, ein falsches Selbst auf Kosten eines authentischen Selbst zu entwickeln. Bei all dem steht das Kind unter der ständigen Bedrohung, zu versagen und schuldig zu werden, was es dann zu falscher Wiedergutmachung zwingt und dazu, sich selbst für das mütterliche oder väterliche Objekt zu opfern. Zu psychischer Gewalt gehören auch das Mit-ansehen- und Mit-anhören-Müssen von unterschiedlichsten Gewaltäußerungen gegenüber anderen, in Familien häufig Eltern gegenüber Geschwistern, Eltern untereinander, die sich bekriegen und sogar schlagen.

Vernachlässigung

Vernachlässigung ist eine *passive* Form von Gewalt, gekennzeichnet durch Unterlassung, und beinhaltet unzureichende oder gar nicht geleistete körperliche und emotionale Betreuung und Versorgung. Da ihr Verlauf oft schleichend und auch hier wieder im Verborgenen stattfindet, wird Vernachlässigung allgemein zu wenig beachtet. Sie hat im Extrem den Tod des vernachlässigten Kindes zur Folge und muss mit größter körperlicher und seelischer Qual verbunden sein. Spitz (1974) hat das »Dahinwelken und schließliche Verlöschen« von an sich gesund geborenen Kindern infolge totaler emotionaler Deprivation in Waisenhäusern als einen Zustand »anaklitischer Depression«, auch als »Marasmus« und »psychischen Hospitalismus« bezeichnet. In früheren Zeiten starben daran bis zu 70% der Findelkinder.

Ein kurzes Fallbeispiel aus der Behandlung eines Patienten (Steiner 2013, S. 168) wirft ein Blitzlicht auf das, was Gewalt und Vernachlässigung im Leben eines einzelnen Menschen bedeuten kann und wie sich das Thema der Transgenerationalität in seinem Erleben widerspiegelt.

FALLBEISPIEL Bernhard

»Es gibt so viel Destruktives, was von meiner Familie ausgeht. Bei mir ist so viel frühe Vernachlässigung und es gab so viele Schläge. Ich glaube auch, meine Mutter hat mich und meine Geschwister oft in den vollen Windeln einfach liegen lassen. Bei meiner jüngeren Schwester [2] weiß ich es definitiv. Meine Mutter war schon sehr borderlinemäßig und ihre Mutter nicht minder. Die Großmutter muss angekündigt haben, sie gehe mit den Kindern ins Wasser, und muss dann alle angezogen haben, sie muss auch gedroht haben, sie gehe auf den Speicher und hacke sich die Hände ab und muss dann mit einem Beil auf den Speicher gegangen sein und hat dort gegen ein Holz geschlagen, sodass die Kinder nur voll Panik annehmen konnten, sie schlüge sich tatsächlich die Hände ab.«

Die Umstände, unter denen es zur Vernachlässigung gegenüber dem Säugling und dem Kind kommen kann, sind vielfältig. Es gehören dazu materielle Faktoren, Armut, kein Elternteil oder Verwandte, die sich kümmern können (z.B. Eltern gehen beide arbeiten, Kind wird zum extremen »Schlüsselkind«; Eltern sterben, kein Verwandter übernimmt die Versorgung; überlastete Mutter durch Krankheit, Alkoholismus, aber auch beider Eltern, durch verlassen werden von der Mutter oder beider Eltern).

Vernachlässigung kann durch eine ablehnende Haltung der Mutter gegenüber dem Säugling und Kind bedingt sein und in zahlreichen Variationen auftreten (z.B. den Säugling aus unterschiedlichen Gründen stundenlang schreien lassen, u.U. aus Ablehnung, aus latenter bis hin zu offener Feindseligkeit). Oft hat eine solche Mutter in ihrer eigenen Kindheit Ähnliches erfahren und tut nun in der Identifikation mit ihrer emotional vernachlässigenden Mutter ihrem Kind das Gleiche an.

Emotionale Vernachlässigung ereignet sich auch da, wo eine Mutter sich vom Kind enttäuscht fühlt, sich von ihm gekränkt erlebt, sich dann psychisch von ihm abwendet und ihm ihre emotionale Besetzung entzieht. Dies ist häufig der Fall, wenn das Kind der zugedachten Parentifizierung, für das emotionale und narzisstische Gleichgewicht der Mutter zu sorgen, nicht nachkommen kann. Äußert sich die eigene Bedürftigkeit der Mutter in unbewusst motivierten Übergriffen, vermischen sich die mütterlichen Bedürfnisse mit den von ihr nicht angemessen markierten emotionalen Bedürfnissen des Kindes. Dadurch entsteht eine falsche Bezogenheit, die das Kind immer wieder in seinem So-Sein verfehlt. In der Folge kann das Kind seine Bedürfnisse nach Sein, Geborgenheit, Beziehung, Liebe und Nähe als psychotoxisch für die Mutter erleben und den »Fehler« bei sich selbst suchen – als nicht der Liebe wert zu sein, die tiefste Schicht der Scham (Wurmser 1990).

Fonagy et al. (2002, S. 20) heben in diesem Kontext ebenfalls hervor, dass Brutalisierungserfahrungen in Bindungsbeziehungen intensive Scham hervorrufen. Besonders wenn ein Kind Vernachlässigung erfahren hat, die nicht durch Mentalisierung verarbeitet werden konnte und deshalb die damit einhergehende Demütigung in extremer Intensität erlebt wurde, »wird diese Scham vermutlich Gewalt gegen das Selbst oder gegen Andere auslösen«. Wenn Scham »nicht relativiert werden kann, weil ein Bewusstsein für die Distanz zwischen Gefühlen und objektiver Realität fehlt«, wird dies als eine

»Zerstörung des Selbst empfunden«, die »Ich-destruktive Scham« auslöst. Gleichzeitig muss sich das Kind auf einer tiefen Ebene schuldig fühlen (Basisschuldgefühl), ohne Worte oder Kategorien zu haben, in die es das Erleben einordnen könnte. Jedoch entsteht eine Urmatrix von Urscham und -schuld. Diese beinhaltet den Glauben, dass es an ihm liegen muss, dass die Mutter sich abwendet oder feindlich und zurückweisend ist und es damit in den Abgrund des Grauens stößt.

Die physische und emotionale Vernachlässigung induziert nicht nur »intensive Bindungsabbrüche, sondern schwere Dysregulation in den entstehenden, fragilen psychobiologischen Systemen des Säuglings« (Schore 2007, S. 102). Vernachlässigung durch eine unerreichbare Mutter bedeutet für den Säugling (und das Kind), sie reagiert auf seinen Gefühlsausdruck und Stress und seine Angst unangemessen und/oder zurückweisend. Dadurch bietet sie ihm nur minimale oder keine voraussagbaren Aktionen an, die ihm helfen könnten, seine anfängliche Erregung zu regulieren, wodurch er immer mehr in einen Zustand der Apathie gleitet. Die zentrale Traumaerfahrung besteht in der sich auflösenden Beziehung zwischen dem Selbst und dem nicht nährenden Anderen, der dem Kind das versagt, aus dem sich unser aller psychisches Leben bildet (Laub & Auerhahn 1993; → auch Schore 2007, S. 169).

FALLBEISPIEL Ausschnitt aus einer Test-Sitzung

Ich gebe hier eine Beobachtung zwischen einer emotional unerreichbaren, dissoziierten Mutter und ihrem desorganisierten Säugling wieder, die Selma Fraiberg im Rahmen ihrer Forschungen beschreibt und welche von Barach (1991) in Schore (2007, S. 173) zitiert wird.

»Die Mutter war nach dem Selbstmord ihrer eigenen Mutter kurz nach ihrer Geburt nur widerwillig von Verwandten versorgt worden und wurde später sexuell durch den Vater und einen Cousin missbraucht.

Während der Test-Sitzung beginnt ihr Baby zu schreien. Es ist ein heiserer und unheimlicher Schrei [...] Auf dem Video ist zu sehen, wie das Baby im Arm der Mutter hoffnungslos weint; es dreht sich nicht zur Mutter, um von ihr getröstet zu werden. Die Mutter erscheint distanziert, mit sich selbst beschäftigt. Geistig nicht anwesend, macht sie eine Geste, um ihr Baby zu beruhigen, gibt aber schnell auf. Sie schaut weg. Das Schreien dauert fünf fürchterliche Minuten lang. Im Hintergrund ist eine Mitarbeiterin zu hören, die behutsam versucht, die Mutter zu ermutigen, ihr Baby zu trösten: ›Was machen Sie, um Mary zu trösten, wenn sie wie jetzt schreit?‹ – Die Mutter murmelt etwas nicht Verständliches. – Es ist, als wenn die Mutter das Schreien ihres Babys gar nicht hören würde.« (Barach 1991; → auch Schore 2007, S. 173)

Zu verfolgen war, dass das Kind den Übergang vom immer schlimmer werdenden, intensiven, Energie verbrauchenden extremen Protest in die Abwendung hinein suchte. Es wollte mithilfe der Abwendung aus der schrecklichen Übererregung herauskommen und dissoziieren. Es suchte das Sich-Totstellen, um sich dem mütterlichen dissoziativen, für es unerträglichen Zustand anzupassen (Kestenberg 1985; → auch Schore 2007, S. 174).

Solche frühen Bindungsbrüche, Traumata, Vernachlässigung und Missbrauch stellen zahlreiche Studien in der Geschichte von Kindern und Erwachsenen fest, bei denen insbesondere Borderline-Persönlichkeitsstörungen diagnostiziert werden. So schildern verschiedene Autoren, dass 91% der Borderline-Patienten Missbrauchserfahrungen in der Kindheit berichten und 92% Vernachlässigung. Die Korrelation zwischen Posttraumatischer Belastungsstörung (PTBS) und Borderline-Diagnosen erweist sich statistisch als hoch (Schore 2007, S. 190).

Macht und Abhängigkeit – »Gaslighting«

»Gaslighting« ist als Begriff abgeleitet von dem Theaterstück »Gas Light« von Patrick Hamilton (1938), das durch seine Verfilmung »Das Haus der Lady Alquist« weltbekannt wurde.

> **MERKE**
> Als psychologischer Fachbegriff beschreibt *»Gaslighting«* eine spezifische Form der Machtausübung gegenüber einem abhängigen Menschen. Diese Form psychischer Gewalt zielt absichtlich darauf, Wahrnehmung, Verstand, Gedächtnis, Gefühle und Verhaltensweisen eines Kindes (Erwachsenen) wiederholt und über einen langen Zeitraum zu verdrehen und infrage zu stellen.[18]

Dabei werden z. B. die Gefühle des Kindes uminterpretiert, wird ihm suggeriert, etwas getan oder gesagt zu haben, woran es sich selbst jedoch nicht erinnern kann. Die Bezugsperson leugnet nun ihrerseits, etwas Bestimmtes getan oder gesagt zu haben, oder bestreitet die Realität eines bestimmten Ereignisses und wirft dem Kind eine unzutreffende Realitätswahrnehmung vor. Zur weiteren Verunsicherung und Verwirrung dreht sie ihm die Worte im Mund herum oder legt ihm solche hinein, die es gesagt haben soll, oder sie unterstellt ihm Dinge, die es getan haben soll – die es aber weder gesagt noch getan hat.

Häufig wird das Kind sozial isoliert, weil man so seine Abhängigkeit zu zementieren sucht. Dazu dient ebenfalls, Vertrauensverhältnisse des Kindes zu anderen Kindern und/oder Verwandten zu untergraben, gar zu beschädigen. Nach außen wird meist, wie in vielen Missbrauchsfamilien, eine sozial gut funktionierende Fassade aufgebaut, was weiter verwirrend für das Kind wirkt, da es die unterschiedlichen *Gesichter* nicht zusammenbringen kann.

»Gaslighting« findet auch da statt, wo dem Kind die Schuld für sein Auf-der-Welt-Sein, den Streit und die Beziehungsschwierigkeiten der Eltern, gar ihrer Trennung, u. U. auch an ihren Lebensproblemen und ihrem Scheitern gegeben wird.

Schuldzuschreibung wird gern auch bei sexuellem Missbrauch angewandt, wird

---

18 Strategie »Gaslighting«. Wie bewusste Manipulation der Realität Menschen krank macht. Welt, Rubrik Wissen 3. 02. 2017

das Kind für angeblich verführerisches Verhalten, seine Bewegungen und seine aufreizende Kleidung angeklagt, damit Übergriffe zu provozieren. »Gaslighting« als eine Form des emotionalen Missbrauchs ist sowohl im Rahmen physischen als auch rein psychischen Missbrauchs zu finden. Gerade bei sexuellem Missbrauch versuchen die Täter, das Kind auf diese Weise zu manipulieren. Immer geht es darum – wie z.B. in totalitären System und bei Folter –, das Kind zu verwirren, zu schwächen und zu schädigen, es existenziell und nachhaltig zu verunsichern.

»Gaslighting« ist eine Form des *Seelenmords*, die beim Kind zu Angst- und Panikzuständen führen kann, zu Depressionen und Dissoziationen und zu wahnhaften Zuständen, bei Chronifizierung zu verschiedenen psychischen und psychosomatischen Krankheitsbildern, einer Veränderung der gesamten Persönlichkeit, zu Wahnvorstellungen und psychotischen Zuständen. Patientinnen, denen »Gaslighting« in der Kindheit angetan wurde, denken häufig, verrückt zu sein, ihrer Wahrnehmung und ihren Gefühlen sei nicht zu trauen, und sie haben immer wieder Angst, den Verstand zu verlieren (Merzeder 2015).

FALLBEISPIELE

Lena: Lenas Mutter sagte beispielsweise: »Du hast mein ganzes Leben verdorben, wegen dir konnte ich nicht frei sein und nicht die Reisen unternehmen, die ich gerne unternehmen wollte.«
Ihre Mutter habe ihr immer wieder gesagt, sie solle nie in ihrem Leben heiraten. Als ihre Mutter zum zweiten Mal heiratete, habe sie sie darauf angesprochen und sie habe weinerlich geantwortet: »Ich kann doch froh sein, dass mich überhaupt nach meiner Brustoperation noch einer will.«
»Immer wieder hat meine Mutter mir Dinge versprochen. Wenn ich sie darauf ansprach, sagte sie regelmäßig: ›Das habe ich dir nie versprochen, das meinst du bloß.‹ Einmal bin ich später bei so einer Sache total ausgeflippt. Daraufhin wollte sie mich in die Psychiatrie einweisen lassen. Ich flehte sie an und versprach, mich nie wieder so aufzuführen.«
»So oft hat meine Mutter versucht, mich dumm zu machen, und mich wieder und wieder ausgelacht oder gesagt: ›Ich will von deinem dummen Geschwätz nichts hören.‹«

Bernhard: »Noch heute, wenn ich mit meinem Vater telefoniere, habe ich im Anschluss das Gefühl, als sei mir ›das Hirn verdreht‹.«

Claudia: »Wir hatten uns klar verabredet und nachher tat meine Freundin so, als sei das nicht geschehen, meinte, das würde ich mir nur einbilden. Ich war total wütend, aber auch verwirrt.«

»Double bind« (Doppelbotschaft)
Der Begriff entstammt der »double bind theory«, entwickelt von einer Gruppe um den Anthropologen und Kommunikationsforscher Gregory Bateson (Bateson et al. 1956 [1972]).

> **MERKE**
> *»Double bind«* stellt ein pathologisches paradoxes Muster zwischenmenschlicher Kommunikation mit hochtraumatischer Wirkung dar. Doppelbotschaften sind eine Kommunikationsfalle, weil sie meist auf unterschiedlichen Kommunikationsebenen gleichzeitig zwei Botschaften vermitteln, die sich aber einander widersprechen und gegenseitig ausschließen.

Die paradoxen Botschaften können vom Inhalt der gesprochenen Worte, dem Tonfall, der Gestik, der Mimik oder den Handlungen ausgehen und lösen beim Kind (bei Menschen generell) eine doppelte Bindung an diese widersprüchlichen Botschaften oder Signale aus, die sich lähmend auf ein Kind, einen Menschen, auswirken.

Zwar konnten Bateson et al. (1956 [1972]) keinen empirischen Zusammenhang zwischen »double bind« und Schizophrenie nachweisen, trotzdem haben paradoxe Kommunikationssituationen in Beziehungen eine traumatische Wirkung, die pathogene psychische Entwicklungen auslösen. Treten sie häufig auf, können sie ein Kind langfristig verrückt machen, da es aus der Kommunikationsfalle nicht herauskommt. Denn es werden ihm bei der Kommunikation, die in der Regel auf der Inhalts- (meist verbal) und der Beziehungsebene (häufig paraverbal oder nonverbal) abläuft, gleichzeitig zwei einander widersprechende und sich gegenseitig ausschließende Botschaften vermittelt. Beispielsweise widerspricht der Tonfall des gesprochenen Wortes diesem oder Gestik, Mimik und Handlungen widersprechen den Worten oder die Mimik widerspricht der Handlung. Dadurch gerät das Kind in ein Dilemma, da es einfach nicht mehr weiß, wie es sich verhalten, was es denken oder sagen soll, da es unmöglich ist, beide Botschaften gleichzeitig zu befolgen oder sie auch noch für wahr anzusehen. Besonders jüngere Kinder können die Doppeldeutigkeit einer Botschaft nicht bewusst erkennen. Jedoch merken sie, wie sie in großen Stress geraten, sich verwirrt, desorientiert, hilflos und verunsichert fühlen. Ohne die Möglichkeit, auf das widersprüchliche Beziehunsgsangebot zu reagieren, muss das Kind in der Folge zwangsläufig gegen eine der beiden Botschaften verstoßen, woraus weitere Verwirrung und der Eindruck entsteht: Egal, wie ich reagiere, ich kann es nur *falsch* machen.

Je früher in der kindlichen Entwicklung die Konfrontation mit »Double-bind«-Botschaften stattfindet, umso einschneidender sind die Folgen, da das Kind aufgrund seiner kognitiven Entwicklung keine Chance hat, sie zu erkennen. Das bleibt auch noch so, wenn es beginnt, zu formalen Operationen fähig zu sein. So fehlen ihm (auch oft noch Jugendlichen) wichtige Denkinstrumente, um pathogene Beziehungsmuster zu erkennen und zu analysieren.

Zu den allgemeinen Merkmalen des »double bind« gehören Verstrickung in eine intensive Beziehung und ein Gefangensein in einer Situation, in der die Beziehungsperson zwei Arten von Botschaften ausdrückt, von denen die eine die andere aufhebt. Noch keiner metakommunikativen Feststellung fähig, kann sich das Kind nicht kritisch mit diesen Botschaften auseinandersetzen, um seine Entscheidung zu treffen, auf welche Botschaft es reagieren soll. Es gibt vielfältige Kommunikationsfaktoren, die verhindern sollen, Doppelsinn und die Widersprüchlichkeit einer Kommunikation bewusst zu erkennen und zu kommentieren. Im Wechsel können sie plump, aber auch sehr subtil, explizit und dann wieder implizit sein, verbal und dann wieder tonal, einige können abhängig von Gebärden oder vom Kontext sein, dann wieder positiv auf der einen Seite und auf der anderen negativ.

Diese Vielfalt und Subtilität machen es nicht nur unseren Patientinnen schwer, die Kommunikationsstruktur des »double bind« zu erkennen, sondern auch uns als Psychotherapeutinnen. Ich möchte hier drei Faktoren von besonderer Bedeutung hervorheben, die sich in »Double-bind«-Situationen mit zwei Personen feststellen lassen (Weakland 1990):

Verschleierung Es treten zwei Haupthindernisse auf, um die grundlegende Widersprüchlichkeit klar zu erkennen:

1. Die Botschaften, die den verschiedenen Ebenen oder verschiedenen logischen Typen angehören, kontrastieren nicht direkt. Statt Klarheit gibt es nur eine verwirrende Wahrnehmung: »A ist wahr. Nein. A ist unwahr.«
2. Die Tatsache, dass sich nur die Eltern oder der Vater oder eine andere Beziehungsperson an das Kind wenden, impliziert, es handle sich in der gegebenen Situation um »nur eine Botschaft« oder doch zumindest um Botschaften, die miteinander vereinbar sind. Der Umstand, dass die Beziehungsperson für das Kind bedeutsam ist, verstärkt diesen Eindruck noch. Denn das Kind kann weder aus der verwirrenden Kommunikation flüchten noch die Botschaften ignorieren – es kann nicht einmal wirklich an ihnen zweifeln oder sie infrage stellen.

Verleugnung Die Wirksamkeit des »double bind« wird noch weiter verstärkt, wenn dessen Gegensatz offen verleugnet und dem Kind u.U. noch die Verantwortung mit der Behauptung zugeschoben wird, es habe die Aussage missverstanden. Gleichzeitig versichert die Beziehungsperson nachdrücklich ihre Übereinstimmung und wie sehr sie sich ihm gegenüber verpflichtet fühlt.

Verbot Die Verstärkung des »double bind« kann auch durch »keine Botschaft« erfolgen, indem die Eltern oder andere Beziehungspersonen die tatsächliche Kompliziertheit der Kommunikation und deren Widersprüchlichkeit ignorieren und so tun, als seien ihre Äußerungen über jeden Zweifel erhaben. Auch kann der Versuch des Kindes, die Kommunikationslage irgendwie zu untersuchen, durch direktes Verbot oder durch verschiedene Drohungen gehemmt werden, beispielsweise indem Eltern Anzeichen von Rückzug oder Verstörtheit zeigen, sobald Zweifel beim Kind auftauchen. Alle diese Faktoren werden noch weiter verstärkt, wenn Eltern oder andere Personen ihren Großmut oder ihre Sorge für das Wohlergehen des Kindes hervorheben.

Immer dann, wenn eine ursprüngliche »Double-bind«-Kommunikation durch eine solche Botschaft der Verschleierung, Verleugnung oder des Verbots verstärkt wird, erzeugt diese Verbindung eine erweiterte neue »Double-bind«-Struktur und spinnt sich so immer fort (Bateson et al. 1956 [1972]; Weakland 1990).

FALLBEISPIELE

Lena: »Mit nichts, was ich sage, dringe ich zu meiner Mutter durch, und das passiert immer wieder. Nichts von dem, was ich sagen will, kommt bei ihr an, nur das, was sie hören will. Ich habe es jahrelang probiert, aber es hat zu nichts geführt und man kann darüber gar nicht kommunizieren, das geht gar nicht!«

Sarah: »Immer wieder sagt mein Partner mir, ich solle morgens einfach nichts sagen, er brauche seine Ruhe. Komme ich dem nach, sagt er nach einer Weile: ›Was ist los, hast du etwas gegen mich? Warum sagst du nichts?‹ Reden wir dann miteinander und es passt ihm dann irgendetwas nicht, sagt er: ›Du weißt doch, dass ich morgens nicht reden will, wie oft soll ich dir das noch sagen?‹ Es ist immer das Gleiche, egal, wie ich es mache, ich mache es nicht richtig.«

Lena: »Egal, wie ich es mache, ich kann es nur verkehrt machen. Es ist wie immer. Meine Mutter sagte mir, sie wolle so gerne zu Weihnachten in einem gemütlichen Lokal Gans essen gehen, aber das gehe ja aufgrund von Corona nicht. Ich recherchiere im Internet und finde verschiedene Angebote für ein Gansessen für zu Hause. Das sage ich ihr und, schon wieder schreiend, meint sie: ›Glaubst du, ich hätte nichts Besseres zu tun, als mich mit sowas abzugeben?‹ Ich sage noch beschwichtigend: ›Komm, setz dich zu mir, ich zeige dir mal, was ich herausgefunden habe.‹ Sie setzt sich widerwillig neben mich, schaut aber ständig nur weg und im Zimmer herum und sagt schließlich: ›Ich will doch gar keine Gans essen, du kannst dir das alles sparen!‹ So viele Situationen dieser Art kenne ich, so lange ich mich erinnern kann, und wie sie mich ständig damit verwirrt und verunsichert hat.«

Cybermobbing

Ein Spezialfall psychischer Gewalt in Beziehungen, der in Zeiten der Digitalisierung immer mehr um sich greift, ist das Drangsalieren von Mitschülern durch Gleichaltrige oder Ältere mit elektronischen Kommunikationsmitteln. Häufig werden Mädchen auch sexuell gedemütigt, indem Nacktfotos oder Videos, die sie im Vertrauen mit dem Freund ausgetauscht haben, öffentlich über Videoportale gezeigt werden.

Institutionelle und strukturelle Gewalt

Auch Kinder können in die Fänge institutioneller und struktureller Gewalt geraten, wie erst im Frühjahr 2021 über den Missbrauchsskandal im Erzbistum Köln zu verfolgen war. Ich knüpfe hier an die Sendung »Report Mainz« vom 11.09.2019 über die sog. Kinderverschickung und die Zwangsmaßnahmen in den »Erholungsheimen« der

1960er- bis 1980er-Jahre an.[19] In diesen »Erholungsheimen« wurde eine undurchschaubare Struktur zwischen gewalttätigen »Kinderschwestern« und ihren kindlichen Opfern hergestellt. Auf diese Weise wurde die strukturelle Gewalt von den Kindern wie eine unabwendbare Naturgewalt erlebt, die jede Gegenwehr ausschloss und so ein hochtraumatisierendes Potenzial beinhaltet. Der Redaktion von »Report Mainz« lagen etwa 250 Erlebnisberichte ehemaliger Kurkinder vor, sie reichten von erfahrenen Drohungen und Schlägen über Erniedrigungen bis zu Quälereien wie beispielsweise den Zwang, das eigene Erbrochene immer wieder essen zu müssen. Solche Misshandlungen soll es bundesweit in den Kindererholungsheimen gegeben haben.

Nach der Ausstrahlung dieser Sendung spricht Bert, heute 61 Jahre alt, über seine Erfahrung mit der Kinderverschickung:

FALLBEISPIEL Kinderverschickung

Bert: »Zusammen mit meiner älteren Schwester wurde ich 1967 für sechs Wochen zur Kur geschickt. Wir waren sog. Verschickungskinder, weil wir so schlechte Esser waren. Als wir zurückkamen, war ich völlig fertig. Auch meine Schwester erzählt, wie schrecklich es für sie war. Anfänglich war ich immer an ihrer Hand, weil ich so Angst hatte. Aber der Kontakt wurde unterbunden. Im Essbereich guckte ich immer ganz sehnsüchtig nach meiner Schwester. Das Essen war grässlich und man musste immer den Teller leer essen, es war wie Folter. An einem Abend sah ich eine der sog. Schwestern in der Tür stehen und ich tat so, als würde ich spucken. Ich musste dann sofort raus aus dem Bett und die ganze Nacht in der Ecke des Bades stehend verbringen. Damals in dem Kinderheim hat sich das Misstrauen gegen alle Erwachsenen herausgebildet. Ich glaube, dass ich ab da an nichts mehr geglaubt habe. Ich fragte mich auch, warum haben die Eltern uns abgeschoben? Es war ein bisschen wie in dem Märchen ›Hänsel und Gretel‹: ausgesetzt werden, weil man zu viel ist, und dann landet man bei den Hexen. Wenn ich an das Kinderheim denke, sehe ich immer so schreckliche Milchsuppe mit Brot vor mir!

Ich glaube, dieses Gefühl, vollkommen kontrolliert und ausgeliefert zu sein, ist so schlimm. Wenn mir das heute manchmal begegnet, überreagiere ich. Wenn ich spüre, ich werde zum Objekt gemacht, werde ich richtig aggressiv, ganz wild, zum Berserker. Ich merke jetzt, es dockt an dieses Erlebnis in der Verschickung an. Ich spüre, wie man mir den Willen brechen will und wie ich mich ducke, um dem Sturm, der niederprasselt, zu entgehen. Damals zog ich mich ganz in mich zurück. Heute, mit meiner Frau, wenn es so aussichtslos ist, denke ich nur, dass Totsein der Ausweg ist, sonst mache ich mich nur schuldig. Es ist erschreckend für einen selbst. Ich denke dann, ich kann die ganze Situation nicht zufriedenstellend lösen. Es ist immer nur schmerzvoll und man macht sich nur schuldig, wenn man handelt. Ich habe gemerkt, das Aussichtslose ist so in mir. Sich selbst aufgeben ist ja ein Stück vom

19 www.swr.de/report/erniedrigung-statt-erholung-wie-kinder-in-kurheimen-gequaelt-und-traumatisiert-wurden/-/id=233454/did=24601462/nid=233454/6q0wyx/index.html (letzter Zugriff: 08.06.2021)

Tod, sich kleinhalten und eigene Bedürfnisse aufgeben. Im Grunde war es im Kinderheim nicht anders als zu Hause.«

Symptome seelischer Misshandlung

Selbstverständlich erzeugt seelische Misshandlung Symptome. So sind Kinder, die psychisch gequält oder vernachlässigt werden, im Vorschulalter meist in ihrer Sprach- und sozialen Entwicklung weniger fortgeschritten als Gleichaltrige. Oft klagen sie über Bauchschmerzen unklarer Herkunft oder nässen beim Mittagsschlaf wiederholt ein. Schulkinder entwerten sich oft selbst als dumm, böse, schlecht und hässlich und sind meist Einzelgänger. Jugendliche leiden häufig unter Essstörungen, selbstverletzendem Verhalten oder unternehmen Suizidversuche (Toskos & Guddat 2014, S. 46).

Physische Traumatisierung und ihre sichtbaren Wunden

Unter physischer Gewalt ist jede körperlich schädigende, äußere Einwirkung in unserem Zusammenhang auf Kinder und Jugendliche zu subsumieren. *Jeder* Akt körperlicher Gewalt geht einher mit psychischem Zwang und vermittelt stets eine verachtende Beziehungsbotschaft, die sich in die Seele des Kindes eingräbt und ihm vermittelt: Du bist schlecht, du bist nichts wert, du bist verachtenswürdig, du bist nicht der Liebe wert.

Körperliche Misshandlung

Körperliche Gewalt – ob sie aus schlagen, treten, den Arm umdrehen, an den Haaren reißen, beißen, schütteln, stoßen, strangulieren, verbrühen, verbrennen, gegen die Wand werfen, vom Wickeltisch fallen lassen oder Krankheiten herbeiführen besteht – zielt darauf, körperlichen Schmerz auszulösen, um damit letztlich Interessen und Bedürfnisse des Erwachsenen durchzusetzen – und sei es, den schreienden, nicht zu beruhigenden Säugling *einfach* ruhigzustellen. Sie beginnt schon vor der Geburt, z. B. in Form von diversen Abtreibungsversuchen oder im Rahmen von Misshandlungen in der Paarbeziehung, die auf einen Angriff auf den Fetus zielen.

Statistiken des National Center of Child Abuse and Neglect (2021) zeigen für 2019 für die USA die höchste Misshandlungsrate bei Kindern im Alter zwischen null und drei Jahren. In dieser Altersgruppe ist mehr als die Hälfte der Todesfälle auf Misshandlungen zurückzuführen. Hier spielen Schütteltraumata eine nicht zu unterschätzende Rolle, die, wenn sie nicht zum Tod des Säuglings und Kleinkindes führen, schwere Dauerschäden verursachen können.[20]

Für die überlebenden Kinder zeigen sich in der Bindungsforschung mittlerweile wohlbekannte Phänomene über den negativen Einfluss, den traumatisierende Fürsorgepersonen in der frühen Kindheit auf die Bindungssicherheit des Kindes, seine Stress-

---

20 www.ndacan.acf.hhs.gov/datasets/pdfs_user_guides/dataset237usersguide.pdf (letzter Zugriff: 22. 07. 2021)

bewältigungsstrategien und auf sein Selbstgefühl haben. Darauf werde ich detaillierter im Kapitel 2.7 eingehen, aber hier möchte ich schon einmal feststellen, wie bedeutsam die Erkenntnisse der Bindungsforschung und -theorie nicht nur für die Selbstpsychologie, Psychoanalyse und Psychotraumatologie sind, da sie wichtige Informationen über die Ursprünge schwerer selbstpsychologischer Defizite anbieten können.

FALLBEISPIELE

Claudia: »Ich erinnere, dass ich in der Pubertät ziemlich bockig und aufmüpfig war, und dann gab es eine Situation, wo meine Mutter wutentbrannt auf mich zukam und mich plötzlich würgte. Ich kann mich nicht erinnern, dass ich mich wehrte, denn ich erstarrte völlig und schaute wie von außen auf diese Szene und dachte, jetzt sterbe ich.«

Anna: »Immer wieder laufen diese Filme in mir ab: Ich sehe, wie mein Vater hinter meinem kleinen Bruder herläuft, der wohl mal Nein gesagt hat, sich doch auch mal selbst behaupten wollte. Wie er an ihm zerrt, ihm mit aller Macht die Hose runterzieht und ihm voller Wucht mit dem Kochlöffel immer und immer wieder auf den Hintern haut.«

Johann: »Ich muss sagen, mein Vater hat meine Mutter und später auch mich in ähnlich rasender Wut gedemütigt und geschlagen, wie ich später meine Freundinnen. Ich verstehe nicht, wieso das schreckliche Beispiel meines Vaters mir nicht Abschreckung war. Stattdessen war ich schon als Kind jähzornig und handgreiflich gegenüber meiner Mutter. Sie hat mich nie verteidigt, wenn mich mein Vater schlug. Als Dreijähriger hat er mich schwer misshandelt, weil ich trotz Verbot versucht hatte, etwas in eine Steckdose zu stecken. Ich erinnere, dass der Vater danach die ganze Nacht geweint hat.«

Sexuelle Gewalt in der Kindheit

Sexualisierte Gewalt, Oberbegriff für sexuelle Handlung allgemein, verletzt die Grenze und Würde des Gegenübers in vielen Formen und Abstufungen. Sexuelle Übergriffe passieren geplant und absichtlich und sind oft massiv. Zu ihnen zählen u.a.: ein Erwachsener verlangt von einem Kind Zärtlichkeit, berührt wiederholt wie zufällig die Brust oder die Genitalien eines Kindes, schaut beim Duschen, Ankleiden intensiv z.B. auf den Penis eines Jungen, macht sexuell getönte Bemerkungen, gibt sexuell gefärbte Spielanleitungen (Flaschendrehen mit Entkleiden). In vielen Fällen ein fließender Übergang hin zu strafrechtlich relevanten Formen sexueller Gewalt, wenn beispielsweise ein Erwachsener auf sexualisiertes Verhalten eines Kindes eingeht und sexuell übergriffig wird.

MERKE
Zufällige, unabsichtliche Grenzverletzungen gelten nicht als Übergriff.
Bei sexuellem Missbrauch an Kindern, d. h. sexuellen Handlungen von Erwachsenen an ihnen, handelt es sich um »Straftaten gegen die sexuelle Selbstbestimmung« (§§ 174 ff. StGB), mit und ohne Körperkontakt.

Zu den *strafbaren Handlungen ohne Körperkontakt* zählen beispielsweise exhibitionistische Handlungen, wie die eigenen Geschlechtsteile zur Schau stellen, sich vor Kindern befriedigen, ihnen pornografische Bilder oder Videos zeigen. Von *sexuellem Missbrauch mit Körperkontakt* sprechen wir, wenn der Erwachsene oder Jugendliche sexuelle Handlungen an einem Kind vornimmt oder es animiert, solche an Erwachsenen oder anderen Kindern oder sich selbst auszuführen.[21]

Die WHO versteht unter sexuellem Missbrauch das »Involvieren eines Kindes in sexuelle Handlungen, zu denen es keine Zustimmung gegeben hat, da es diese nicht voll versteht und dafür aufgrund seiner Entwicklung noch nicht vorbereitet ist. Diese Handlungen erfolgen zwischen dem betroffenen Kind und einem Erwachsenen oder einem Kind, das sich aufgrund seines Alters oder Entwicklungsstandes in einer vertraulichen, vertrauten oder überlegenen Position befindet. Die Handlungen zielen auf die Befriedigung der Bedürfnisse der Person, die sie ausübt, und können Zwang und Ausbeutung einschließen, z. B. im Rahmen von Prostitution oder Pornographie« (WHO 1999[22]; → auch Büttner 2020, S. 6).

Als besonders schwerwiegend werden solche Missbrauchserfahrungen angesehen, die wiederholt und über einen längeren Zeitraum stattfinden, wenn es zur Penetration kam, die in der Familie stattfinden, es mehrere Täter gab und wenn körperliche Gewalt angewendet wurde.

Mädchen sind sehr viel häufiger von sexuellem Missbrauch betroffen als Jungen. Ein besonders hohes Risiko, Opfer von sexuellen Übergriffen zu werden, haben psychisch und körperlich traumatisierte Kinder, die ein ungestilltes Bedürfnis nach Zuwendung und Nähe in sich tragen. Häufig begreifen sie Grenzüberschreitungen als solche auch gar nicht, weil sie für sie nahezu alltäglich sind. Auch Kinder, die gelernt haben, gefügig zu sein und sich Autoritäten unterzuordnen, werden es kaum wagen, sich gegen sexuelle Übergriffe zu wehren. In der Regel wird Kindern von den Tätern suggeriert, sie seien schuld an dem sexuellen Übergriff und sollten besser schweigen, ihnen werde sowieso nicht geglaubt. Oder die Kinder werden zum Schweigen gebracht, indem man ihnen droht, dass ihnen sonst Schläge, das Wegnehmen eines Tieres oder gar sein Töten drohe, es Unglück über die Familie bringe und Ähnliches mehr. Solche Drohungen sollen verhindern, dass sich ein Kind Unterstützung und Hilfe sucht. Auf-

21 Sexueller Missbrauch wird mehrheitlich von Männern begangen. Die polizeiliche Kriminalstatistik weist zu rund 96 % Männer als Täter aus. Erhebungen im Dunkelfeld gehen von 90 % männlichen Tätern aus und einem Frauenanteil von ca. 10 %.

22 www.who.int/violence_injury_prevention/violence/world_report/en/summary_ge.pdf (letzter Zugriff: 23. 07. 2021)

seiten des Kindes steht im Vordergrund, den Familienzusammenhalt schützen zu wollen, es möchte loyal sein, auch wenn sein Vertrauen durch den sexuellen Übergriff tief erschüttert wurde.

Organisierte bzw. rituelle sexuelle Gewalt
Zu den schwersten Formen sexuellen Missbrauchs zählt die organisierte bzw. rituelle sexuelle Gewalt. In diesen Fällen sind die Täter mehrköpfige Gruppierungen, die Kinder aus ideologischen oder habgierigen Beweggründen systematisch und oft über Jahre hinweg sexuell ausbeuten und meist auch emotional und körperlich quälen. Unter diesen Gruppierungen finden sich Sekten, welche die Kinder in gewalttätigen Kultritualen sexuell misshandeln, wie auch kriminelle Organisationen, die Kinder für die Erstellung von pornografischem Material ausnutzen oder zur Prostitution zwingen. Oft sind die Familien der Kinder in die Handlungen involviert, sodass bereits ab der frühen Kindheit eine zielgerichtete Erziehung zum Gehorsam und zur Mitwirkung an den Gewalttaten erfolgt. Ein Schweigegebot und die kontinuierliche Präsenz der Täter im Leben der Betroffenen, die nicht selten bedroht, erpresst und verfolgt werden, verhindern den Ausstieg aus der kriminellen Gemeinschaft oft bis weit ins Erwachsenenalter hinein (Fliss & Igney 2010; → auch Büttner 2020, S. 10). Die Ursachen von sexuellem Missbrauch und von Gewalt zu verstehen, bedeutet nicht, die Täter von ihrer Verantwortung freizusprechen. Missbrauch ist ein Verbrechen, für das der Mensch, unabhängig von seiner psychischen Entwicklung, selbst verantwortlich ist.

Psychische Ursachen sexualisierter Gewalt und körperlicher Misshandlung
Beides geschieht vor dem Hintergrund der eigenen Lebensgeschichte, eigener psychosexueller Entwicklung und Defizite der Missbraucher und findet sich in allen gesellschaftlichen Schichten. In der Herkunftsfamilie von Inzesttätern kommen neben sexueller Traumatisierung gehäuft emotionale Vernachlässigung und Deprivationserfahrungen vor (Parker & Parker 1986). Gleiches gilt für körperliche Misshandler, die selbst als Kinder misshandelt wurden. In der Folge ist die missbrauchende und körperlich misshandelnde Erziehungsperson nicht in der Lage, sich empathisch in ein Kind einzufühlen. Der Missbrauchende missinterpretiert die Bedürfnisse des Kindes nach Nähe und Zärtlichkeit als Aufforderung zu sexuellen Handlungen. Auf die »Sprachverwirrung« zwischen dem Erwachsenen und dem Kind hat Ferenczi schon 1932 aufmerksam gemacht, bei welcher der Erwachsene auf die Sprache der Zärtlichkeit des Kindes in der Sprache der Sexualität antwortet (Ferenczi 1933 [1984]).

Symptomatische Folgen sexuellen Missbrauchs
Die Fähigkeit, seinen eigenen Körper narzisstisch und libidinös besetzen zu können, gehört zu den zentralen Entwicklungsaufgaben eines Kindes. Beutet ein Erwachsener das altersentsprechende Zärtlichkeitsbedürfnis des Kindes sexuell aus, bedeutet das für das Kind stets eine traumatische, verwirrende Konfliktsituation. Denn ahnungslos gerät es in eine Beziehungsfalle. Verwirrt durch die körperliche Erregung und anfällig durch seine Schuldgefühle, wird es bei wiederholter sexueller Traumatisierung in eine

heimliche-unheimliche Beziehung mit dem Missbraucher hineinmanipuliert. Diese wird in der Regel durch ein Sprechverbot zementiert und mit Belohnung oder Drohung durchgesetzt. Damit erleidet das Kind nicht nur sexuellen Missbrauch, sondern auch einen Missbrauch seines Zärtlichkeitsbedürfnisses und seiner Wünsche nach einer liebevollen Zweierbeziehung sowie einen Missbrauch seiner Bereitschaft, in seiner ödipalen Fantasie eine erregende Zweierbeziehung unter Ausschluss eines Dritten einzugehen. Darüber hinaus wird seine Bereitschaft, gehorsam sein zu wollen, missbraucht, genauso wie seine Unfähigkeit, eine liebevolle zärtliche Annäherung von einer sexuellen Ausbeutung zu unterscheiden. Schließlich wird auch noch die vom Missbrauchenden induzierte Angst des Kindes vor Zerstörung der Familie manipulativ missbrauchend eingesetzt (Fischer & Riedesser 1999).

Hinsichtlich der Folgen von sexuellem Missbrauch erweisen sich für das Kind einzelne Konstellationen als mehr oder weniger zerstörerisch für seine weitere Entwicklung. Besonders zerstörerisch wirken sich invasive Praktiken wie Penetration aus. Genauso verhält es sich mit der Verbindung von sexuellem Missbrauch mit körperlicher Gewalt und Misshandlung, aber auch besonders destruktiv, wo es durch Penetration zu Körperverletzungen kommt. Auch spielen die Häufigkeit des sexuellen Missbrauchs sowie das Alter des Kindes eine entscheidende Rolle. Je jünger das Kind ist, desto schwerwiegender sind die Folgen. Besonders gravierend sind sie, wenn der Missbraucher eine nahe Bezugspersonen des Kindes ist, es sich gar um die engsten erwachsenen Bezugspersonen handelt (Fischer & Riedesser 1999, S. 264).

MERKE

Missbrauchte Kinder und spätere Erwachsene weisen eine Vielzahl von Symptomen auf, viele davon treten auch im Zusammenhang mit körperlicher Misshandlung, Vernachlässigung und psychischer Gewalt auf: Schuld- und Schamgefühle sind immer vorhanden sowie Aspekte des klinischen Masochismus, einhergehend mit einem Gefühl der Entfremdung von sich und von anderen, da das Vertrauen in den bedeutsamen Anderen zutiefst erschüttert ist.

Kinder und später auch Erwachsene können unter Albträumen, Phobien, somatischen Beschwerden, Ess- und Schlafstörungen, an Depression und Dissoziation leiden. Kinder können gehäuft Schulprobleme entwickeln, die Schule schwänzen oder weglaufen. In der Regel besteht beim Kind und beim Erwachsenen ein Gefühl hoher Verletzbarkeit, bezogen auf die eigenen Körpergrenzen, ebenso eine große Angst, die bis zur Phobie gesteigert sein kann.

Mit dem beschädigten Selbstwertgefühl geht ein verringertes Gefühl, selbst etwas bewirken zu können, einher. Die Wahrnehmung von sich selbst, ein schutzloses Opfer zu sein, verstärkt das Bedürfnis, Situationen und andere Menschen zu kontrollieren. Die Identifikation mit dem Aggressor kann dazu führen, selbst in die Rolle des Aggressors zu schlüpfen. Das durch kumulative Beziehungstraumatisierung beschädigte Selbstwertgefühl führt häufig zu Selbstisolierung und zu selbstschädigendem Verhalten, wobei Drogen- und Alkoholkonsum Versuche der Selbstbetäubung darstellen. Die Tendenz zur Selbstverletzung, die sehr ausgeprägt sein kann, kann bis hin zum Suizid reichen (Sachsse 1994).

Schon früh kann eine Sexualisierung des ganzen Verhaltens eintreten, die sich in einer Überbetonung der Sexualität äußert. Später im Erwachsenenalter macht sie häufig dann auch in den Beziehungen zu den eigenen Kindern nicht Halt. Damit setzt der Teufelskreis sexueller transgenerationaler Traumatisierung erneut ein.

Die Sexualisierung des ganzen Verhaltens geht beim Kind gleichzeitig mit einer Verwirrung bezüglich der eigenen altersgemäßen sexuellen Identität einher und der Frage nach gültigen sexuellen Normen. In Beziehungen wird auch im späteren Alter Gewalt und Sexualität mit Liebe und Fürsorge gleichgesetzt und es herrscht der illusorische Glaube vor, wer Gewalt ausübt, habe auch die Macht, sie in Liebe zu verwandeln.

Beim Jugendlichen und Erwachsenen kann eine Aversion gegen sexuelle Intimität auftreten, die zur Vermeidung von Sexualität sowie zu diversen sexuellen Störungen führen kann. Daneben zeigt sich ein zwanghaftes sexuelles Verhalten. Im Jugend- und im Erwachsenenalter kann dies zu Promiskuität und Prostitution führen, aber auch zu sexuellen Perversionen und Pädophilie (Finkelohr 1984; → auch Fischer & Riedesser 1999, S. 265).

Psychodynamik des Inzest

Eine inzestuöse Beziehung verspricht und verschafft dem Kind einen besonderen Status. Die maligne narzisstische Aufwertung suggeriert ihm, auserwählt und ausgezeichnet zu sein in einer narzisstischen Ergänzung mit dem missbrauchenden Elternteil durch ein verrücktes Geheimnis.

Während das Kind die Funktion hat, die Familie zu erhalten, macht sich der Erwachsene vor, seine sexuelle Begierde sei das Begehren des Kindes. Aus dieser Überzeugung wiederholt er das, was ihm meist selbst als Kind angetan wurde, und versucht damit, sozusagen wie mit einer Plombe, das eigene beschädigte Selbst zu reparieren. Aus »einer Art egoistischer Rücksichtslosigkeit [wird] die eigene Bedürftigkeit ausgelebt [und] in der sexuellen Befriedigung an die erste Stelle gesetzt« (Hirsch 1987, S. 15 f.). Zusätzlich müssen oft rationalisierende Überzeugungen, Kinder bzw. Jugendliche als scheinbar gleichberechtigte Sexualpartner des Erwachsenen anzusehen, das eigene Tun und damit einen ausbeuterischen Umgang mit der kindlichen Sexualität legitimieren.

Dem Kind und späteren Erwachsenen ermöglicht das Festhalten an der narzisstischen Illusion, auserwählt und nicht als Drittes ausgeschlossen zu sein und einer schweren Depression zu entgehen, die einer traumatischen Desillusionierung folgen würde. Das missbrauchte Kind und der spätere Erwachsene muss seinerseits aus verschiedenen Gründen die Wahrnehmung seiner Identifikationen mit feindseligen und missbrauchenden Eltern zurückweisen: aus Angst, sonst verrückt zu werden, aus Angst vor dem Verlust der besonderen, auserwählten Position und der Trennung von einem malignen Liebesobjekt, auf das es und er angewiesen ist. Hinzu kommt die Angst, den Missbraucher mit Illoyalität zu zerstören und untilgbare Schuld auf sich zu laden. Es besteht die Gefahr, dass Inzestkinder – zerrissen zwischen »dem Hin und Her von

Begierde und Ablehnung, Stimulierung und Unerfülltheit« und »zutiefst in die pathologische Paarstruktur der Eltern verstrickt« (Trimborn 2003, S. 1046) – aus dieser Dynamik keinen Ausweg finden.

Münchhausen-by-proxy-Syndrom

(engl. Munchausen Syndrome by Proxy, MSBP)
Beim Münchhausen-by-proxy-Syndrom handelt sich um eine subtile Form der Kindesmisshandlung, die bis zum Tod des Opfers führen kann. Obwohl dieses Syndrom, statistisch betrachtet, relativ selten auftritt, gehört es wahrscheinlich dennoch zu den häufigsten nicht erkannten Leiden in der Kinderheilkunde. Denn die Diagnose dieses Syndroms kommt einer Detektivarbeit für die behandelnden Ärztinnen gleich.

Es ist benannt nach dem »Lügenbaron« Hieronymus Carl Friedrich von Münchhausen. Erste Fälle beschrieb der englische Kinderarzt Roy Meadow in »The Lancet« im Jahre 1977.

> **MERKE**
> Das Münchhausen-by-proxy-Syndrom bezeichnet das Erfinden und Übersteigern von Symptomen oder das tatsächliche Verursachen von Krankheiten meistens bei Kindern durch ihre leiblichen Mütter, seltener durch ihre Väter (90–95 zu 10–5 %).

Diese Form von Missbrauch wurde erstmals in einer englischen Kinderklinik beobachtet, in die ein Kind wiederholt mit Erstickungsanfällen eingeliefert worden war. Allerdings konnte die Ursache dieser Anfälle nicht ermittelt werden, deshalb wurde das Kind zu diagnostischen Zwecken in die Klinik eingewiesen. Auch hier kam es immer wieder zu massiven Erstickungsanfällen, und zwar dann, wenn die Mutter das Kind besuchte. Das veranlasste die Ärzte, eine Videokamera in dem Kinderzimmer installieren zu lassen. Kam die Mutter zu Besuch, so war zu sehen, wie sie ihrem Kind ein Kissen auf das Gesicht drückte und danach in gespielter Panik hin zum Pflegepersonal lief, um den erneuten *unerklärlichen* Erstickungsanfall zu melden.

Zu den von den Täterinnen vorgetäuschten Krankheiten des Kindes gehören solche, deren Symptome von der Ärztin nicht oder nur schwer nachweisbar sind, z. B. epileptische Anfälle, Schizophrenie oder Bulimie; letztlich ist eine schier unbegrenzte Anzahl vorgetäuschter Erkrankungen denkbar. Neben den artifiziellen Krankheitssymptomen werden dem Kind aber auch körperliche Verletzungen zugefügt, die es medizinisch schädigen, z. B. es fast zu ersticken, durch schädigende Medikamente oder Polymedikation, Vergiftung mit Medikamenten, Drogen oder toxischen Substanzen.

Es kann auch vorkommen, dass eine bestehende Erkrankung eines Kindes verschlimmert wird, indem ihm notwendige Medikamente oder medizinische Maßnahmen vorenthalten werden und/oder seine Genesung verhindert wird.

Die Täterinnen, die meist medizinisch geschult sind und nicht selten aus entsprechenden Berufen kommen, erscheinen überaus besorgt, liebe- und hingebungsvoll pflegend gegenüber dem kindlichen Opfer. Meistens wird nach der Erkrankung des

Kindes eine medizinische Behandlung gesucht und oft vehement verlangt, genauso wie eine invasive, nicht selten hochbelastende Diagnostik, die im Ergebnis helfen soll, die eigene Tat zu verschleiern. Typischerweise wird eine Täterin so lange Ärzte und andere Spezialisten aufsuchen, bis eine Bestätigung der angestrebten eigenen Diagnose erfolgt und eine entsprechende Behandlung beginnt.

Das Münchhausen-by-proxy-Syndrom gehört nach der ICD-10 zu den artifiziellen Störungen. Auch Falschanschuldigungen in Familiengerichtsverfahren wie der unbegründete Vorwurf sexuellen Missbrauchs von Kindern werden dem Münchhausen-by-proxy-Syndrom zugerechnet (Kindler et al. 2006).

Als mögliche *Motive* dieses Syndroms werden die Suche nach Aufmerksamkeit und emotionaler Zuwendung, Unterstützung und Aufwertung in der Pflege-Rolle angesehen sowie die Suche nach zwischenmenschlicher und gesellschaftliche Anerkennung durch Partner, Ärztinnen und Pflegerinnen, Klinikpersonal und soziales Umfeld. Die Täterinnen scheinen vor allem eigene, oft multiple Traumatisierungen, begleitet von quälenden Gefühlen innerer Leere, starker innerer Labilität und unerträglicher Spannungszustände, kompensieren und Selbstwertdefizite ausgleichen zu wollen. Indem sie das Kind in eine hochtoxische symbiotische Abhängigkeitsbeziehung drängen, üben sie Macht und Kontrolle aus und ausagieren Feindseligkeit und aggressive Impulse unter dem Deckmantel altruistischer Fürsorge. Sollte ein Kind versuchen, aus dem engen symbiotischen und oft durch Drohungen belasteten Verhältnis zur Täterin ausbrechen zu wollen, fällt diese häufig in eine Depression.

Bedenkenswert ist die Hypothese, dass Täterinnen, bevor sie beginnen, ihre Kinder krank zu machen, häufig selbstverletzendes Verhalten praktiziert haben und nun ihre Kinder verletzen, so als würde diese Verschiebung sie davon abhalten, sich weiterhin selbst verletzen zu müssen.

DEFINITION

Nach Donna Rosenberg (2003) müssen folgende *Diagnosemerkmale für das Münchhausen-by-proxy-Syndrom* zutreffen:

1. Eine nahe Bezugsperson gibt fälschlich die Erkrankungen eines Kindes an. Sie wird vorgetäuscht oder künstlich erzeugt bzw. aufrechterhalten.
2. Das Kind wird, häufig wiederholt, zu medizinischen Untersuchungen und Behandlungen vorgestellt.
3. Die wahren Ursachen für das vorgetäuschte oder künstlich erzeugte Beschwerdebild werden bei medizinischen Vorstellungen nicht angegeben.
4. Es kommt zu einer Rückbildung eventuell akuter Symptome, wenn es zur Trennung des Kindes von der Mutter (selten Väter) kommt oder ihre Reaktion auf die Mitteilung von guten oder schlechten Befundergebnissen zu Misstrauen Anlass geben. Wie bei Missbrauch generell wird auch hier das Kind meist unter Druck gesetzt, beim Besuch der Ärztin die Vorstellungen der Täterin zu bestätigen. Gelegentlich scheint auch mit Suizid der Täterin gedroht zu werden.

Eine zuverlässige Diagnostik ist angesichts der geringen Fallzahlen nur schwer möglich (Sachsse 2015). Die sicherste Diagnosemöglichkeit, die Videoaufzeichnung, ist nur im klinischen Bereich praktizierbar.[23]

1.6 Akute und chronische Folgen von Beziehungstraumatisierung

Wir unterscheiden akute und chronische langfristige Folgen von Beziehungstraumatisierung. Bei den akuten Auswirkungen steht zunächst Dissoziation ganz im Vordergrund der traumatischen Reaktion. Die langfristigen, chronischen Auswirkungen von Traumatisierung können zu ganz verschiedenen Symptomen, zu unterschiedlichen Formen und Ausprägungsgraden und zu verschiedenen Verläufen führen. Das Spektrum reicht von relativer Bewältigung bis zu langfristig weitreichenden, chronischen und strukturellen Persönlichkeitsänderungen.

1.6.1 Akute Folgen

Eine der gravierendsten Folgen von Traumatisierung ist die *Dissoziation*. Ferenczi hat sie bereits in den 1920er- und 1930er-Jahren beobachtet und beschrieben. Jedoch reichen die Beobachtungen und Beschreibungen dissoziativer Phänomene ins 19. Jahrhundert zu Janet und Charcot zurück und waren die Grundlage der ersten Traumakonzepte Freuds (→ Kap. 2).

Neurobiologisch bewirkt Dissoziation eine Selbstbetäubung des Gehirns. Die Signale, die im Moment der Traumatisierung und später bei Intrusionen auf die Nervenzellen-Netzwerke der Großhirnrinde und auf das mit ihm verbundene limbische System, das Zentrum für emotionale Intelligenz, treffen, führen zur Aktivierung von Genen eines körpereigenen Betäubungssystems, den Endorphinen. Auf diese Weise findet neben der seelischen auch eine körperliche Trennung vom körperlichen Empfinden statt (Bauer 2002, S. 216).

Neurobiologische Studien zur Entwicklungstraumatologie beweisen, dass die psychobiologische Reaktion des Säuglings auf ein Trauma dahin geht, zwei gefährliche und separate Antworten – Hypererregung und Dissoziation – zu entwickeln (→ Kap. 2). Diese Antworten verselbstständigen sich schnell und beherrschen dann die weitere Entwicklung.

23 Wikipedia, https://de.wikipedia.org/wiki/Münchhausen-Stellvertretersyndrom (letzter Zugriff: 09.06.2021)

Wie wir wissen, ist in einer traumatischen Situation das erbbiologisch vorgegebene Muster, zu kämpfen oder zu flüchten, für einen Säugling und ein Kleinkind ein absolut unmögliches Unterfangen. Deshalb bleibt nur der Totstell-Reflex. Alleine schon aus diesem Grund haben frühe Gewalterfahrungen, aus denen es kein Entrinnen gibt, die massivsten Folgen. Gewalt bedeutet für einen Säugling und ein Kind das Erleben *totaler Stimulation*, maximale Erregung, totalen toxischen Stress in einem Zustand absoluter namenloser Qual, Hilflosigkeit und Ohnmacht. Diese überwältigende Stimulation bewirkt eine Überflutung des gesamten seelisch-körperlichen Organismus mit unerträglichen Gefühlen, die das Kind in höchste körperlich empfundene Erregung versetzen, aus der es kein Entrinnen gibt. Dieser Zustand höchster Erregung und Überschwemmung mit unerträglichen Gefühlen schlägt nun, ebenfalls erbbiologisch vorprogrammiert, in einen dissoziativen Zustand um, welcher die unerträgliche Übererregung, Qual, Pein und namenlose Wut ausschaltet.

Dieser Zustand der emotionalen Betäubung, Stumpfheit und Schockstarre kann bis zum physischen Tod reichen. René Spitz (1974) hat ihn an hospitalisierten, emotional vernachlässigten Kindern beobachtet und als »Marasmus« bezeichnet. Wenn das Kind aus der Schockstarre zurückkehrt, können alle möglichen Reize als Trigger wirken und im Erlebenden den qualvollen traumatischen Zustand erneut heraufbeschwören. Dadurch setzt ein Teufelskreis von erneuter Affektüberflutung und anschließender Schockstarre ein, um diesen unaushaltbaren Zustand abzuwehren. Diesen Mechanismus beschreibt Horowitz (1976) als *biphasische Traumareaktion*.

Geschehen nicht doch noch eine angemessene, sich wiederholende dauerhafte Beruhigung und Zuwendung, kommt es langfristig zu einem partiellen Entwicklungsstillstand. Dann fällt es auch im späteren Leben dem Kind, Jugendlichen und Erwachsenen schwer, die eigenen Affekte zu regulieren, Gefühle voneinander zu unterscheiden, sie in Worte zu fassen und sie nicht nur körperlich wahrzunehmen. Säuglinge, die in ihrem ersten Lebensjahr Misshandlung erleiden mussten, entwickeln zu 80 % unsicher-desorganisierte/desorientierte Bindungsmuster (Main & Solomon 1986; → auch Schore 2007, S. 170). Dies werde ich ebenfalls im Kapitel 2 ausführlicher beschreiben.

MERKE

Grundsätzlich beinhaltet Dissoziation immer die Flucht in einen veränderten, tranceartigen Bewusstseinszustand, in dem Realitäts-, Körper- und Affektwahrnehmungen, Panik und Erregungsüberflutung durch *Selbstverdoppelung* von der eigenen Wahrnehmung ausgeschaltet werden. Es ist ein Mechanismus zum Selbstschutz der Seele vor unerträglichem seelischem oder körperlichem Schmerz.

Das bedeutet, das erleidende Ich wird abgekoppelt (Depersonalisation), es existiert in der Wahrnehmung nur noch ein quasi beobachtendes Ich und das traumatische Geschehen wird als völlig unwirklich erlebt (Derealisation).

Beispielsweise nimmt sich im Zustand der Dissoziation ein misshandeltes Kind verdoppelt als unbeteiligter Beobachter der traumatischen Szene wahr, der von außen das malträtierte, zusammengekrümmte, auf dem Boden liegende Kind sieht und eine Täterin, die diesem Kind Gewalt antut. Die kognitive Dimension der Dissoziation hat Orwell in seinem Roman »1984« als »Doppeldenk« beschrieben (Herman 1989, S. 124). Mit diesem »Doppeldenk« versucht sich der Mensch, vor einem Geschehen, das kognitiv nicht zu verarbeiten und nicht zu denken ist, zu schützen. Aussagen wie »Das will mir nicht in den Kopf hinein« oder »Das kann nicht passiert sein!« drücken diesen Sachverhalt aus.

Körperlich und emotional Misshandelte oder Missbrauchte entwickeln als Reaktion auf das Trauma ihre dissoziativen Fähigkeiten zu einer hohen Kunst. Sie lernen etwa, starke Schmerzen zu ignorieren, ihre Erinnerungen unbewusst hinter komplexen Amnesien zu verbergen, Halluzinationen herzustellen und in Allmachtsfantasien zu fliehen. Diese Spaltungsvorgänge geschehen häufig automatisch, manche werden als fremd und unfreiwillig empfunden.

Dissoziation schützt aber den Traumatisierten nicht davor, dass in der Folge das geringste Signal, ein sog. Trigger (ein Gegenstand, ein Geruch, eine Farbe, ein Geräusch), der mit dem traumatischen Ereignis in Verbindung gebracht wird, die Erinnerung daran sofort wieder auslöst. Geschieht dies, wird das Kind abermals in den höchst beängstigenden, beschämenden und ohnmächtigen Zustand der traumatischen Situation katapultiert, wo es von Affekten überflutet wird. Dann kann es auch nicht mehr zwischen damals und heute unterscheiden, dann erlebt es sich so, als ereigne sich das Trauma gerade wieder. Zur Bewältigung dieses unerträglichen Zustandes tritt erneut die traumatische Reaktion der Dissoziation ein. So endet das Erleben von Gewalt nicht einfach, wenn die reale Bedrohung aufhört, sondern geschieht im Erleben wieder und wieder und chronifiziert sich, wenn keine angemessene Hilfe vorhanden ist oder angeboten wird.

1.6.2 Langfristige Folgen

Das Spektrum der langfristigen Auswirkungen reicht von relativer Bewältigung bis zu weitreichenden chronischen und strukturellen Persönlichkeitsveränderungen. Bei einer Chronifizierung sind die folgenden langfristigen Symptome zu beobachten.

Posttraumatische Belastungsstörung (PTBS)

Für die Diagnose einer Posttraumatischen Belastungsstörung, so verlangt es das diagnostische Manual, müssen sowohl intrusive als auch konstriktive Symptome vorhanden sein. Was aber nicht bedeutet, dass dann keine Traumatisierung vorliegen würde!

Zu den *intrusiven Symptomen* gehören sich aufdrängende, belastende Gedanken oder Erinnerungen an das Trauma (Bilder, Angstträume, Flashbacks), einhergehend mit dissoziativen Phänomenen wie Trance, psychogene Krampfanfälle, Konversionsstörungen, Verwirrtheit, Amnesie oder Sensibilitäts- und Empfindungsstörungen. Zu den *konstriktiven Symptomen* zählen: Situationen und Dinge, die an das Trauma erinnern, werden nach Möglichkeit aktiv vermieden. Es kommt oft zu einem allgemeinen sozialen Rückzug, zu Interessenverlust, Gleichgültigkeit, innerer Teilnahmslosigkeit, Fühllosigkeit und emotionaler Stumpfheit. Übererregbarkeit (»Hyperarousal«) äußert sich in Schlafstörungen, Reizbarkeit, Konzentrationsstörungen, Irritierbarkeit, Schreckhaftigkeit und Affektintoleranz.

Daneben können sich längerfristig schon bei Kindern auch andere Störungsbilder zeigen, z.B. sozialer Rückzug, plötzlich auftretende Ängste, somatoforme Störungen, dabei häufig Bauch- und Kopfschmerzen, Schlafstörungen, Albträume, Einnässen und Einkoten, Erbrechen, Essensverweigerung, Phobien, Angst- und Panikstörungen, Essstörungen, Weglaufen, verstärkte Masturbation, sexualisiertes Verhalten, Persönlichkeitsstörungen und schwere Neurosen, Aufmerksamkeitsdefizit-Hyperaktivitätsstörung (ADHS) und Verhaltensprobleme im Betragen. Später, oft schon in der Pubertät, kommt es vor allem auch zu Substanzmissbrauch und Substanzabhängigkeit (Alkohol, Benzodiazepine, Opiate), Depressionen, suizidalem und selbstverletzendem Verhalten bis hin zu psychotischen Symptomen.

Aufmerksamkeitsdefizit-Hyperaktivitätsstörung (ADHS)

Was die zunehmend häufiger gestellte Diagnose der Aufmerksamkeitsdefizit-Hyperaktivitätsstörung (ADHS) bei Kindern angeht – mittlerweile auch gerne bei Erwachsenen diagnostiziert –, so stellt Dorothea Weinberg (2010, S.12) fest, dass diese Diagnose bei vielen Kindern die tiefe Bindungsproblematik, das negative Selbstkonzept und ihre Verweigerung gegenüber Anforderungen verdeckt. Ihre mangelhafte Verhaltenskontrolle und Aufmerksamkeitsstörung resultiere in den meisten Fällen aus einer defizitären Affektkontrolle als Folge von Traumatisierung und Reizüberflutung, einhergehend mit dissoziativen Phänomenen und einer Reinszenierung der traumatischen Situation. Mit dieser Feststellung lenkt sie m.E. die Aufmerksamkeit genau dahin, wo sie hingehört, nämlich auf das den Kindern zugefügte Leid, das nicht gesehen wird. Stattdessen müssen ein neues Störungsetikett und medikamentöse Behandlung herhalten, die den Mangel an Aufmerksamkeit nur weiter verschleiern.

Obwohl es nur grob generalisierende Antworten auf die Frage gibt, welche Schäden Kinder durch Gewalterfahrung erleiden, und es wichtig ist, jeden Fall individuell zu sehen, muss festgestellt werden, dass Menschen, die in ihrer Kindheit und Jugend körperliche und seelische Gewalt, auch in Form von Vernachlässigung, erfahren haben, in ihrem späteren Leben überdurchschnittlich häufig psychische Auffälligkeiten zeigen.

Klinischer Masochismus

Schon bei Kindern und dann bei Jugendlichen können wir masochistische Symptome und Verhaltensweisen beobachten. Später sehen wir in der Psychotherapie mit erwachsenen, beziehungstraumatisierten Patientinnen, dass sie sich oft selbst quälen und von anderen quälen lassen, aber auch anderen Leid zufügen können.

Wie lässt es sich nun erklären, dass Menschen, die als Kinder häufig schweres Leid erfahren haben, sich als Erwachsene wieder in leidvolle Erfahrungen verstricken? Lange Zeit wurden innerhalb der Psychoanalyse die ödipale Psychodynamik des Masochismus und seine Abwehrfunktion betont. Es wurde angenommen, ödipal-sexuelle Impulse könnten nur dann erlebt werden, wenn eine Unterwerfung unter ein strenges Über-Ich stattgefunden habe und die Angst vor einer noch schlimmeren Strafe der Kastration auf diese Weise bewältigt werden könne (Mertens 1990). Vor allem Kohut (1973) hat diese triebdynamische Interpretation um Vorstellungen über die struktur- und kohäsionsfördernde Funktion des Masochismus erweitert. Seine genauere Erforschung der Selbstwertregulation ermöglichte es, auch die enge Verbindung zwischen diesen Phänomenen und narzisstischer Pathologie in den Blick zu nehmen und die Bedeutung präödipaler Traumatisierungen des Kindes zu berücksichtigen, die die Entwicklung eines stabilen und kohärenten Erlebens des eigenen Selbst beeinträchtigen. So können masochistische Aktivitäten bei Menschen, die an einer narzisstischen Störung leiden, ein Versuch sein, das eigene Selbsterleben zurückzugewinnen oder zu stärken. In diesem Zusammenhang hat Morgenthaler (1974) den Ausdruck von der »Plombenfunktion« perverser Inszenierungen geprägt, als Versuch, narzisstische Lücken im Selbst zu füllen.

Vier Formen des klinischen Masochismus

In der masochistischen Pathologie manifestieren sich nach Wurmser (1993, S. 41) vier Formen des klinischen Masochismus, die nicht scharf voneinander zu trennen sind. Sie treten oft nebeneinander, in unterschiedlicher Stärke in Erscheinung und stehen psychodynamisch in engem Zusammenhang, ein Gewebe mit verschiedenen Mustern bildend:

1. Beim äußeren Masochismus sind nahe Beziehungen von einer starken Opferhaltung und Erniedrigung gekennzeichnet. Sie drücken die unbewusste Suche nach quälenden Partnern aus.
2. Beim innerlichen oder moralischen Masochismus wird das Selbst durch ein gnadenloses Gewissen gequält. »Schmerzsucht und Gewissenszwang überdecken sich.«
3. Beim sexuellen Masochismus und in der masochistischen Perversion ist die »sexuelle Beziehung manifest an symbolische oder wirkliche Qual und Erniedrigung gebunden«.
4. Masochismus, der durch eine sadistisch-narzisstische Fassade verdeckt ist, bedeutet, die gegen andere gerichtete Grausamkeit und Egozentrizität »verbirgt das Ausagieren einer masochistischen Kernphantasie«.

Die meisten psychoanalytischen Autoren, die sich mit dem Thema des Masochismus beschäftigen, betonen die kausale Verknüpfung von klinischem Masochismus mit schwerer Beziehungstraumatisierung. Hier hat er die Funktion, die Angst vor dem Verlust der Liebe und des Liebesobjekts abzuwehren und einen Absturz in die Einsamkeit und Isolation zu verhindern (Bach 1991; → auch Wurmser 1993, S. 53). In diesem Sinn definiert Berliner (1958 [1981], S. 46 ff.) die masochistische Haltung als »eine durch libidinöse Bedürfnisse motivierte Abwehrreaktion gegen den Sadismus eines anderen Menschen«, in der »die Bitte um die Zuneigung eines hassenden Liebesobjekts« steckt. Immer da, wo Wünsche nach Liebe, Anerkennung, Gesehenwerden, nach Neugier, Kontakt, Bewegung etc. missachtet und ein Kind stattdessen Nichtgeliebtwerden, Ablehnung und Demütigung, Missbrauch und Misshandlung erfährt, müssen diese Erfahrungen verleugnet und im Erleben als Zuwendung der Eltern interpretiert werden. Gleichzeitig werden die missachtenden Erfahrungen mittels Introjektion zu einem Bestandteil des Über-Ichs und letztlich des Charakters. Denn durch die Introjektion wiederkehrender traumatischer Erlebnisse werden diese Ich-synton und damit zu etwas Selbstverständlichem. Das Kind muss sie dann nicht mehr als undurchschaubare, Angst und Verzweiflung auslösende Erfahrungen erleben.

MERKE

Nach Wurmser (1993, S. 38) werden masochistische Phänomene hauptsächlich von dem unbewussten Bedürfnis motiviert, »Leiden und Schmerz zu suchen und so seine Chancen und seinen Erfolg zu sabotieren, in der Hoffnung, durch Leiden und Schmerz Liebe und Respekt zu erreichen«. Immer scheint es so zu sein, dass der Schmerz des Leidens den größeren Schmerz des Verlusts abwehrt (Bach 1991; → auch Wurmser 1993, S. 86).

Nach Novick & Novick (1987) werden im Masochismus psychischer und physischer Schmerz, Leiden oder Erniedrigung aktiv zum Zwecke der Anpassung, aber auch der Abwehr und der oralen, analen und phallischen Triebbefriedigung gesucht (Novick & Novick 1987, S. 4).

FALLBEISPIEL Bert

»Ich muss sagen, es ist auch ein Wohlgefühl dabei, wenn ich leide, so als hätte ich es verdient, als müsste ich für irgendjemand leiden, als müsste ich das übernehmen. Wenn ich auf meinen Vater schaue, dass das verübte Leid, das der Vater anderen angetan hat, dass ich das abtragen möchte.« *(Dass Sie auch meinen, das Leid, das Ihr Vater Ihrer Halbschwester zufügte, als diese bei ihrer Geburt aus dem Haus gebracht werden musste, auch abtragen müssen.)* »Ja, dazu, dass ich der Privilegierte bin, dazu braucht es den Ausgleich im Leiden.« *(Auch gegenüber dem herabgewürdigten und geschlagenen Bruder.)* »Ja, und auch gegenüber der Mutter, von der ich mich abgewendet hatte, obwohl die Sehnsucht nach ihr immer da war.« *(Könnte es auch sein, dass die Insolvenz unbewusst durch diesen Zusammenhang motiviert war, denn in der Phase davor ging es Ihnen beruflich recht gut?)* »Ja, es gab viele Ansätze, wo es hätte gut werden können. – Ja, und es fällt mir auch ein, dass ich nie einen Versuch gestartet habe, mit meinem Talent zu arbeiten, mit dem, was ich kann und als Teil von mir in die Welt bringen kann. Das habe ich mir immer selbst klein gemacht.«

Allmacht und Kontrolle

Neben Verleugnung und Libidinisierung gebrauchen viele masochistische Patientinnen Allmacht und Kontrolle, um ihre traumatischen Erfahrungen zu bewältigen. Sie ermöglichen ihnen beispielsweise die sorgfältige Inszenierung eines masochistischen Rituals, ein Erleben, die Situation vollkommen kontrollieren zu können. Darin steckt der Versuch, die in der Kindheit passiv erduldeten quälerischen Erfahrungen nun aktiv umzukehren in ein aktives und kontrolliertes Sich-selbst-Quälen oder auch sich kontrolliert quälen zu lassen. Bei narzisstisch gestörten Patienten bewirkt eine Identifikation mit dem Aggressor, sich eins fühlen zu können mit dem als grandios erlebten Sadisten und damit eine Teilhabe an dessen fantasierter Größe und Macht.

Berliner (1947) spricht von einem *»Allmachtswahn«* und macht zwei Kräfte und ihr ambivalentes Zusammenspiel für die große Hartnäckigkeit des masochistischen Charakters verantwortlich: zum einen das Bedürfnis, von einem versagenden Objekt geliebt zu werden, somit in der fantasierten Allmacht mit magischer Fähigkeit ausgestattet, es verwandeln zu können, und gleichzeitig vom Zwang getrieben zu sein, das Objekt in irgendeiner Form zu bestrafen. Das kann dann später im Jugendalter und Erwachsenenleben bedeuten, der Partner muss provoziert und dazu gebracht werden, zu agieren, während gleichzeitig die Illusion, von ihm geliebt zu werden, aufrechterhalten werden muss. Berliner macht »dieses magische, jede Realitätsprüfung verunmöglichende Denken« dafür verantwortlich, »dass die Krankheit so unzugänglich« ist (Berliner 1947; → auch Wurmser 1993, S. 47).

MERKE

Nach Novick & Novick (1991) entsteht Allmacht in ihrer Abwehrfunktion durch ein »Versagen der Wirklichkeit«. Sie zwingt das Kind, »sich Allmachtslösungen zuzuwenden«, so wie es auch Kohut sah. Dies geschieht immer dann, wenn keine kompetente Interaktion zwischen Kind und Beziehungsperson zustande kommt, weil die Signale des Kindes nicht mit Entsprechung und Eingestimmtheit beantwortet werden und stattdessen in ihm Hilflosigkeit, Verwirrung, Unbehagen und schließlich Wut entstehen.

Dieses Erleben zwingt das Kind dazu, die Quelle seines Schmerzes zu verleugnen und ihn stattdessen jenseits der Realität magisch mit Sicherheit, Nähe und allmächtiger Kontrolle zu verknüpfen und sich in eine innere Welt zurückzuziehen. Diese magische Umdeutung ermöglicht es, wenn auch verzweifelt, sich an den Schmerz zu klammern: Der erlebte Schmerz, der die Abwehr durch Allmacht auslöst, erscheint als magisches Mittel, um alle Wünsche zu befriedigen. Gleichzeitig rechtfertigt der Schmerz aber auch die allmächtige Feindseligkeit und Rache, die in der masochistischen Fantasie enthalten ist (Novick & Novick 1991, S. 48 f.).

FALLBEISPIEL Lena

»Ich habe mir oft vorgestellt, nachdem ich in den Keller gesperrt oder ich so fürchterlich niedergemacht und gedemütigt worden war, ich nehme mir das Leben, und wie dann meine Mutter und Großeltern weinen und unglücklich sind und sich grämen, dass sie mich so schlecht und rücksichtslos behandelt haben.«

Perversion

Wenn wir uns gedanklich dem zuwenden, was Kindern, die schwer körperlich misshandelt, vernachlässigt und/oder sexuell missbraucht und für Kinderpornografie willenlos kaltgestellt werden, erleiden müssen, so kommen wir nicht umhin, uns zumindest ansatzweise mit Perversion auseinanderzusetzen und mit dem Kerntrauma der meisten Perversionen. Nach Cooper haben sie ihren Ursprung in dem »Erlebnis einer schreckerregenden Passivität gegenüber der präödipalen Mutter, die als gefährlich böse, übelwollend und allmächtig gesehen wird und sowohl Gefühle der Ehrfurcht wie der Unheimlichkeit weckt« (Cooper 1991, S. 33; → auch Wurmser 1993, S. 40). Dieses Kerntrauma müssen wir m. E. genauso bezogen auf einen präödipalen und ödipalen Vater in Betracht ziehen, wenn es um das Erleben einer schreckerregenden Passivität ihm gegenüber geht. Gleiches muss außerdem, vor dem Hintergrund unseres Wissens, dass schon Säuglinge und Kleinkinder sexuell missbraucht und an Pädophile vermietet werden, ebenso auf diese Gruppe selbst zutreffen, die auf diese perverse Weise eigene schwere Traumata in einen sadistischen Triumph zu verwandeln sucht.

Die Entwicklung einer Perversion können wir als einen misslungenen Heilungsversuch verstehen, dem eine Verwundung des Körpers durch Dehumanisierung zugrunde liegt. In der Folge kommt es zu einer Konstruktion von drei »Kernphantasien«, die »die Unerträglichkeit der hilflosen Passivität« auflösen sollen. Diese drei Fantasien zielen auf die Verdinglichung des Objekts, die Verdinglichung des Selbst und Versuche, masochistische Lust zu gewinnen, und lassen sich in folgende Worte fassen (Cooper 1988, 1991; → auch Wurmser 1993, S. 50 f.):

1. »Ich muss keine Angst haben, denn meine Mutter [mein Vater, mein Missbraucher; Anm. d. A.] existiert nicht wirklich, denn sie [er] ist tot oder mechanisch, und ich bin in völliger Kontrolle.« – »Sie [er] existiert nicht.«
2. »Ich muss keine Angst haben, denn ich bin davor geschützt, von meiner übelgesinnten Mutter [meinem übelgesinnten Vater, Missbraucher; Anm. d. A.] beherrscht zu werden, da ich selber nicht menschlich bin, also unfähig, Schmerz zu spüren – oder einfach weniger als menschlich, da ich nur unter der Einwirkung anderer stehe und nicht selbst handele.« – »Ich existiere nicht.«
3. »Ich triumphiere und bin in vollständiger Kontrolle, denn gleichgültig, mit welcher Grausamkeit meine zerschmetternde, kastrierende, riesengroße Mutter [Vater, Missbraucher; Anm. d. A.], dieses ungeheure Unwesen, sich auf mich stürzt, vermag ich Genuss daraus zu ziehen, und auf diese Weise führt sie [er] aus, was ich möchte.« – »Ich zwinge sie [ihn], nun als nicht-menschliches Es mir Lust zu geben.«

Folgendes Fallbeispiel soll ansatzweise besondere Aspekte der Perversion beleuchten (Steiner 2013, S. 168 ff.).

FALLBEISPIEL Bernhard

Der Vater seiner Mutter, Offizier im Zweiten Weltkrieg, habe immer eine Reitpeitsche neben sich liegen gehabt. Seine Mutter sei sehr distanziert gewesen, habe aber auch mit ihrer Zunge an seinem Mund gespielt, in seinem After oft Würmer gesucht oder in seinen Ohren »rumgepuhlt«. Einerseits ungeheuer empathisch und sogar verführerisch, sei sie aber auch sehr grob gewesen, auch öfter ausgerastet und habe ihn und seine Geschwister viel geschlagen. So gnadenlos, wie sie in ihrer Verurteilung immer habe sein können, sei er es auch gegenüber seiner Person. Dagegen sei sein Vater eher schwierig und mehr intrigant. Er schrecke »nicht vor der Verbiegung der Wahrheit zurück«. Da seine Mutter richtig sadistisch habe sein können, habe sie ihm und den Schwestern z. B. Geld dafür gegeben, eine rohe Zwiebel zu essen. Die jüngere Schwester habe sie oft einfach schreien lassen, es damit begründend, dass das zur Erziehung dazugehöre. Sie könne bis heute ihre aggressiven Gefühle nicht kontrollieren und habe Beschämung immer wieder eingesetzt. So habe sie ihn einerseits für Onanie bestraft und müsse, wie der Vater ihm erzählte, schon im Säuglingsalter an seinem Penis manipuliert haben. Schon früh habe er unter Schlafstörungen gelitten und sei morgens dann völlig erledigt zum Frühstück gekommen. Seine genervte Mutter habe ihm oft einfach nur Valium gegeben. Eine Nachfrage, was ihn so fertigmache und warum er so zermürbt sei, sei nie gekommen. Sie sei so unberechenbar für ihn gewesen, verführerisch vernachlässigend zugleich. Das Verführerische habe ihn auch fasziniert und er sei über viele Jahre ihr Liebling gewesen, neben dem von ihr verachteten Vater. Im Stellungskrieg zwischen Mutter und Vater habe sie ihn für sich eingespannt. Schockierend sei gewesen, später vom Vater vom Verhältnis seiner Mutter mit einem Kirchenmann zu erfahren. Er glaube, dass dieser auch seine jüngste Schwester, die bei einem Familienausflug alleine mit diesem Mann habe zurückbleiben müssen, sexuell missbraucht habe. Von der Mutter vernachlässigt und besonders viel verprügelt, sei sie heroinabhängig geworden und später an einer Überdosis gestorben. Die Vermutung des sexuellen Missbrauchs belaste ihn bis heute. Aussagen und Niederschriften seiner verstorbenen Schwester seien eigentlich Belege dafür. Ernst lebte lange Zeit hochgefährlich, brachte sich mit Autorasen und gefährlichem Sex in lebensbedrohliche Situationen, riskierte, sich mit HIV zu infizieren, und kämpfte mit der Fantasie, gegen einen Baum zu fahren. So wollte er der verstorbenen Schwester nahe sein. Eine lange Analyse habe ihm dazu verholfen, dass diese Exzesse aufgehört hätten. Jedoch spüre er noch so viel Destruktives und Entwertendes in sich.

Dieses Fallbeispiel, das in seiner Verdichtung verschiedene Dimensionen des klinischen Masochismus enthält und von perversen Erwachsenen handelt, die dem Patienten und seinen Geschwistern viel Leid zugefügt haben, wirft zusätzlich auch ein Licht auf die Bedeutung der Sexualisierung als Abwehr, die uns jetzt beschäftigen wird.

Sexualisierung

Traumatisierung in früher Kindheit bewirkt nicht nur masochistisches Verhalten, Agieren, Allmachtfantasien und masochistische Fantasien, sondern auch eine frühe Sexualisierung des Verhaltens. Mit ihrer Hilfe versucht ein Kind, die stets vorhandene, traumabedingte Affektüberflutung und damit die unerträgliche Übererregung in sexualisierter Form zu entladen, z. B. in der Masturbation oder anderen sexuellen Ausdrucksformen. Da sich Masturbation besonders zur Selbstberuhigung eignet, kann sie dazu dienen, Trostlosigkeit, Verlassenheit oder affektive Anspannung und nicht-sexuelle Erregungszustände auszubalancieren.

MERKE

Wir können Sexualisierung als eine Abwehr gegen chronische Traumatisierung verstehen und als Versuch, peinigenden Schmerz, fürchterliche Angst und unerträgliche Gewalt in Lust zu verwandeln, um damit das Überwältigende des Traumas zu bekämpfen.

Insbesondere deprivierte, vereinsamte, abgelehnte oder misshandelte Kinder, die in sich eine ungestillte und bodenlose Sehnsucht nach Nähe und Liebe tragen, suchen deshalb auch wie magisch angezogen gleich- und gegengeschlechtliche sexuelle Kontakte. Hierin liegt eine besondere Gefahr, da diese schon schwer traumatisierten Kinder potenzielle Täter anziehen und so verstärkt Opfer vor allem von sexueller Gewalt, aber auch von anderen Formen der Quälerei werden können (Wurmser 1999, S. 210 f.).

Sexualisierung kann auch durch die mütterliche Konzentration auf die Körperoberfläche des Kindes, sein Aussehen und seine Empfindungen, verbunden mit ihren eigenen hypochondrischen Ängsten und sexuellen Gefühlen, stattfinden. Was beide innerlich wirklich fühlen, findet dabei jedoch keine Berücksichtigung. Die verführerische, intensive Körperstimulierung hilft der Mutter oder dem Vater oder anderen verführerischen Bezugspersonen, sich belebt zu fühlen und so unbewusst ihren Gefühlen von Lethargie, Depression und Leblosigkeit entgegenzusteuern (Coen 1988; → auch Wurmser 1999, S. 52). In der Folge wird das Kind und später der Erwachsene mit seiner Wut über das Gefühl, von der Mutter, bzw. vom Vater, für deren eigene Bedürfnisse ausgebeutet worden zu sein, versuchen, ein allmächtiger, unwiderstehlicher Verführer zu sein.

Coen (1988) fasst sein Modell, wie sich Sexualisierung als Hauptabwehr entwickelt, in drei Punkten zusammen:

1. Sinnliche Empfindungen waren von früh an intensiv und gingen weit über das Übliche hinaus.
2. Als Hauptabwehr herrschte Sexualisierung in der Mutter-Vater-Kind-Beziehung vor.
3. Diese Abwehr diente dazu, große Mengen feindseliger Aggression zu bewältigen.

Auch Stoller (1979) beschreibt Sexualisierung als Abwehr gegen Traumatisierung von außen und gegen angstauslösende Aggression von innen. Für ihn ist Perversion ganz allgemein »die erotische Form des Hasses«, bei der sich die erlittene Traumatisierung und die daraus entstandene Feindseligkeit und das Rachebedürfnis in den perversen Handlungen versteckt, die das Kindheitstrauma in einen Triumph verwandeln sollen. Der in der perversen Handlung enthaltende Akt der Demütigung ist die Rache dafür, dass man selbst gedemütigt wurde (Stoller 1979, S. 133). Die klinische Manifestation beispielsweise einer exhibitionistischen Perversion kann aus selbstpsychologischer Sicht auch als Zusammenbruch der bisherigen psychologischen Konfigurationen verstanden werden. Diesem liegt zugrunde, dass die gesunde Selbstbehauptung gegenüber dem spiegelnden und die Bewunderung für das idealisierte Selbstobjekt andauernd, traumatisch und nicht phasengerecht und angemessen durch die nahen Beziehungspersonen (Selbstobjekte) beantwortet wurden. So betrachtet wird Perversion »als Überbleibsel eines Aspekts der ursprünglichen Selbstobjekt-Konstellation« verstanden und damit »als das sexualisierte Abbild«, das »noch immer Fragmente des Größen-Selbst (Exhibitionismus in Bezug auf Teile des eigenen Körpers) und des idealisierten Objekts (voyeuristisches Interesse an den Körperteilen anderer) enthält« (Kohut 1979, S. 151; → auch Kap. 2.5).

Diese Psychodynamik möchte ich ebenfalls anhand eines Fallbeispiels vertiefen. Dabei geht es um die Reinszenierung einer traumatischen Szene, die durch Exhibitionismus und Voyeurismus abgewehrt wird.

FALLBEISPIEL Georg

Bei dem zu Behandlungsbeginn 55-jährigen Patienten verdeckte eine sadistisch-narzisstische Fassade das Ausagieren einer masochistischen Kernfantasie. Sie bestand darin, sein Kindheitstrauma in einen Triumph des Erwachsenen zu verwandeln.

Georg, der zu Beginn der analytisch modifizierten Behandlung ausgeprägt voyeuristische und exhibitionistische Neigungen zeigte und agierte, lief dadurch Gefahr, festgenommen und mit Gefängnis bestraft zu werden, zumal er bereits vorbestraft war. Georg war unehelich geboren und sein Großvater kommentierte damals: »Der Bastard kommt mir nicht ins Haus.« Wie Georg sagte, wuchs er zunächst in einem harten, streng katholischen Haus bei den Großeltern auf. Über die ganze Schulzeit verbrachte er die Nachmittage in einem ebenfalls streng katholischen Kinderhort, von Nonnen geleitet. Dort wurde er ebenfalls geschlagen. Ein strenger Onkel, der mit an der Erziehung beteiligt war, drillte ihn auf Leistung und hatte Freude daran, seinen Dackel und Georg zu schlagen. Er hatte als Kind und Pubertierender kein eigenes Bett und schlief bis zum 15. Lebensjahr, als die Mutter zum zweiten Mal einen Alkoholiker heiratete, mit im Elternschlafzimmer. Dort habe er »so manches mitgekriegt«. Bis weit in sein 20. Lebensjahr hinein habe er das dringende Bedürfnis gehabt, mit seiner Mutter sexuell zu verkehren. Von früh auf durch Teilhabe an der Urszene sexuell stimuliert, zementierte sich sein späterer Exhibitionismus durch eine weitere traumatische Szene, die er im Wiederholungszwang fortlaufend rein-

szenieren musste: Mit vier oder fünf Jahren habe er einmal seiner Mutter stolz-verschämt sein »Pipi« gezeigt, worauf die Mutter verbietend reagiert habe, dass man so etwas nicht tue. Kurze Zeit später sei er an den Mandeln operiert worden, was er als Kind so erlebt habe, als werde ihm zur Bestrafung sein »Pipi« abgeschnitten.
In einer Imagination, sich einen *hilfreichen Begleiter* vorzustellen, gelang es Georg, einen Affen zu imaginieren, aber dessen Arme wuchsen aus einem Gitterbettchen, seine schon als Kind erlebte Verdinglichung und Fixierung an auferlegte Fesseln symbolisierend. Meine Intervention, dass so etwas vorkommen könne, jedoch könne er versuchen, die Szene in seiner Vorstellung so zu gestalten, dass der Affe nicht in dem Gitterbett festsitzen müsse, ermöglichte keine Wandlung. Diese geschah erst nach der Sitzung, denn er erzählte mir in der nächsten, dass er gleich nach unserer Stunde in die Spielwarenabteilung eines Kaufhauses gegangen sei und sich dort einen größeren Affen gekauft habe. »Der sitzt jetzt auf meinem Bett.«

Das Fallbeispiel blendet fokussierend ein, wie sich die Entwicklung seiner Exhibition als Erwachsener vor allem aus dem Begehren, sich der Mutter zu zeigen, und der angeheizten ödipalen Verführung in seiner Familie und der anschießenden Mandeloperation heraus entwickelt hat: Heute reinszeniert er im traumatischen Prozess (→ Kap. 2.1) zwanghaft sein Bedürfnis, sich zu zeigen. Einerseits um sich zu vergewissern, dass er seinen Penis noch hat, und andererseits, um gegen die verbietende und gleichzeitig verführerische Mutter zu rebellieren, sie zu erschrecken und daraus seine Befriedigung zu ziehen. Heute sollen Frauen in der Umkehr der Verhältnisse, so wie er als Kind, verführt und erregt und Beobachter einer sexuellen Szene werden. Mit seiner Exhibition versucht er heute eine passiv erlebte, beschämende und zugleich hochstimulierende traumatische Situation (wiederkehrendes hautnahes Miterleben des sexuellen Verkehrs seiner Mutter mit Männern sowie die Mandeloperation) in ein aktives Geschehen zu verwandeln und zu kontrollieren. Doch birgt der Triumph der Exhibition das stete Risiko, entdeckt und real massiv dafür bestraft zu werden.

Pädophilie

Heute wissen wir, dass ein hoher Prozentsatz von Missbrauchstätern als Kind und Jugendlicher selbst missbraucht worden ist, wodurch ihre kindliche Erotik vorzeitig sexualisiert wurde. Damit wächst aber die Gefahr, »dass Sinnlichkeit im Erwachsenalter plötzlich in Destruktivität umschlägt, weil dieser Mensch nie gelernt hat, mit den Erregungen, Versagungen umzugehen, die Liebe und Sexualität immer begleiten« (Sigusch 2011, S. 457). Aufgrund der beeinträchtigten persönlichen Entwicklung haben diese Menschen meist tiefgreifende Selbstwertprobleme und weichen deshalb zur Befriedigung ihrer Sexualität auf Schwächere aus, verwandeln passiv Erlebtes aus ihrer Kindheit unbewusst in aktives Tun. Sie sind identifiziert mit dem Aggressor ihrer Kindheit und Jugend, der sich in ihrem Inneren festgesetzt hat. Das Verhalten pädophiler Männer reicht bis hin zur Fetischisierung des kindlichen Körpers ohne weitere Ansprüche an das Kind bis hin zur Vergewaltigung eines wehrlosen Kindes. Das Begehren, für das ein pädophiler Mensch nichts kann, hat die Funktion, einen unbewussten Konflikt einzudämmen oder abzuwehren, der den Zusammenhalt seiner Person bedroht und ihn in eine schwere Depression führen könnte. Fixierte sexuelle Vorlieben oder entfaltete Perversionen halten die Person zusammen. Bezogen auf das Kind klafft zwischen der kindlichen Sexualität und der des pädophilen Erwachsenen »ein unüberwindbarer Abgrund, der nur durch mehr oder weniger erkennbare Gewaltanwendung und Machtausübung überwunden werden kann« (Sigusch 2011, S. 457). Pädosexuelle nutzen die kindliche Erotik für sich aus, die eine Bedingung der Menschwerdung ist. Denn sie tariert als wesentliche Quelle der Individuation Nähe und Distanz aus und all die Gefühle, ohne die Liebe nicht möglich ist. Täter sind in der Regel nicht bereit, Verantwortung für ihr Handeln zu übernehmen. Sie verleugnen, rechtfertigen, bagatellisieren und verzerren die Realität. Oft stellen sie den sexuellen Missbrauch so dar, als habe das Kind diesen gewollt und den Täter verführt oder als habe der Missbrauch für das Kind keine schädliche Wirkung.

Sadomasochistische Paarbeziehungen

Im Kontext der Folgen von Beziehungstraumatisierung möchte ich auch die verschiedenen Varianten sadomasochistischer Paarbeziehungen ansprechen, die wir bei Patientinnen immer wieder beobachten können. Die Erotisierung der Beziehung dient dazu, die Zerstörungskraft des Paares zu zähmen, während ihr beiderseitiger Hass sie gleichzeitig auseinandertreibt. Jedoch zwingt ihre Angst vor Getrenntsein und Einsamkeit sie wieder zusammen (Coen 1988, S. 45).

Die sexuelle Beziehung ist manifest an symbolische oder wirkliche Qual und Erniedrigung gebunden. Die »Verführung des Kastrators« oder »Aggressors« (Loewenstein 1957; → auch Wurmser 1993, S. 53) zielt in diesem Arrangement darauf, ein hassendes, demütigendes, missbrauchendes Objekt in ein liebendes zu verwandeln. In der masochistischen Perversion nimmt der Andere, dem unbewusst die Rolle eines quälenden, erniedrigenden, drohenden und strafenden Elternteils übertragen wurde, in einem von der Patientin kontrollierten Sinn und in kontrollierter Form an dem sadomasochistischen Arrangement teil. So sind masochistische Perversionen einerseits, wie Loewenstein ausführt, als modifizierte Wiederholungen von Kindheitssituationen und -szenen zu verstehen, in denen sexuelle Fantasien, erotische Spiele oder indirekte Annäherungsversuche an verbotene Objekte eine Rolle spielten, die auf Missbilligung oder Ablehnung stießen und mit wirklichem oder eingebildetem Auslachen, Drohen oder Bestrafen (Loewenstein 1957; → auch Wurmser 1993, S. 45) verbunden waren.

Darüber hinaus müssen wir m. E. masochistische Perversionen auch als modifizierte Wiederholungen von Kindheitssituationen und -szenen verstehen, in denen es, neben sexuellen Fantasien und erotischen Spielen der Kindheit, zu sexuellen Übergriffen, Missbrauch und Inzest gekommen ist, an denen das Kind sich, wie immer, schuldig fühlte, ihm außerdem Schuld zugeschrieben und ihm meist mit Bestrafung gedroht oder es für seine Komplizenschaft belohnt wurde.

MERKE
In der sexuellen sadomasochistischen Szene versucht der Masochist den Partner kontrolliert zu einer Szene von Schmerz, Kastration und damit zur Bestrafung für sexuelle Wünsche und vermeintliche Schuld zu verleiten. Gleichzeitig versucht er unbewusst, den ehemals verbietenden oder missbrauchenden, demütigenden oder schlagenden Elternteil dazu zu zwingen, Schmerz und Leid ungeschehen zu machen und Bestrafung und Gewalt in Liebe zu verwandeln.

Loewenstein (1957) fügt folgenden Aspekt hinzu: dass der Masochist versuche, in der masochistischen Inszenierung, der etwas Spielerisches und Vortäuschendes anhaftet und die mit einer Verführung des Angreifers einhergeht, die Intensität des zugrunde liegenden kindlichen Leidens und der Angst zu bagatellisieren und auf diese Weise die Gefahr, die Liebe des Objekts zu verlieren, zu beseitigen. Ein Verhalten, das seines Erachtens schon bei traumatisierten Kindern beobachtet werden kann. Denn es enthält bereits »die Elemente künftigen [...] wirklich masochistischen Verhaltens, das Aufsuchen von Situationen, die Gefahr, Angst und Unlust hervorrufen, und ihre Milderung durch eine liebevolle, erotische Komplizität der drohenden Person« (Loewenstein 1957; → auch Wurmser 1993, S. 45).

In der manifesten masochistischen Perversion ist die masochistische Kernfantasie teilweise bewusst, geht der Masochist davon aus, nur durch Leiden Nähe, Liebe und Sinnlichkeit bewahren zu können. Dabei bleibt aber gänzlich unbewusst, dass die Wirklichkeit durch eine Reihe an Verleugnungen und Umdrehungen magisch umgewandelt wird, nämlich mit der Vorstellung, durch Unterwerfung Leiden in Lust verwandeln zu können, ebenso wie Angst in sexuelle Erregung, Hass in Liebe, Trennung in Verschmelzung, Hilflosigkeit in Macht und Rache, Schuld in Verzeihung, Scham in Triumph, vor allem aber Passivität in Aktivität.

Schmerz und Trauma

Ganz besonders im Hinblick auf frühe und schwere Traumatisierung müssen wir von der besonderen Schwere des psychischen Schmerzes ausgehen, wie Arthur Valenstein (1973), Peter Blos Jr. (1991) und William Grossman (1991) hervorheben (Wurmser 1993, S. 54). Seine besondere Schwere lässt sich laut Valenstein am ehesten aus »Zustände[n] primitiver Affekte während Perioden verstärkter Regression« eruieren. In ihnen scheinen die traumatischen Geschehnisse und Umstände der präverbalen Periode, aufgehoben im impliziten Gedächtnis, therapeutisch in Erscheinung zu treten. Wenn Menschen, »wie es üblicherweise der Fall ist, stark an ein frühes Trauma fixiert sind, das mit Schmerz verbunden ist, dann regredieren sie sehr leicht auf primitive Affektzustände, die für ein solches Trauma charakteristisch sind«. »Im späteren Leben und in starker Übertragung« erleben sie dann das wieder, »was sie nicht kognitiv erinnern können, nämlich die Aura früher Erfahrung [...], die das frühe Selbst und das Selbstobjekt vertreten«. Der psychische Schmerz tritt dann quasi an die Stelle des primären

Objektes. Deshalb kann er nicht einfach aufgegeben werden, da das ein »Im-Stich-Lassen eines Teiles des Selbst und/oder des Selbstobjekts bedeuten würde« (Valenstein 1973; → auch Wurmser 1993, S. 54).

Diese schmerzvolle Dynamik, die im Erleben als Garant der Liebe des Objekts fungieren muss, deckt sich mit Wurmsers Begriff der *masochistischen Gleichung* (Wurmser 1993). Sie besagt, dass ein beziehungstraumatisiertes Kind und der spätere Erwachsene Liebe mit erfahrener Gewalt und mit unerträglichen Gefühlen gleichsetzen und die Fantasie hegen, nur da, wo Gewalt und Schmerz erfahren werden, muss auch die Verheißung und das Versprechen auf Liebe des peinigenden Anderen gegenwärtig sein. Die damit einhergehende zentrale Allmachtsfantasie, Schmerz in Liebe verwandeln zu können, soll Hilflosigkeit und Ohnmacht der traumatischen Erfahrungen ungeschehen machen und schmerzliche Affekte abwehren.

Diese Psychodynamik verlangt in der Behandlung, auch zu erkennen, auf welche Weise die Patientin sich genötigt sieht, eine sadomasochistische Beziehungsgestaltung mit uns als Psychotherapeutinnen herstellen zu müssen, und sich zu vergegenwärtigen, dass sie dies aus den eben genannten Abwehrzwecken tun muss. Dies sollten wir m. E. auch bezogen auf die realen Beziehungen der Patientin beobachten und in angemessener Form ansprechen. Das heißt, ihr verdeutlichen, dass die Einnahme einer sadomasochistischen Position eine alte traumatisierende Beziehungssituation wiederzubeleben sucht, einhergehend mit der Hoffnung des Kindes von damals auf Umkehrbarkeit von Ohnmacht und Hilflosigkeit in Kontrolle und darauf, das feindselige oder abwesende Objekt in ein liebendes, haltendes und fürsorgliches zu verwandeln.

In all dem steckt der so überaus schmerzhafte Affekt der Verlustangst des Objekts, gleichzeitig »begleitet von beängstigender Wut«. Angst und Wut werden »durch die sadomasochistische Position abgewehrt« und erscheinen »dann, zusammen mit der damit verbundenen Schuld, in den Symptomen wieder« (Blos 1991; → auch Wurmser 1993, S. 55).

Grossman (1991) betrachtet, wie bereits angeführt, Schmerz und schmerzvolle Affekte unter dem Aspekt, dass sie die »Quellen« der Aggression sind. Vor diesem Hintergrund können wir Sadomasochismus »als Probleme der Entwicklung und Kontrolle der Aggression in Bezug auf psychosexuelle Bindungen und der Entwicklung psychischer Strukturen« verstehen und »als Neigung von früher Kindheit an, auf traumatische Behandlung mit zerstörerischem und selbstzerstörerischem Verhalten zu reagieren«. Sadomasochistische Fantasien haben dann in der Kindheit wie in traumatischen Situationen des späteren Lebens die Funktion, Lust-Unlust-Fantasien zu managen und Aggressionen abzuleiten (Grossman 1991; → auch Wurmser 1993, S. 59 f.).

Schwere Schuld- und Schamkonflikte

Das Ausmaß der Traumatisierung in der Kindheit bedingt, um mit Wurmser (1987, S. 5) zu sprechen, ein umso archaischeres und grausameres Über-Ich und umso stärkere masochistische und narzisstische Neigungen. Sie gehen einher mit überwältigenden

Affekten, besonders mit abgrundtiefer Scham und Schuld, die Gefühle der Verzweiflung und Panik hervorrufen und solche der absoluten Hilflosigkeit und Wertlosigkeit. Diese wiederum erzeugen massive Konflikte, was den eigenen Wert, die eigene Identität und Lebensberechtigung angeht, aber auch Loyalitäten und die damit verbundene Problematik des Verrats oder der Abhängigkeitsscham und Trennungsschuld, um nur einige zu nennen.

Schuldgefühle

Schuldgefühle spielen bei Beziehungstraumatisierung eine große Rolle, da u. a. die Kritik der verinnerlichten strafenden Eltern-Imago direkt in selbstschädigende, masochistische Handlungen umgesetzt wird.

FALLBEISPIEL Bert

»Heute mit meiner Frau, wenn es zwischen uns so aussichtslos ist, denke ich nur, dass Totsein der Ausweg ist, sonst mache ich mich nur schuldig. Es ist erschreckend für einen selbst. Ich denke dann, ich kann die ganze Situation nicht zufriedenstellend lösen. Es ist immer nur schmerzvoll und man macht sich nur schuldig, wenn man handelt. Ich habe gemerkt, das Aussichtslose ist so in mir. Sich selbst aufgeben ist ja ein Stück vom Tod, sich kleinhalten und eigene Bedürfnisse aufgeben. Im Grunde war es damals im Kinderheim nicht anders als zu Hause.«

DEFINITION

Traumatische Schuldgefühle werden durch traumatische Einwirkungen von außen erzeugt und beruhen auf Implantation, Intropression und Introjektion von Gewalt. Das Strafbedürfnis als solches wird vom Kind und späteren Erwachsenen jedoch nicht erkannt, da keine selbstreflexive Wahrnehmung einsetzt, sondern Verdrängung (Krause 1983), es sei denn, der Erwachsene ist in der Lage, später in einer Psychotherapie eine Haltung der Selbstreflexion einzunehmen.

Zur Bewältigung massiver Schuldgefühle werden unzählige masochistische Mechanismen eingesetzt, die ubiquitär sind, aber im traumatischen Prozess viel massiver und quälender in Erscheinung treten, u. a. Versuche der Wiedergutmachung in Form von Sühne, das Annehmen einer Gefügigkeits- und Unterwerfungshaltung, Lenkung von Aggression und Sadismus gegen das eigene Selbst, Selbstverletzung bis hin zum Suizid. Neben der Introjektion von körperlicher und seelischer Gewalt können Schuldgefühle zusätzlich durch übertriebene elterliche Maßregeln durch deren eigene sexuelle oder sadistische Triebregungen erzeugt werden sowie beim Kind die Annahme, kein Recht auf ein eigenes Leben zu haben. In diesem Fall werden Trennungsimpulse als Schädigung oder Zerstörung der Mutter erlebt (Hirsch 1997; Modell 1984; Wurmser 1987).

Trennungsschuldgefühle entstehen immer da, wo das Autonomiestreben des Kindes massiv behindert und seine Identitätsentfaltung eingeschränkt werden. Das hat zur Folge, dass es große Anteile des Selbst und der eigenen Individualität verleugnen muss.

Seine Impulse und Wünsche, sich durchzusetzen, gar Rache zu üben, erlebt das Kind dann als schuldhaft und muss sich dafür schämen und verurteilen, ebenso dafür, sich loslösen und das eigene Selbst behaupten zu wollen. Versuche der Selbstbehauptung führen in diesem Zusammenhang dann meist zu radikaler Selbstverurteilung, gepaart mit Scham, nicht zu sich selbst stehen zu können, gar sein Selbst zu verraten. Das Kind gerät, genauso wie der spätere Erwachsene, in ein tragisches Scham-Schuld-Dilemma. Das bedeutet, egal, wie sich das Kind dann auch immer verhalten mag, um diesen Zirkel zu durchbrechen, es kommt nicht aus diesem extremen Konflikt heraus (Wurmser 1987, S. 298). In der traumatisch bedingten Scham verachtet sich das Kind dafür, so abhängig von der Zuwendung und vermeintlichen Liebe der Eltern oder eines Elternteils zu sein, sich ganz zu opfern und zu verdinglichen, und leidet gleichzeitig unter Schuldgefühlen, weil es seine Befreiungs- und Selbstbehauptungswünsche als Verrat betrachtet.

Ein kurzes Fallbeispiel soll diesen Zusammenhang verdeutlichen.

FALLBEISPIEL Roland

»Wenn ich in den Spiegel schaue, verachte ich mich und sage zu mir: ›Du Arschloch!‹ Eigentlich kann ich mich nur durch die Brille der anderen sehen, das macht mich so abhängig, und im eigenen Spiegel sehe ich mich nur negativ. Ich weiß gar nicht, was mein Selbst ist, habe nur eine diffuse Vorstellung davon. Ich habe als Kind schon mein Selbst gespürt, aber es war eine Bedrohung für meinen Vater. Nur über seine Reflexion habe ich mich verhalten und alles, was ihm nicht passte, habe ich unterdrückt. Dieses unterdrückte Eigene, dieses Selbst, ist dann das Arschloch, weil es nicht sein darf, weil es sonst die Liebe des Vaters, die Sicherheit, die er mir gibt, gefährdet. Ich soll immer so sein, wie die anderen mich haben wollen, nur das ist richtig, nur ihr Wertesystem gilt und ich mache es falsch. Ich bewerte mich immer wieder nur durch die Augen der anderen, auch durch die meiner Frau.«

Das Basisschuldgefühl bezieht sich auf das bloße Sein, eigentlich nicht auf der Welt sein zu sollen. Ihm liegt ein basales Nicht-gewollt-Sein vonseiten der Eltern zugrunde, das sich verbindet mit dem Gefühl der Urscham, nicht der Liebe Wert zu sein (Hirsch 1997; Wurmser 1993). Hinzu kommt noch das Verantwortlich-gemacht-Werden für das Leid der Eltern und ihre Beziehungsschicksale. Unbewusste Schuldgefühle entstehen auch aus dem Wunsch nach Vitalität, also aus dem Bestreben, stark sein, wachsen und expandieren und damit verbunden auch haben und wegnehmen zu wollen. Dies entstammt am ehesten aus präödipaler und ödipaler Rivalität. Da aber, wo diese Bestrebungen unterdrückt werden, Parentifizierung des Kindes im Vordergrund steht und seine Ausbeutung für eigene egoistische psychische und sexuelle Interessen, steigern sich die Schuldgefühle stark, ebenso bei chronischer Krankheit der Eltern oder Geschwister.

Das *Überlebenden-Schuldgefühl* wurde von Niederland (1980) für Überlebende des Holocaust beschrieben, basierend auf der Überzeugung, unverdient im Vergleich zu so vielen verlorenen Angehörigen überlebt zu haben, sowie auf tragischen Identifikationsvorgängen, bei denen extreme Gewalt und Schuld der Täter internalisiert wurden. Über das Kindesalter hinaus sind Menschen imstande, anderen Menschen durch extreme Traumatisierung lebenslang schwere Schuldgefühle aufzudrücken. Generell entwickeln bei der transgenerationalen Weitergabe von Schuld und Schuldgefühlen auch die Kinder der Opfer Schuldgefühle den Eltern gegenüber. Nämlich Schuldgefühle wegen ihrer Vitalität angesichts der Todeserfahrung, die ihre Eltern in sich tragen.

Auch Kinder der NS-Täter entwickeln Schuldgefühle, da sich die uneingestandene Schuld der Eltern im Selbst des Kindes als toxisches Introjekt festsetzt, von dem dann wiederum Schuldgefühle ausgehen. Die reale Schuld des Täters, die dieser nicht anerkennt, wird zum Schuldgefühl des Opfers, das unschuldig ist, schreibt Ferenczi (1933 [1984]). Das Überlebenden-Schuldgefühl ist letztlich die Folge der Delegation eines Ich-Anteils der Täter, die die eigene reale Schuld an das Opfer weitergeben, wie es ebenfalls bei Misshandlung, Missbrauch und Folter der Fall ist.

Traumatische Scham

Beziehungstraumatisierung, die mit tiefen Gefühlen von Hilflosigkeit, Ohnmacht und Wertlosigkeit bis hin zu Verzweiflung und Panik verbunden ist, ruft immer Scham hervor: Scham wegen der Missachtung der Grenzen und darüber, so schwach, wehrlos und ausgeliefert zu sein, gar entmenschlichend behandelt zu werden, als sei man ein Nichts, ein Ding, ohne Wert. Traumatische Scham beinhaltet auf tiefster Ebene, als *Urscham* von Léon Wurmser (1990, S. 158 ff.) bezeichnet, das Gefühl eines namenlosen Schmerzes, ungeliebt, liebesunwert und verworfen zu sein. Aus diesem Gefühl, so Wurmser, entstehen der klinische Narzissmus als Produkt verheerender primärer Affekte und Scham als eine dieser Urgewalten. Im Zustand der Urscham können frühe Schamaffekte »nicht repariert« und integriert werden. Sie bestehen als dissoziierte Affektzustände fort. Fonagy et al. (2002) sprechen hier von *nicht-mentalisierter Scham*, die als Zerstörung des Selbst erlebt und als das Resultat von Brutalisierungserfahrungen in Bindungsbeziehungen verstanden wird. Ihres Erachtens wird sie »in Verbindung mit einer durch frühkindliche Vernachlässigung und einer daraus resultierenden Schwäche der Mentalisierungsfähigkeit geprägten Vorgeschichte [...] zu einem mächtigen Auslöser von Gewalt, und zwar aufgrund der Demütigung, die umso intensiver empfunden wird, wenn das Trauma durch Mentalisierung nicht gelindert werden kann« (Fonagy et al. 2002, S. 20).

Die wortlose und bildlose Verzweiflung eines Säuglings und Kleinkindes muss gleichbedeutend sein mit der Zerstörung des Selbst, der Identität an sich. Aus der Urscham entwickelt sich, so Wurmser, beim Kind die Annahme eines Grundfehlers: Ich bin nicht geliebt worden, weil ich im Kern nicht geliebt werden kann – und ich werde nie geliebt werden. Traumatische Urscham entsteht aus einen »Nicht-gesehen-Werden«, aus einem Mangel an Respekt für die Identität und Individualität des Kindes, der Missachtung seiner Bedürfnisse und seiner Ausdruckssignale, der Missachtung seines eigenen Rhythmus, seiner Gefühle. All das verursacht eine tiefe, massive Verwundung des Selbst. Später kommt die Missachtung der eigenen Willensäußerungen hinzu. Gestörter Austausch in den ersten Lebensmonaten führt zu einem tief beeinträchtigten Selbstbild und Selbstgefühl. Als Reaktion auf den Mangel an Liebe baut das Kind sich dann zunehmend ein Selbstgefühl auf, defekt zu sein. Der sich selbst zugeschriebene persönliche Defekt soll die elterliche Feindseligkeit und Kälte, ihre Fehler und Versäumnisse erklären. Diese Annahme hilft, mit der unerträglichen Trennungsangst und dem Grauen des Verlassenwerdens und des Todes fertig zu werden. Auf diese Weise wird die unerträgliche Angst in die akzeptablere, wenn auch unbequeme Scham eingetauscht (Wurmser 1990, S. 152 ff.).

MERKE
Die Überzeugung des eigenen Liebesunwertes, diese schmerzliche Wunde, kann dazu führen, ein »falschen Selbst« (Winnicott 1965 [1974]) zu entwickeln: sich aus dem Wunsch nach bruchloser Übereinstimmung so zu verhalten, wie es den Vorstellungen der Eltern entspricht, und seien diese noch so missbrauchend, demütigend und brutal.

Traumatische Urscham geht mit der Grundstörung nach Balint (1968 [1973]) einher, aus der Psychosomatosen entstehen können, begleitet von dem »Basiskonflikt um Sein versus Nichtsein« und mit heftigen archaischen Gefühlen von »Ur-Wut« und »Ur-Schmerz« (Kutter 1981). Perzeptiv-expressiver Austausch und Interaktion spielen von Beginn unseres Lebens an eine entscheidende Rolle bei der Entstehung und Bildung unserer Identität. Sehen und Gesehenwerden, Hören und Gehörtwerden im Austausch mit dem Anderen formen unser Selbstbild und das Bild, was andere von uns haben. Immer dort, wo Beschämung und Demütigung, Verheimlichung und Verzerrung der gemeinsamen Aufmerksamkeit und Kommunikation die familiäre Interaktion bestimmen, wird die Entwicklung eines konsistenten Konzepts des Selbst und der Welt blockiert.

Gestörter Austausch in den ersten Lebensmonaten führt zu einem tief beeinträchtigten Selbstbild und Selbstgefühl, wie uns die Selbst- und Entwicklungspsychologie zeigt. Die Wahrnehmung wird gestört und das Ich/Selbst von überwältigenden Affekten überflutet. Zwei bis drei Monate alte Kinder wenden durchgängig den Blick ab, wenn Mütter zu zudringlich oder unberechenbar nah und dann wieder fern sind. Diese primitiven Formen der Abwehr scheinen späterer Fremdenangst, Scheu und Schamreaktionen den Weg zu bahnen. Wir wissen heute dank der Säuglingsforschung, wie ursprünglich solche Bedürfnisse der Neugier und des Sich-Ausdrückens in der frühesten Kindheit sind (→ Kap. 2). Liebe wie Ungeliebtsein, Macht wie Ohnmacht, all das wird ganz wesentlich in der Wechselwirkung zwischen Gesicht und Auge, Musikalität und Wärme der Stimme, in der Rhythmizität des gegenseitigen Ausdrucks zwischen Mutter und Kind ausgetragen (Stern 1992; Beebe & Sloate 1982; → auch Wurmser 1990). Was Kohut (1973) als Spiegelfunktion bezeichnet, erfasst Wurmser (1990) mit der besonderen Bedeutung des Gesehen-, Wahrgenommen- und Erkanntwerdens. Bei dem Kind, das bereits das Trauma des Nicht-geliebt-Werdens erfahren hat und dann rigide Sauberkeitserziehung erfährt, verstärken sich das Gefühl des Ungeliebt- und Verworfenseins und die Vorstellung, dass das ganze Selbst schmutzig und dreckig ist, und es entwickelt sich eine ausgeprägte analmasochistische Scham. In der Folge werden alle phallisch-ödipalen Inhalte, sich zu messen und zu rivalisieren, von Scham überdeckt, herrscht die Angst vor, zu unterliegen, wird Rivalisieren entweder ganz aufgegeben oder versteckt. Unter Umständen versinkt das Kind regressiv in hoffnungslose Selbsterniedrigung und sabotiert sich langfristig allen möglichen Erfolg.

Eine Reihe von Abwehrbemühungen treten auf, um mit der Scham fertigzuwerden, u. a. Wendung von passiv zu aktiv, indem man statt seiner selbst eine andere Person als lächerlich und verachtenswert hinstellt – so wird man zum Täter am Anderen; masochistisches Zurschaustellen von Erniedrigung, das Provozieren von Demütigung (Externalisierung) und sich auf diese Weise selbst zum Opfer machen. Eine Reihe von masochistischen Handlungen bestehen im »Aufsuchen von Situationen, die Gefahr, Angst und Unlust hervorrufen«. Oft wird versucht, diese zu mildern, indem »eine liebevolle, erotische Komplizität der drohenden Person« (Loewenstein 1957; → auch Wurmser 1993, S. 45) gesucht wird.

MERKE

Heutzutage besteht Konsens, dass die Entwicklung späterer narzisstischer Pathologien durch chronische Schamerfahrungen am besten vorhergesagt werden kann (Hockenberry 1995; → auch Krause 2002, S. 125).

Normale und neurotische Scham, verstanden als eine Art von Angst, taucht dann auf, wenn narzisstische Wünsche abrupt enttäuscht und Ansprüche an Selbstachtung unerwartet verletzt werden. Scham ist darüber hinaus eine Art affektiver Haltung, die den sublimierten Narzissmus schützt, die Innerlichkeit und Integrität einer Person, den Kern des Selbst (Wurmser 1990, S. 72). Scham entsteht kumulativ auch da, wo in Beziehungen immer wieder das Gefühl entsteht, nicht dazuzugehören, seinen Respekt zu verlieren und immer wieder Demütigung und Ausgeschlossenwerden erleben zu müssen (Hammerich 2021).

Früh entstandene traumatische Scham wird in der Kindheit und im späteren Leben begleitet von der Angst vor dem Wiederauftauchen und Überflutetwerden von einer nicht beherrschbaren, vernichtenden Scham, die gleichzeitig mit großer Angst vor Kontrollverlust einhergeht. All das kann in schwer erträglichen Gefühlen des Liebes- und Objektverlustes und damit des Selbstverlustes münden. Kommt es zu dem Gefühl unbeherrschbarer Scham, ruft dies im Erleben gleichzeitig das Gefühl hervor, ein Nichts zu sein, leer zu sein, zu Eis erstarrt oder wie versteinert zu sein. Schutzmaßnahmen, die dann gegen das Erlebenmüssen von Scham eingesetzt werden, sind Verhaltensmuster, die stets auf Verstecken zielen, in stärkerer Form auf Verschwinden- und Sich-auflösen-Müssen. Letztere reagieren auf Gewalterfahrungen, die im Extrem die Auslöschung des Kindes in seiner Individualität bezweckten, seine Seele morden wollten.

So ist die Angst beim Kind und auch später allgegenwärtig, in seinem Wesen und in seiner ganzen Körperlichkeit schmutzig, böse und/oder defekt zu sein. Immer dann, wenn schwere Schamkonflikte abgewehrt werden müssen, also da, wo sich das Kind und später der Erwachsene zeigen, ausdrücken und gesehen werden möchte, diese Wünsche und Bedürfnisse aber abwehren muss, unterliegt der gesamte Charakter schweren Einschränkungen, weil die Person ständig auf der Hut vor Beschämung durch Demütigung und Verachtung ist. So verbietet sie sich immer mehr, ein eigenes Selbst zu leben. Parallel dazu geschieht innerlich gleichzeitig eine ständige Zurückweisung und Bestrafung in Form von Selbstverachtung, eigener Verdinglichung und Einengung. Das allgemeine Benehmen ist dann gehemmt, schüchtern, zurückhaltend, aber auch Denken und Fühlen, das gesamte Ausdrucksverhalten sind eingeschränkt. Wissbegierde, Originalität und Kreativität werden erstickt von dem allgegenwärtigen Gefühl des Versagens, der Verlegenheit, der Selbstverhöhnung (Wurmser 1990, S.148ff.).

2 Klinische Traumakonzeptionen

»Je mehr ich weiß, wie wir angelegt sind, [...] desto besser bin ich ausgerüstet, um in wesentlichen Momenten einer Behandlung in der Kommunikation mit dem Patienten empathisch zu sein.« (Basch 1995, S. 372; → auch Schore 2007, S. 156)

In diesem Kapitel soll es darum gehen, darzulegen, welche Traumakonzepte – vor allem psychodynamische – für unsere psychotherapeutische Arbeit mit Beziehungstraumatisierten wesentlich sind. Selbstverständlich kommt noch eine Vielzahl anderer theoretischer und behandlungspraktischer Ansätze hinzu, auf die ich jedoch nicht näher eingehe. Bei der Darstellung der von mir ausgewählten Traumakonzepte wird auch ihre Relevanz für das Verstehen früher Traumatisierung und ihrer Folgen in den Blick genommen. Denn psychisches Trauma ist das Ergebnis einer Konfrontation mit einem überwältigenden Affekt, der einen unerträglichen psychischen Zustand herbeiführt, welcher mit Desorganisation und vielleicht sogar der Vernichtung aller psychischen Funktionen assoziiert wird (Krystal 1978), gerade auch im Säuglingsalter und folgend durch kumulative Beziehungstraumatisierung (→ Kap. 1.2). Aus diesem Grund ist es mir wichtig, gerade auch die frühe Entwicklung des Kindes im Kontext von Beziehungstraumatisierung zu beschreiben, obwohl stark komprimiert. So kann auch theoretisch nachvollzogen werden, dass der wohl wichtigste und schwierigste Aspekt von Mütterlichkeit im Säuglingsalter darin besteht, »dem Kind zu ermöglichen, ansteigend intensive affektive Spannung zu ertragen, dann aber einzuschreiten und das Kind zu beruhigen, bevor es von seinen Emotionen überwältigt wird« (Krystal 1978, S. 96) – ein Faktor, der in Abwandlung für die ganze Kindheit gilt. Also sensibel für die Zustände des Säuglings und Kindes zu sein und seine Zustände zu modulieren.

Bedeutsam für das Verstehen von Traumatisierung allgemein und von Beziehungstraumatisierung im Besonderen sind die Überlegungen von Fischer & Riedesser (1999) zu einer wissenschaftlichen Psychotraumatologie. Deshalb werde ich dies an den Anfang meiner Ausführungen stellen, gemeinsam mit ihrem »Verlaufsmodell psychischer Traumatisierung«. Danach werde ich mich Freuds Traumatheorie zuwenden. Denn ohne sie und sein Werk »Studien über Hysterie« am Ende des 19. Jahrhunderts ist die moderne Traumaforschung und -therapie nicht denkbar. Das Gleiche gilt für Ferenczis Traumakonzept, das vor allem die psychodynamisch orientierte Traumaforschung mitgeprägt hat. Auch Winnicotts Vorstellungen von der Haltefunktion der »good enough mother« und vom »wahren« bzw. »falschen Selbst« sind für das weitere Verstehen nicht nur frühkindlicher Traumatisierung bedeutsam. Außerdem hat er seine Erkenntnis über die besondere Bedeutung der Haltefunktion in der Mutter-Kind-

Beziehung auf die psychotherapeutische Beziehung übertragen. Auch Balints Konzept der primären Liebe und der Grundstörung möchte ich hervorheben, da es ganz explizit Liebe als Basis eines heilen Seins betont, neben der Grundstörung, resultierend aus einem Mangel an Liebe. Kohuts Erkenntnisse zur Selbstpsychologie und -pathologie sowie Daniel Sterns Traumaansatz, hervorgegangen aus der Säuglings- und Kleinkindforschung über die Entwicklung des Selbst, werden hier ebenfalls Raum finden. Ausgehend von Bowlby als Begründer der Bindungstheorie und -forschung möchte ich dann dessen Erkenntnisse bis in die Gegenwart mit Schwerpunkt auf Bindung und Trauma referieren und in diesem Zusammenhang auch die Bedeutung des Konzepts der Mentalisierung von Fonagy berücksichtigen. Last but not least werde ich das Traumamodell von Wurmser vorstellen mit seinem Schwerpunkt auf der Bedeutung eines archaischen malignen Über-Ichs und den daraus resultierenden schweren Scham- und Schuldkonflikten, auf die ich bereits in Kapitel 1 eingegangen bin. Meines Erachtens kann Wurmsers Modell des archaischen Über-Ichs durchaus als kompatibel mit verschiedenen Selbstkonzepten gesehen werden, da er es in einem weiten Verstehenszusammenhang entwirft. Da wir mittlerweile über wesentliche Erkenntnisse aus dem Bereich der Neurowissenschaften zu den Folgen von Traumatisierung verfügen, sollen diese hier ebenfalls Erwähnung finden. Ich werde auch ansatzweise das Verbindende und Differenzierende der Traumakonzepte aufzeigen.

2.1 Psychotraumatologie und das Verlaufsmodell psychischer Traumatisierung

Fischer & Riedesser (1999) entwerfen in ihrem Lehrbuch eine wissenschaftliche Psychotraumatologie, ausgehend von einem dialektischen Verständnis von Traumatisierung und untersuchend die Struktur, den Verlauf und die Behandlungsmöglichkeiten seelischer Verletzungen und ihrer Folgen. Beide Autoren können als die Begründer einer modernen wissenschaftlichen Psychotraumatologie gelten, als einer »interdisziplinär ausgerichtete[n] Lehre von psychischen Verletzungen und ihren vielfältigen negativen Folgen für die davon Betroffenen«. Ihre Wortprägung von der Psychotraumatologie gibt das wieder, womit sie befasst waren: »Fragen der Auswirkung von Kindheitstraumen in psychotherapeutischen und psychoanalytischen Behandlungen, Therapie von Exilanten und Opfern von Krieg und politischer Verfolgung, Folgen sexueller Übergriffe in Psychotherapie und Psychiatrie, Diagnosemitteilung bei lebensbedrohlichen Krankheiten, seelische Belastungen bei Katastrophenhelfern und Schadensersatzansprüche nach Verkehrs- oder Arbeitsunfällen« (Fischer & Riedesser 1999, S. 15).

In ihrem Lehrbuch weisen sie auf eine Spezialität der Psychotraumatologie hin, nämlich die *Unsichtbarkeit* ihres Gegenstandes. Denn seelische Verletzungen kann man im Gegensatz zu körperlichen, wie beispielsweise bei einem Beinbruch, nicht sehen, anfassen und entsprechend behandeln. Doch sind die seelischen Verletzungen deshalb nicht weniger real und wirksam als körperliche (Fischer & Riedesser 1999, S. 20 f.). Sie fordern deshalb, »seelische Verletzungen und deren natürliche Wundheilungsmechanismen mit gleicher Aufmerksamkeit zu studieren wie die körperlichen« (Fischer & Riedesser 1999, S. 26). Ihr psychotraumatologisches Verständnis traumatischen Geschehens ist in seiner Differenziertheit, das sich vor voreiligen Kurzschlüssen hütet, für das Verständnis traumatischer Vorgänge unverzichtbar. Sie vertreten eine psychologisch-psychosomatische Traumatologie, die nach Folgendem fragt:

- Was geschieht, wenn eine seelische Verletzung eingetreten ist, und welche psychosomatischen Folgen entstehen daraus?
- Was geschieht, wenn eine körperliche Verletzung eingetreten ist, und welche psychischen Folgen hat das?
- Was sollte zur Heilung geschehen?

Als Anspruch und Ziel der Psychotraumatologie geben sie an, »die menschliche Perzeption, Beantwortung und Verarbeitung traumatischer Situationen in ihren kognitiven, emotionalen und motivationalen Aspekten immer genauer zu verstehen« (Fischer & Riedesser 1999, S. 26). Darüber hinaus entwerfen sie ein *Mehr-Ebenen-Konzept*, das mit der psychologischen und psychosomatischen Traumatologie befasst ist, und setzen dabei als zentralen Bezugspunkt die jeweilige individuelle Erlebnissphäre der Betroffenen. Zugleicht rücken sie damit auch die psychosoziale Wirklichkeit der Traumatisierten in den Fokus. Auf diese Weise werden möglichst alle Effekte einbezogen, »die sich über die physikochemische, biologische und psychosoziale Ebene hinweg fortpflanzen, und zwar in beide Richtungen« (Fischer & Riedesser 1999, S. 26). Das heißt, es wird berücksichtigt, wie sich traumatische Erfahrungen beispielsweise auf das Körperselbst, einschließlich des Gehirns, der Organe, des Gewebes, psychosomatisch auswirken und wie diese Effekte wiederum zurück auf den Betroffenen rein psychisch wirken. Auf der psychosozialen Ebene reflektiert das Konzept z. B. soziale Beziehungen, gesellschaftliche Wert- und Bedeutungszusammenhänge, die dazu beitragen, traumatische Ereignisse zu mildern oder gar zu verschärfen, aber auch den Einfluss von Notfallhilfe oder ihres Ausbleibens, den Einfluss von Gutachterinnen, Gerichten oder Sozialträgern.

MERKE

Fischer & Riedesser (1999) betonen die besondere Bedeutung eines nicht-reduktionistischen Verständnisses und einer Definition von Trauma. Denn nur vor einem solchen Hintergrund ist es möglich, dem »Entfaltungsspielraum der menschlichen Individualität und der menschlichen Fähigkeit zur sozialen Setzung, Einhaltung, aber auch Überschreitung normativer Regelungen Rechnung [zu] tragen« (Fischer & Riedesser 1999, S. 26).

Was die beiden Wissenschaftler für eine wissenschaftliche Psychotraumatologie einfordern, sollte m. E. auch von jeder Klinikerin, die traumatisierte Menschen behandelt, bedacht und in ihr Handeln einbezogen werden, nämlich seelische Verletzungen des Menschen bis in seine Biosphäre hinein zu betrachten und zu erfassen, genauso wie die Bedeutung der Umwelt; d.h. die Auswirkungen auf die gesamte Psyche und den Körper im Blick zu behalten, dann zu reflektieren, wie das Umfeld, evtl. auch Institutionen, Jugendämter oder Gerichte, mit den Betroffenen umgehen. Bei all dem scheint es mir auch nötig, sich gegenüber einem reduktionistischen Traumaverständnis kritisch zu positionieren.

Vor dem Hintergrund eines nicht-reduktionistischen Traumaverständnisses verstehen Fischer & Riedesser (1999) *»psychisches Trauma«* als Prozess und analysieren die Dialektik eines Ineinandergreifens von innerem und äußerem Geschehen. Dazu verwenden sie ein *»Verlaufsmodell psychischer Traumatisierung«*, das auf dem prozesshaften »Verlaufsmodell« des nordamerikanischen Psychoanalytikers Mardi Horowitz (1979) aufbaut, einem Pionier der modernen psychotraumatischen Disziplin. Denn ein Trauma ist ja nicht vorbei, wenn das traumatische Ereignis (z.B. sexueller Missbrauch) vorüber ist.

MERKE
Das reduktionistische Traumaverständnis der Behavioristen setzt in einem Kurzschluss das traumatische Ereignis mit dem daraus resultierenden Trauma gleich und leitet hieraus die Diagnose der Posttraumatischen Belastungsstörung (PTBS) ab.

Was in Analogie zu den möglichen Folgen eines Unfalls (traumatisches Ereignis), nämlich ein Schädel-Hirn-Trauma zu erleiden, bedeuten würde, dieses mit dem Unfall gleichzusetzen (Fischer & Riedesser 1999, S.42). Wie Horowitz betrachten sie die seelischen Phänomene eines Traumas zeitlich in den Lebensentwurf und die Lebensgeschichte des betroffenen Menschen eingebunden, selbstverständlich auch für ein Kind, dessen Entwicklung durch frühe, lang anhaltende kumulative Traumata in nachhaltiger Weise geprägt wird.

So stehen in dem »Verlaufsmodell psychischer Traumatisierung« – zeitlich betrachtet – drei Phasen des Traumaprozesses in einem dynamischen Verhältnis zueinander. Das bedeutet, sie gehen auseinander hervor, können parallel verlaufen und einander durchdringen. Intern sind diese drei Phasen aufeinander bezogen und bilden drei unterscheidbare Momente einer einzigen dynamischen Verlaufsgestalt:

- traumatische Situation
- traumatische oder (post-)expositorische Reaktion
- traumatischer Prozess

2.1.1 Traumatische Situation

Eine traumatische Situation wird als ein *Ereignis-Erlebnis-Zusammenhang* verstanden: aus einem Zusammenspiel von Innen- und Außenperspektive, traumatischen Umweltbedingungen und subjektiver Bedeutungszuschreibung, Erleben und Verhalten. Das

Erleben eines Traumas ist ein intrapsychischer Prozess, gleichgültig, ob sich das traumatische Ereignis in der Außenwelt abspielt oder in Form überwältigender Triebimpulse, gekennzeichnet durch Gefühle der Hilflosigkeit, Angst und Panik (→ auch Anna Freuds Traumabegriff; Freud A 1967 [1980]).

Wollen wir als Behandlerin, Wissenschaftlerin, allgemein als Außenstehende verstehen, was in der traumatischen Situation geschieht, verlangt das, uns in die innere Situation einer Betroffenen hineinzuversetzen, uns in sie einzufühlen. Bei älteren Kindern, Jugendlichen und Erwachsenen führt die traumatische Situation zu einer Erschütterung ihres Selbsterlebens und ihres Verhältnisses zum Anderen und zur Welt in den Bereichen, die durch die traumatische Erfahrung angesprochen sind. Handelt es sich um Erfahrung von Todesnähe, wird die Erschütterung umfassender, globaler. Was speziell bei Säuglingen geschieht, wird uns im Weiteren noch beschäftigen (→Kap. 2.4–2.6).

Unter einem objektiven Blickwinkel endet eine traumatische Situation dann, wenn die reale Bedrohung vorüber ist. Unter persönlichen und zwischenmenschlichen Gesichtspunkten jedoch enden menschlich verursachte traumatische Situationen erst dann, wenn es gelingt, die zerstörte zwischenmenschliche und ethische Beziehung durch Anerkennung von Täterschaft und Schuld wieder anzubahnen (Fischer & Riedesser 1999, S. 71 f.), beispielsweise indem die Kirchen ihre Schuld hinsichtlich sexueller Gewalt gegenüber Kindern und Jugendlichen eingestehen und angemessene Wiedergutmachung leisten.

2.1.2 Traumatische Reaktion

In der traumatischen Situation reagiert die Betroffene mit der traumatischen Reaktion. Diese läuft in zwei Phasen ab.

Bei der *expositorischen oder peritraumatischen Phase*, in welcher der Mensch der traumatischen Situation unmittelbar ausgesetzt (exponiert) ist, handelt es sich um eine aktive, gegen den traumatischen Einfluss gerichtete Notfallreaktion.

Die *post-expositorische Einwirkungsphase* tritt ein, wenn die akute Bedrohung vorüber ist und die traumatischen Erfahrungen weiter auf die Betroffenen einwirken. Hier hat die traumatische Reaktion die Aufgabe, schon eingetretenen Schaden zu begrenzen.

Die traumatische Reaktion stellt immer eine *»Notfallreaktion«* dar. Sie ist eine paradoxe Reaktion auf eine Erfahrung, welche die subjektiven Verarbeitungsmöglichkeiten überschreitet und eine angemessene Reaktion nicht zulässt. Die hier auf psychologischer Ebene einsetzenden individuellen Abwehr- und Bewältigungsversuche müssen als *psychophysiologische Gesamtreaktion* verstanden werden. Die traumatische Reaktion als eine normale Antwort auf eine außergewöhnliche Situation kann in Analogie zur Immunreaktion als ein komplexer Abwehrvorgang verstanden werden. Der psychophysische Organismus versucht, das Trauma aufzulösen, auszuscheiden oder aber zu assimilieren oder mit ihm als nicht assimilierbarem innerem *»Fremdkörper«* weiter zu leben.

Das Konzept der traumatischen Reaktion entwickelte Horowitz (1976), dabei Janets Ansatz der dissoziierten Erlebniszustände als zentrale Traumafolge und Freuds Abwehrlehre verbindend. Seines Erachtens folgt die traumatische Reaktion einer erwartbaren Sequenz. Denn unser Organismus strebt danach, anhaltende Panikzustände zu vermeiden und sie mit den verfügbaren Abwehrkräften zu beenden. Dieses Bestreben kann in der zweiten Phase auch scheitern, wenn beispielsweise eine Abwehrschwäche vorliegt, oder immer dann, wenn es kumulativ erneut zu einer traumatischen Situation kommt und der Traumazustand chronisch fortbesteht (Horowitz 1976; → auch Fischer & Riedesser 1999, S. 95). Die traumatische Reaktion ist, nach Horowitz, durch ihren *biphasischen Charakter* gekennzeichnet (Abb. 2-1), bestehend in einem *regelhaft wiederkehrenden Wechsel von Intrusion und Verleugnung* der traumatischen Erinnerungsbilder. Bei der post-expositorischen Reaktion wird eine »stress response« von der traumatischen Reaktion im engeren Sinne unterschieden.

Folgende Reaktionen finden sich in der peritraumatischen Expositionsphase (Quadrant I, Abb. 2-1; Fischer & Riedesser 1999, S. 92):

- Stressantwort – Aufschrei, Angst, Trauer und Wutreaktionen (z. B. bei einer Todesnachricht eines nahestehenden Menschen)

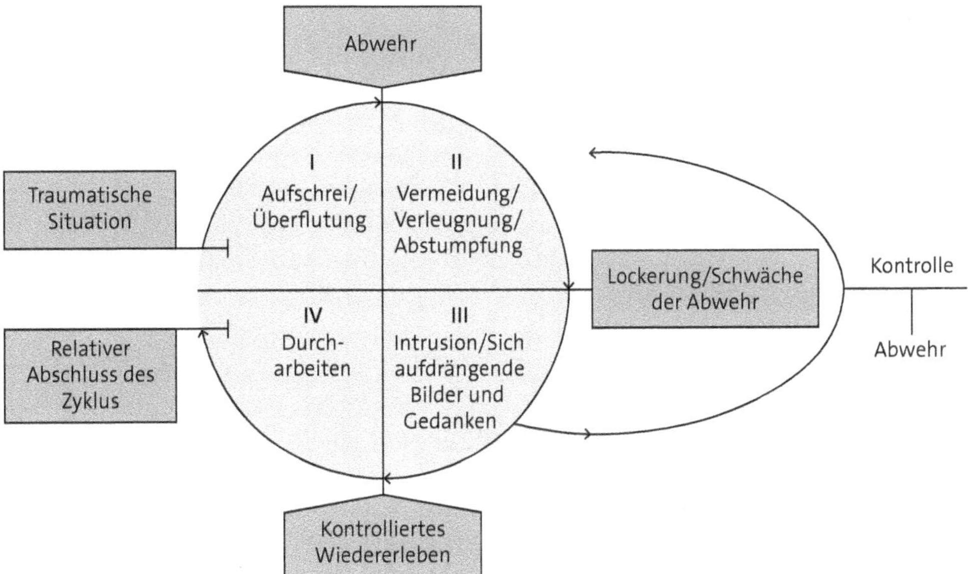

Abb. 2-1: Biphasische Reaktion und Zyklus der Traumaverarbeitung im post-expositorischen Zeitraum der traumatischen Reaktion (Übersicht nach Fischer & Riedesser 1999).
Die Quadranten I bis IV stellen grafisch die Phasen der traumatischen Reaktion dar. Fixieren sich diese Phasen, stehen sie für die zu erwartenden, zeitlich überdauernden Erlebniszustände. Die Rückkopplungsschleife deutet grafisch den biphasischen Wechsel von Verleugnung und Intrusion an, der für die Traumareaktion und die Posttraumatische Belastungsstörung bzw. die traumatische Neurose charakteristisch ist.

- traumatische Reaktion – *Überflutung von überwältigenden Eindrücken und Affekten,* Zustand von Panik bzw. Erschöpfung, der manchmal über eine lange Zeit besteht, resultierend aus den eskalierenden emotionalen Reaktionen

Daran schließen sich Verleugnung bzw. Dissoziation mit Erstarrung und Totstellen an als Abwehrversuche, die überschießenden Affekte zu kontrollieren oder zu modulieren (Quadrant II, Abb. 2-1; Fischer & Riedesser 1999, S. 92 f.):
- Stressantwort – sich wehren gegen Erinnerungen an die traumatische Situation
- traumatische Reaktion – *extremes Vermeidungsverhalten;* u. U. Einsatz von Drogen und Medikamenten, um den seelischen Schmerz nicht erleben zu müssen

Tritt eine Fixierung dieser Phase durch eine Übermodulation der vorausgehenden oder drohenden Reizüberflutung (Folter, wiederkehrende Gewalt, anhaltende schwere Vernachlässigung) ein, kommt es zu einer Gefühlsabstumpfung *(numbing),* die zu einer allgemeinen Erstarrung der Persönlichkeit führen kann.

In der biphasischen Reaktionen schießen akut überfallsartig Intrusionen ein, ausgelöst durch alle möglichen Trigger, die auf die traumatische Situation verweisen (Quadrant III, Abb. 2-1; Fischer & Riedesser 1999, S. 93):
- Stressantwort – Gedanken oder Erinnerungsbilder dringen ins Bewusstsein
- traumatische Reaktion – *ständiges Sich-Aufdrängen von Gedanken und Erinnerungsbildern* an die traumatische Situation

Für eine längere Zeit kreist die Betroffene dann hin und her zwischen Intrusion und Übererregung, gefolgt von Vermeidung, Erstarrung und möglicher Abstumpfung. Verfügt sie über ein funktionsfähiges Kontrollsystem aus Coping- bzw. Abwehrmechanismen, verhindert das, dass die Intrusionsphase in einen Zustand dauerhafter pathologischer Reizüberflutung übergeht (Fischer & Riedesser 1999, S. 94 f.), der dann biphasisch zurück in Vermeidung und Erstarrung führt, die traumatische Reaktion der Phase des Durcharbeitens, in der es der Betroffenen nicht gelingt, das traumatische Erlebnis zu integrieren.

Reaktionen in der Phase des Durcharbeitens (Quadrant IV, Abb. 2-1; Fischer & Riedesser 1999, S. 93) sind:
- Stressantwort – sich auseinandersetzen mit den traumatischen Ereignissen und der persönlichen Reaktion
- traumatische Reaktion – *erstarrte Zustände (»frozen states«) mit psychosomatischen Symptomen* als körperliche Missempfindungen verschiedener Art; Verlust an Hoffnung, die traumatische Erfahrung durcharbeiten und abschließen zu können, sowie ausgedehntes Vermeidungshaltungen; das bedeutet, die Patientin befindet sich wieder in der Vermeidungsphase (Quadrant II)

Halten wir an dieser Stelle einen Moment inne und versuchen uns zu vergegenwärtigen, was im psychophysischen Organismus eines traumatisierten Menschen vor sich gehen muss, wenn dem erlebten Trauma nach kurzer Zeit das nächste folgt oder er gerade dabei ist, sich ein wenig zu erholen, und schon ereilt ihn die nächste Qual. Dann kann er logischerweise gar nicht in die Phase der Erholung und des Durcharbeitens kommen. Stattdessen wird er durch Verzweiflung und Ohnmacht erneut von Intrusion geschüttelt werden und der psychophysische Organismus mit Dissoziation versucht, dem Intrusiven zu entkommen, und in Schockstarre verharren, bis die nächste Gewaltattacke über ihm einbricht. Ich habe von verschiedenen in ihrer Kindheit schwer misshandelten Patientinnen gehört, dass das Schlimmste die mütterliche Androhung von Schlägen durch den Vater gewesen sei, zu wissen, wenn der Vater nach Hause kommt, wird diese Bedrohung wahr. Sie sagten, sie hätten sich in einem Wechsel von starker Aufregung und Schockstarre befunden. Sie hätten förmlich herbeigesehnt, der Vater möge bald kommen, damit sie von der schrecklichen Erwartungsangst und der gleichzeitigen Schockstarre erlöst würden. Daneben hofften sie inständig, er habe dieses Mal ein Erbarmen und der Kelch würde an ihnen vorübergehen.

Wenn keine erneute traumatische Erfahrung erlebt werden muss, kann die traumatische Reaktion in ein Durcharbeiten übergehen. Das setzt voraus, die Betroffene hat ihre *Fähigkeit zur Selbstberuhigung* so weit zurückgewonnen, dass ein kontrolliertes Wiedererleben der traumatischen Situation möglich wird. Denn nur auf dieser Basis ist ihre allmähliche Integration möglich. Diese Fähigkeit zur Selbstberuhigung und das Schaffen von Sicherheit im Rahmen der Traumaintegration sind wichtige Bestandteile aller Psychotraumatherapien. Wie wir dies in der Katathym Imaginativen Psychotraumatherapie (KIPT) ermöglichen, wird uns vor allem im behandlungspraktischen Teil dieses Buches (→Kap. 3) beschäftigen.

Diagnose Für die Klinikerin ist behandlungspraktisch wesentlich, Folgendes zur Kenntnis zu nehmen: Es gibt Symptombilder, die manifest nur durch eine der beiden Phasen von *Konstriktion* (Quadrant II; Abb. 2-1) oder *Intrusion* (Quadrant III; Abb. 2-1) bestimmt sind. Obwohl beide Symptombilder ohne Zweifel zum Traumaspektrum gehören, werden sie aber bisher nicht zum diagnostischen Algorithmus der *»Post-traumatic Stress Disorder«* (PTSD) des DSM-IV und der ICD-10 gerechnet, da verlangt wird, dass beide Quadranten mit Symptomen besetzt sind. Daran ändert auch die neue Diagnosekategorie der *Komplexen Posttraumatischen Belastungsstörung* (KPTBS) der ICD-11 nichts, selbst wenn darin Probleme des affektiven Bereichs, ein negatives Selbstkonzept und interpersonelle Störungen berücksichtigt werden (zur Fragestellung der Diagnostik → auch Woeller et al. 2020).

Nach wie vor sind wir als Klinikerinnen aufgerufen, diagnostische Lösungen zu finden, welche die Symptombilder der verschiedenen Traumaspektren abbilden. So diagnostiziere ich bei Kindheitstraumatisierung meiner erwachsenen Patientinnen, die sich in der Phase des traumatischen Prozesses befinden, zunächst die vorliegende zentrale *Störung*, beispielsweise eine Depression, und ergänze auf dem Boden kumulativer Beziehungstraumatisierung, die ich spezifiziere, beispielsweise »sexueller Missbrauch und seelische Gewalt in Form von ›double bind‹, Verrat und anhaltender Demütigung«.

Integration des Traumas Eine Integration des Traumas gelingt, wenn die Betroffene in der Lage ist, die traumatische Erfahrung in das eigene Selbst- und Weltverständnis einzubeziehen und sie nicht mehr dazu tendiert, sich in unrealistischer Weise Schuld zuzuschreiben oder eine Wiederkehr des Traumas zu erwarten. Außerdem müssen die Erinnerung an das traumatische Erleben nicht mehr verzerrt und andere Abwehrprozesse eingesetzt werden. Auch können innere und äußere Hinweisreize, die an das Trauma erinnern, in ihrer Bedeutung zugelassen und erkannt und mit angemessenen Affekten (z.B. Empörung) vollständig von den traumatischen Erlebnissen berichtet werden.

2.1.3 Traumatischer Prozess

Das Fortbestehen des Traumas als »Fremdkörper« charakterisiert den traumatischen Prozess, die dritte Phase im Verlaufsmodell der psychischen Traumatisierung (Fischer & Riedesser 1999, S. 92). In ihm kann die traumatische Reaktion nur relativ ungenügend abgeschlossen werden und nicht in eine Erholungsphase übergehen. Die Betroffenen bemühen sich dann u. U. ein ganzes Leben lang, die überwältigende, physisch oder psychisch existenzbedrohende und oft unverständliche Erfahrung zu begreifen und irgendwie in ihr Leben zu integrieren. In einem Wechselspiel von Zulassen der Erinnerung und kontrollierender Abwehr oder Kompensation wird versucht, erneute Panik und Reizüberflutung zu vermeiden und sich an eine unerträgliche Erfahrung anzupassen, mit ihr zu leben, ohne sich mit ihr wirklich konfrontieren zu können. Bei genereller Schwäche der Kontrollfunktionen entwickelt sich ein *chronisches psychotraumatisches Belastungssyndrom*[24] mit intrusiver Symptomatik. Bei überstarken, starren Kontrollmaßnahmen (diese können bei einer Erfahrung von Extremtraumatisierung, wie etwa der Folter, überlebensnotwendig sein) kommt es zu einer generellen Erstarrung der Persönlichkeit mit Verlust der emotionalen Spontaneität (Fischer & Riedesser 1999, S. 59 ff.). Die »Vernichtungsdrohung«, die den traumatischen Augenblick kennzeichnet, verfolgt das Opfer häufig noch lange, nachdem die Gefahr vorüber ist. Freud (1916–17 [1971]) sprach deshalb der traumatischen Neurose *dämonischen Charakter* zu. Manchmal haben Traumatisierte noch lange nach dem traumatischen Ereignis das Gefühl, als sei ein Teil von ihnen gestorben. Besonders schwer Betroffene wünschen sogar ihren Tod herbei (Herman 1989). Angst, Wut und Hass des traumatischen Augenblicks leben in der Dialektik des Traumas, im Wechsel von Intrusion und Konstriktion fort. Der Notmaßnahme des »Abschaltens«, also der Dissoziation in der akuten traumatischen Situation, entsprechen im traumatischen Prozess veränderte

24 Fischer & Riedesser (1999) verwenden statt der Diagnose der Posttraumatischen Belastungsstörung, die suggeriert, das Trauma sei vorbei, wenn die traumatische Situation vorüber ist, die der *Psychotraumatischen Belastungsstörung*, die sich aus dem »Verlaufsmodell psychischer Traumatisierung« psychologisch ergibt.

Ich-Zustände, dann, wenn das Abschalten-Müssen chronisch geworden ist. In der Kindheit wirkt sich das auf die Charakterbildung aus, legt sich der Charakter wie ein Schutzwall um die seelischen Wunden. Selbst noch im Erwachsenenalter kann bei Extremtraumatisierung das Abschalten-Müssen eine Charakteränderung bewirken. Ein »mechanisch-gehorsames Wesen« (Ferenczi 1933 [1984], S. 309) kann die Folge sein, auch ein »hypnotisches Lebendig-tot-Sein« (Shengold 1995, S. 538) mit Depersonalisationszuständen, fehlendem Selbstwertgefühl, Gefühlen des Andersseins. Hinzu kommen Denkstörungen, z. B. das »doubting« (Kramer 1983), als ein ständiges Zweifeln, ob das, was man tut, real ist, ob man etwas weiß, gar an etwas schuldig ist, bis hin zu Erscheinungen von Pseudo-Debilität. Darüber hinaus sind Spaltungsphänomene zu beobachten, die die Selbstrepräsentanzen betreffen, das Selbstgefühl und das Identitätsgefühl, und zu Erscheinungsformen der multiplen Persönlichkeit führen können (Hirsch 1997, S. 132).

Vorzeitige Unterbrechung des Verarbeitungsprozesses Hier zeigen die Traumatisierten nach einiger Zeit keine Symptome mehr, weisen aber Erinnerungsverzerrungen und eine erhöhte Somatisierungsneigung auf. Untergründig bleiben sie weiterhin mit der traumatischen Erfahrung beschäftigt und reagieren auf traumabezogene Hinweisreize mit Schrecken und intensivem Vermeidungsverhalten. Als Faktoren, die für eine vorzeitige Unterbrechung des Verarbeitungsprozesses diskutiert werden, gelten eine verstärkte Tendenz, zu verleugnen und zu verdrängen, einhergehend mit einer unrealistisch optimistischen Weltsicht, und eine ausgeprägte dissoziative Neigung. Dabei spielen, wie immer, die so unterschiedlichen traumatischen Situationen eine entscheidende Rolle, ihre objektive Schwere sowie das Lebensalter, in dem die traumatische Erfahrung gemacht wurde, ob sie einmalig war oder wiederkehrend (Horowitz 1976; → auch Fischer & Riedesser 1999, S. 97).

Chronisches Fortbestehen Ein chronisches Fortbestehen entspricht der chronischen und der Komplexen PTBS[25] und kennzeichnet den traumatischen Prozess.

2.2 Freuds Traumamodell

Da die moderne Psychotraumatologie ohne Sigmund Freuds frühe und auch spätere Auseinandersetzung mit dem Trauma nicht denkbar wäre, ist es mir wichtig, die besondere Bedeutung seiner grundlegenden Gedanken hierzu herauszustellen.

25 PTBS wird in der Definition von Fischer & Riedesser (1999) als Abkürzung für *Psychotraumatische Belastungsstörung* verwendet. Diese Diagnose wird dem »Verlaufsmodell psychischer Traumatisierung« gerecht, im Gegensatz zu der gängigen behavioristischen Klassifizierung von der Posttraumatischen Belastungsstörung.

In seinem ersten Konzept des *psychischen Traumas*, entworfen im Rahmen seiner Theorie der Neurosenbildung in Anlehnung an Charcots Hypothesen, ging Freud davon aus, dass die »traumatische Hysterie« allein durch ein Trauma entsteht, im Gegensatz zur »gewöhnlichen«, eher dispositionell begünstigten »Hysterie« (Freud 1893 [1971], S. 19). Als Krankheitsursache nahm er aber bei beiden ein psychisches Trauma an, ausgelöst durch einen »Schreckaffekt« (Freud 1893 [1971], S. 16), wie hochdramatische, lebensbedrohliche, aber auch äußerlich unscheinbare Ereignisse. Symptome verstand er als Ausdruck der »Wiederkehr einer Erinnerung« an intensive traumatische emotionale Erlebnisse. Diese waren jedoch dem Bewusstsein nicht mehr zugänglich, da die mit ihnen verbundenen Vorstellungen nicht psychisch verarbeitet werden konnten und die Affekte nicht abreagiert worden waren und stattdessen in den Körper konvertierten. Das führte dazu, dass die assoziative Erlebnisverarbeitung anhaltend gestört war. Damit konzipierte Freud das psychische Trauma nicht im Sinne eines einmaligen Auslösers, stattdessen als »Fremdkörper« (u. a. Freud 1893 [1971], S. 19, 1926 [1971], S. 242), der im Psychischen als dauerndes psychopathogenetisches Agens wirksam bleibt, vergleichbar einem Krankheitsherd im Körper. Diese Gedanken wird später Ferenczi (1933 [1984]) wieder aufgreifen und sie werden in das »Verlaufsmodell psychischer Traumatisierung« von Horowitz (1976; → auch Fischer & Riedesser 1999) Eingang finden.

Noch gegen Ende des 19. Jahrhunderts betrachtete Freud reale traumatische Kindheitserlebnisse als die spezifischen pathogenen Bedingungen, die die Psychoneurosen bedingen. Schockierende Verführungstraumata beschrieb er als Auslöser, zugefügt von Bediensteten, Erziehern und Geschwistern. Diese bewirken eine Irritation der Genitalien und sexuelle Schädigung, die dann über die weitere neurotische Disposition des Kindes entscheiden (u. a. Freud 1895 [1971], S. 39, 1896 [1971], S. 67 f., 74). Die späteren Auswirkungen der sexuellen Kindheitstraumata, wie Verdrängung und Symptombildung insgesamt, werden, so Freud, von zusätzlichen exogenen, endogenen und intrapsychischen Faktoren beeinflusst und die Verführungserlebnisse durch deren *Wiederbelebung als Erinnerung* in der Spätpubertät verstärken. Er bezeichnete diese als spätere Traumata (Freud 1905b [1971], S. 108, 1909 [1971], S. 198). In seiner zweiten Theorie der Neurosenentstehung (1898 [1971], 1905a [1971]) revidierte und relativierte Freud sein Konzept des psychischen Traumas zugunsten der Auffassung, es handele sich bei den erinnerten Verführungsszenen des Kindes in der überwiegenden Zahl um Fantasien. Diese entstünden durch eine Regression der Libido und sollten der Abwehr eigener infantiler Sexualbetätigung dienen.

Parallel dazu befasste sich Freud eingehend mit der Untersuchung der kindlichen Libidoentwicklung und den sexuellen Aktivitäten des Kindes sowie deren bewussten und unbewussten Verarbeitung im späteren Leben. Jetzt postulierte Freud phasenspezifische Triebäußerungen, also unakzeptable Impulse, und damit verbundene Ängste und Konflikte als prototypische innere Bedingungen, die u. U. dem Erleben traumatische Wirkung verleihen können. So erfolgte eine Akzentverschiebung von äußeren Bedingungen psychischer Traumatisierung hin zu unbewussten, triebhaft-lustvollen und zugleich bedrohlich-schuldhaften Wünschen (Sandler et al. 1987, S. 17 f.). Ich werde später anhand von Wurmsers Traumamodell zeigen, dass er, auf Freuds erstes Traumakonzept zurückgreifend, die Bedeutung traumatogener, konflikthafter Umweltbedingungen betont und postuliert, dass traumatische Erfahrungen und traumatisches Erleben und die daraus resultierenden intrapsychischen Dynamiken und Strukturen die phasenspezifischen Triebäußerungen einfärben und bestimmen (→Kap. 2.8).

Freud unterschied zwei Traumagruppen: eine durch die innere »psychische Realität« bedingte, hervorgerufen durch unakzeptable Impulse; eine zweite Gruppe grenzte er davon ab, stark beeinflusst von den Schrecken des Ersten Weltkrieges und durch die Beobachtung und Behandlung der an einer »traumatischen Neurose« leidenden Kriegsteilnehmer. Diese betrachtete er als im Wesentlichen durch massive äußere Erlebnisse ausgelöst, die »die bisherigen Grundlagen des Lebens« erschüttern und zu schwerem Leiden und zu einer »Fixierung« des Erkrankten an die Vergangenheit (u. a. Freud 1916–17 [1971], S. 272f., 1926 [1971], S. 270f.) führen. Bis dato ist die dazu passende Diagnose die der »traumatischen Neurosen«, die nach der ICD-10 anstelle der Posttraumatischen Belastungsstörung (F43.1) vergeben werden kann. Denn sie enthält u. a. die von Freud postulierten Kriterien wie massive äußere lebensbedrohliche Erlebnisse/Ereignisse, »die bisherigen Grundlagen des Lebens« erschütternd, sowie die »Fixierung« an die Vergangenheit in Form der Intrusionen. Phänomene, wie sie beispielsweise in der Traumadefinition von Fischer & Riedesser (1999) und im »Verlaufsmodell psychischer Traumatisierung« (→Kap. 2.1) wiederkehren.

1920 und 1926 beschäftigte sich Freud erneut mit der Bedeutung, die massive externe Reize auf ein Kleinkind ausüben, seine Reizschranke durchbrechen und eine erfolgreiche Selbstregulation verhindern. Er beschrieb die psychische Hilflosigkeit des Säuglings, einhergehend mit der Unreife seines Ichs, die jedes Mal beim passiv erlebten Wiederauftauchen des Traumas neu erlebt wird. 1926 setzte er sich im Rahmen seiner zweiten Angsttheorie wiederum mit den Auswirkungen der *traumatischen Situation* auseinander.

MERKE

Eine traumatische Situation war für Freud immer da gegeben, wo das Ich einen exzessiven Zuwachs an unlustvoller Erregung erfährt, gespeist aus äußeren oder inneren Quellen, die das Ich dann nicht durch ein Angstsignal antizipieren und entsprechende Abwehrmaßnahmen einleiten kann (Freud 1926 [1971], S. 277, 302; Sandler et al. 1987).

Dies beschreibt m. E. genau den Vorgang, den wir heute für die Kennzeichnung einer traumatischen Situation benutzen, aus dem es kein Entrinnen gibt und durch den das Ich in einen Zustand der Hilflosigkeit und Überwältigung durch traumatische Angst gerät, die es nicht kontrollieren und bewältigen kann. Freud (1939 [1974]) ging davon aus, dass sich nach dem Erleben einer traumatischen Situation beim Kind ein neurotischer Ausbruch unmittelbar anschließen kann. In diesem Sinn kann eine Kindheitsneurose als Produkt von Abwehrbemühungen verstanden werden, mit dem Trauma unter Bildung von Symptomen fertig zu werden, d. h. letztlich mit einer paradoxen

Situation zu leben, mit der eigentlich nicht zu leben ist. Die Kindheitsneurose als traumatische Reaktion »kann längere Zeit anhalten, auffällige Störungen verursachen, aber auch latent verlaufen und übersehen werden«. In der Kindheitsneurose, so hebt Freud hervor, behält »in der Regel die Abwehr die Oberhand«. Es bleiben aber immer »Ichveränderungen, den Narbenbildungen vergleichbar, zurück« (Freud 1939 [1974], S. 525). Häufig wird die Kinderneurose »von einer Zeit anscheinend ungestörter Entwicklung« abgelöst, wahrscheinlich »durch das Dazwischentreten der physiologischen Latenzperiode«. Erst »später tritt die Wandlung ein, mit der die endgültige Neurose als verspätete Wirkung des Traumas manifest wird«. Freud betrachtete das Phänomen einer Latenz als typisch, »zwischen den ersten Reaktionen auf das Trauma und dem späteren Ausbruch der Erkrankung« liegend (Freud 1939 [1974], S. 526). Auch diese seine Feststellung geht m. E. als Bestandteil der Charakterisierung des »Verlaufsmodells psychischer Traumatisierung« in dieses ein. Nämlich als Annahme, dass im traumatischen Prozess die traumatische Wirkung latent und unauffällig verlaufen kann, bis die Symptomatik der traumatischen Reaktion u. U. in voller Vehemenz erneut ausbricht. Freud hat uns auch darauf hingewiesen, dass die Erkrankung immer »auch als Heilungsversuch« anzusehen ist, »als Bemühung, die durch den Einfluss des Traumas abgespaltenen Anteile des Ichs wieder mit dem übrigen zu versöhnen und zu einem gegen die Außenwelt machtvollen Ganzen zu vereinigen« (Freud 1939 [1974], S. 526). Doch kann ein solcher Versuch auch misslingen und dann »in einer völligen Verwüstung und Zersplitterung des Ichs oder in dessen Überwältigung durch den frühzeitig abgespaltenen, vom Trauma beherrschten Anteil« (Freud 1939 [1974], S. 526) enden.

Insgesamt hat in der klassischen psychoanalytischen Literatur allen Kontroversen zum Trotz die Auseinandersetzung, was die traumatischen Auswirkungen durch einen plötzlichen und unerwarteten Einbruch massiver externer Reize hervorruft, eine lange Tradition. Freuds Beschreibung der psychischen Hilflosigkeit des Säuglings, der Unreife des Ichs und des passiven Wiedererlebens des Traumas, wenn dieses erneut auftaucht, haben zu einer starken Betonung der Rolle der Überstimulation und der Vernichtungsängste in Traumakonzepten der klassischen Psychoanalyse, in den Objektbeziehungstheorien, der Selbstpsychologie und der Theorie der Intersubjektivität geführt. Auch Anna Freud (1967 [1980]) hat psychische Traumatisierung als emotionales Sich-Aufgeben des Organismus im traumatischen Moment beschrieben, einhergehend mit Hilflosigkeit in einem Zustand von Desorientierung und Machtlosigkeit. Leider haben viele psychoanalytische Theoretiker diese Traumakonzeptualisierung nicht in ihre Theorienbildung aufgenommen, sie übersehen oder unterbewertet. Anders beispielsweise Krystal (1988), der Hilflosigkeit als frühe Grundgefahr für das psychische Überleben hervorgehoben hat (Schore 2007, S. 177).

2.3 Das Traumamodell Sándor Ferenczis

Auf dem Wiesbadener psychoanalytischen Kongress (1932) schlug Ferenczi mit seiner Formulierung der Verführungstheorie den Bogen zurück zu Freuds erster Traumatheorie. Sein Vortrag »Sprachverwirrung zwischen dem Erwachsenen und dem Kind« kann als eine bis heute zutreffende Analyse traumatischer Störungen gelten. Er führte aus, dass das reale Trauma, speziell das *Sexualtrauma*, als krankmachendes Agens nicht hoch genug veranschlagt werden kann. Er war der Überzeugung, dass das traumatische Moment in der Pathogenese der Neurosen nicht zu vernachlässigen sei und ein Nichtbeachten äußerer Faktoren falsche Schlussfolgerungen bedinge und somit einen vorschnellen Rückgriff auf innere Dispositionen.

So führt er die Entstehung der Neurosen auf einen massiven traumatischen Angriff eines Erwachsenen auf sein ihn liebendes Kind zurück, der eine Ich- und Über-Ich-Veränderung hervorruft (1933 [1984]). Denn die noch zu schwach entwickelte Persönlichkeit, so Ferenczi, kann nicht mit Abwehr reagieren, stattdessen kommt es zu einer ängstlichen Identifizierung und Introjektion des bedrohenden oder angreifenden Liebesobjektes. Dies, weil für ein Kind das »Alleinsein ohne mütterlichen oder sonstigen Schutz und ohne ein erhebliches Quantum an Zärtlichkeit unerträglich ist« (Ferenczi 1933 [1984], S. 310).

Neben dieser *»passiven Objektliebe«* oder der Zärtlichkeit gebe es die *»aktive Objektliebe«*, allerdings nur als spielerische Fantasie. Dabei gehe es z. B. darum, die Stelle des gleichgeschlechtlichen Elternteils einzunehmen, allerdings nur in der Fantasie. Doch missinterpretierten manche Erwachsene die Zärtlichkeit des Kindes als Aufforderung zu sexuellen Handlungen, worin die Sprachverwirrung besteht und als Enttäuschung und Vertrauensbruch vom Kind erlebt werden muss. Leugnet das traumatogene Liebesobjekt das Geschehen oder bagatellisiert es, ruft das Verwirrung und Unsicherheit gegenüber der eigenen Wahrnehmung hervor. In diesem Kontext, bemerkt Bohleber (2000), bekommen gerade auch »die Worte des traumatisierenden Liebesobjekts und die Sprache [...] als traumatogene Faktoren eine bedeutsame Rolle« (Bohleber 2000, S. 802). Reale Gewalt setze beim hilflos ohnmächtig ausgelieferten Kind, so Ferenczi, eine Notfallreaktion der Internalisierung in Gang, die es zwingt, »sich dem Willen des Angreifers unterzuordnen, jede seiner Wunschregungen zu erraten und zu befolgen, sich selbst ganz vergessend sich mit dem Angreifer vollauf zu identifizieren. Durch die Identifizierung, sagen wir Introjektion des Angreifers, verschwindet dieser als äußere Realität und wird intrapsychisch, statt extra« (Ferenczi 1933 [1984], S. 519). Zu den traumatischen Ereignissen, »Einwirkungen«, zählt Ferenczi »tatsächliche Vergewaltigungen von Mädchen, die kaum dem Säuglingsalter entwachsen sind, ähnliche Sexualakte erwachsener Frauen mit Knaben, forcierte Sexualakte homosexuellen Charakters« (Ferenczi 1933 [1984], S. 518) und »unerträgliche Strafmaßnahmen« (Ferenczi 1933 [1984], S. 521) und einen »Terrorismus des Leidens«, den chronisch oder hypochondrisch kranke Eltern den Kindern gegenüber ausüben und sie so zu ihren »lebenslängliche[n] Pflegerin[nen]« (Ferenczi 1933 [1984], S. 523) machen. Um aber trotz des erfahrenen Leids ein genügend gutes Elternbild zu bewahren und die frühere Zärtlichkeitssituation aufrechtzuerhalten, ist die Psyche des Kindes gezwungen, sich in einer autoplastischen Reaktionsweise mit dem Gewaltsamen der Beziehungsperson zu identifizieren und es in sein Über-Ich aufzunehmen, damit das Liebesobjekt im Außen gut bleiben kann (Ferenczi 1933 [1984], S. 520).

Durch diesen Spaltungsvorgang, den die Psyche des Kindes vornimmt, wird das traumatogene Introjekt Bestandteil eines feindlich gesonnenen Über-Ichs (→ Wurmsers Traumamodell, in dem das Introjektionsgeschehen einer traumatisierenden Umwelt zu massiven innerpsychischen Konflikten führt und einem archaisch strafenden Über-Ich; Kap. 2.8). Mithilfe dieses Vorgangs wird die unerträgliche traumatische Realität erträglich gemacht, kann das Kind die Beziehung zu seinem Liebesobjekt, auf die es existenziell angewiesen ist, doch noch beibehalten, ohne daran zu vergehen. Verschlimmert wird die Situation des Kindes aber dennoch weiter, nämlich durch »die Introjektion des Schuldgefühls des Erwachsenen«. Sie bewirkt eine »bedeutsamste Wandlung [...] im Seelenleben des Kindes« (Ferenczi 1933 [1984], S. 519). Zwar wird der Erwachsene zusätzlich entlastet, doch trägt das Kind die ganze Last der vermeintlichen Schuld. Hirsch (2004) schlägt vor, diesen gesamten Vorgang des In-sich-Aufnehmens des Schuldgefühls und der Implantation von Gewalt als »Introjektion der Gewalt« zu bezeichnen. Er betont, dass bei Ferenczi das Kind in der Position des Opfers bleibt, um so das traumatogene Liebesobjekt und die Beziehung zu ihm zu schützen. So wird die introjizierte Gewalt oft lebenslang, von innen gegen das eigene Selbst gerichtet. In der Folge kommt es zu Selbstdestruktion gegen den eigenen Körper, Suchtverhalten, entsprechende Partnerwahl, Scheitern am Erfolg, um nur einige Möglichkeiten zu nennen, begleitet von Selbstwerterniedrigung und massivem Schuldgefühl (Hirsch 1987, 1997), wie ich es in Kapitel 1 dargestellt habe.

MERKE

Ferenczi sah bei der Identifizierung mit dem Angreifer noch einen weiteren Mechanismus am Werke, nämlich das plötzliche »Aufblühen neuer Fähigkeiten nach Erschütterung«. Das »sexuell angegriffene Kind« bringe Fähigkeiten und Empfindungen eines ausgereiften Menschen »unter dem Druck der traumatischen Notwendigkeit plötzlich zur Entfaltung«. Er bezeichnete diesen Mechanismus als *traumatische (pathologische) Progression oder Frühreife* (Ferenczi 1933 [1984], S. 522).

Diese erzwungene Progression kann neben dem emotionalen Bereich auch den intellektuellen einbeziehen sowie Verständnis und Sorge für die ganze Familie. Außerdem kann die Angst vor dem hemmungslosen, also gleichsam verrückten Erwachsen das Kind sozusagen zum Psychiater seines traumatogenen Liebesobjektes machen. Jedoch muss es sich, um das zu werden und sich vor den Gefahren seitens Personen ohne Selbstkontrolle zu schützen, mit ihnen zunächst vollkommen identifizieren (Ferenczi 1933 [1984], S. 523).

Wie sich solche Kindheitserfahrungen später in der analytischen Praxis in Szene setzen können, beschrieb Ferenczi als ein Unvermögen bestimmter Patientinnen, sich adäquat gegen Frustrationen, Schwäche und spezifische Heucheleien des Analytikers in der therapeutischen Situation abzugrenzen. Sie identifizierten sich stattdessen mit dem Analytiker, so wie sie das bereits mit dem gewalttätigen Liebesobjekt ihrer Kindheit taten und es nicht wagten, ihm zu widersprechen oder ihm ihre Meinung zu sagen.

Diese Beobachtungen führten Ferenczi dazu, seine distanzierte analytische Haltung aufzugeben. Stattdessen bemühte er sich um unbedingte Aufrichtigkeit, gestand Irrtümer ein und sprach eigene Gefühle im psychotherapeutischen Prozess an. Erst dadurch konnte der Unterschied zur Vergangenheit mit dem traumatogenen Liebesobjekt für die Patientinnen sichtbar gemacht und therapeutisch bearbeitet werden und mögliche *Objektkonfusion*, wie Fischer & Riedesser (1999) diesen Vorgang bezeichnen, entzerrt werden. Hochverdichtet ist festzustellen, dass Ferenczi viele spätere Erkenntnisse der Traumaforschung vorweggenommen hat.

2.4 Traumakonzepte der Objektbeziehungstheorie

Durch die Erforschung und Beobachtung und die daraus resultierende genauere Kenntnis der frühkindlichen Entwicklung im Rahmen der psychoanalytischen Entwicklungspsychologie hat sich unser Wissen über Ursache und Folge von Traumatisierung erweitert und vertieft und haben uns die Pioniere der psychoanalytischen Entwicklungspsychologie basale Einsichten zur Verfügung gestellt, die bis heute von weitreichender Gültigkeit sind. Mit der Entwicklung der Objektbeziehungstheorien wird die Objektbeziehung zur Basis der Traumatheorie. Diese Auffassung vom Entstehen kindlicher Traumata im Rahmen einer Objektbeziehung erwies sich bis heute als überaus fruchtbar.

2.4.1 Das Traumamodell Donald Winnicotts

Die Ausführungen von Donald W. Winnicott, Londoner Kinderarzt und Psychoanalytiker, zum Trauma und seinen Auswirkungen, wie sein Werk überhaupt, gehören zu den gedankenreichsten der Psychoanalyse.

Nach seiner Auffassung, die Bion und später u.a. Kohut aufgegriffen haben, verläuft die frühkindliche Entwicklung nur dann ungestört, wenn das Kind mit seinen noch unentwickelten Möglichkeiten auf eine optimal ergänzende Umwelt trifft, auf die, wie sie Winnicott nennt, »good enough mother«. Sie kann dem Säugling die Illusion der Omnipotenz bescheren, über sie völlig verfügen zu können. Im Rahmen seiner Erforschung der Ätiologie des »wahren« und des »falschen Selbst« untersuchte Winnicott zunächst das Stadium der ersten Objektbeziehungen. Er stellte fest, damit eine Mutter wesentliche förderliche Funktionen für den Säugling erfüllen kann, findet schon während der Schwangerschaft eine spezielle Orientierung auf ihren Säugling statt, in Form einer zunehmenden Identifikation mit ihm, in Abhängigkeit von ihrer eigenen seelisch-geistigen Gesundheit und der Unterstützung durch ihre Umwelt. Die entwickelte mütterliche Funktion befähigt sie, die frühesten Erwartungen und Bedürfnisse ihres Säuglings zu erfassen und zu wissen und zu spüren, wann er sich wohlfühlt. So »weiß sie, wie sie ihr Kind halten muss, so dass das Kind anfängt zu existieren und nicht zu reagieren« (Winnicott 1965 [1974], S. 193). Mithilfe der mütterlichen Hingabe an ihr Kind kann sich das »wahre Selbst« entwickeln. Indem die Mutter den meistens »unintegrierten Säugling [...] hält, manchmal physisch, und ständig im übertragenen Sinn«, befördert sie »die Kohäsion seiner verschiedenen sensomotorischen Elemente«. »Gerade in den spontanen Gesten des Säuglings« vermutet Winnicott »die Existenz eines potentiellen wahren Selbst« (Winnicott 1965 [1974], S. 188). Die Mutter, die *gut genug* und wiederholt die Gesten und Impulse des Säuglings unterstützt, stärkt so sein schwaches Ich und macht ihn das Gefühl des Lebendigseins erfahrbar, von »Lebendigkeit der Körpergewebe und dem Wirken von Körperfunktionen, einschließlich der Herzarbeit und der Atmung«. Durch beruhigende Berührung, sanftes und sicheres Im-Arm-gehalten-Werden, wohltuende Wärme und das Herstellen des homöostatischen Gleichgewichts in Bezug auf Schlaf, Hunger, Stimulation und Beruhigung sowie dem Schaffen wiederholter Übergänge aus emotional leidvollen Zuständen in Zustände der Ruhe und dem Ermöglichen anhaltend positiver emotionaler Zustände ermöglicht die Mutter, dass sich das wahre Selbst des Kindes konstituieren kann. Wozu auch gehört, mit ihrem Verhalten all seinen Omnipotenzäußerungen Geltung zu verschaffen (Winnicott 1965 [1974], S. 189). Diese mütterliche Anpassungsleistung ermöglicht dem Säugling, an eine äußere Realität zu glauben, »die wie durch Magie erscheint und sich verhält«, sodass er dann allmählich seine Omnipotenz aufgeben kann. Dazu aber benötigt der Säugling die einfühlsame Resonanz der Mutter, die der Spontaneität des wahren Selbst Raum lässt und es schafft, »die Illusion des omnipotenten Erschaffens und Lenkens zu genießen [...] und allmählich das illusorische Element« zu erkennen und »die Tatsache [zu lernen], dass er spielt und phantasiert«.

Diese Fähigkeit als wichtigste Voraussetzung des Mentalisierens und der Affektspiegelung werden m. E. Fonagy et al. (2002) in ihrem entsprechenden Konzept mit aufnehmen. Durch die eben genannte Erkenntnis und durch die emotionale Beziehung zur Mutter wird die Grundlage für »die Fähigkeit des Säuglings, ein Symbol zu benützen« (Winnicott 1965 [1974], S. 189), geschaffen. In der weiteren Entwicklung führt jeder neue Lebensabschnitt, in dem das wahre Selbst nicht ernsthaft unterbrochen wird, zu einem wachsenden Gefühl, real zu sein. Hat sich die Mutter gut genug an die Lebensbedürfnisse des Säuglings angepasst, entwickelt er eine Ich-Organisation, die auch an die Gegebenheiten der Umwelt angepasst ist, da das wahre Selbst im gesunden Leben mit Unterstützung seiner Liebesobjekte eine Fähigkeit entwickelt, sich zu fügen, ohne sich preiszugegeben. Die wachsende Fähigkeit zu Kompromissen, die das Kind eingehen kann, ist dann eine Errungenschaft, die in einer resonanten, liebevollen und tragenden Beziehung erworben wird und beim gesunden Menschen Bestandteil sozialen Verhaltens ist. Hört aber ein Kompromiss auf, zulässig zu sein, ist »das wahre Selbst in der Lage, sich gegenüber dem gefügigen Selbst« (Winnicott 1965 [1974], S. 195) durchzusetzen.

In seiner Theorie des normalen und pathologischen Narzissmus, so werden wir später verfolgen können, wird sich Kohut (1971 [1976]) auf die Konzeptualisierung Winnicotts stützen, auf ihr aufbauen und sie in Teilen erweitern (→Kap. 2.5). Auch Stern wird all das, was Winnicott bezogen auf das Verhalten der »good enough mother« beschreibt und als ihre »haltende Funktion« definiert, als einen Komplex emotionaler und physischer mütterlicher Funktionen aufgreifen, der sich ganz wesentlich durch Blick und Stimme der Mutter vermittelt (→Kap. 2.6). Denn beides nutzt die »good enough mother«, um die Affekte des Kindes zu regulieren und zu modulieren (Schore 2007, S. 13). Diese mütterliche Funktion beschreibt Bion als träumerisches Ahnungsvermögen – »Rêverie« –, sich in die Zustände des Säuglings einzufühlen (Bion 1962 [1992], S. 17), eine Form der Einfühlung, die im therapeutischen Prozess ebenfalls von großer Bedeutung ist. All dies gehört zu den wichtigsten und schwierigsten mütterlichen Aufgaben, »dem Kind zu ermöglichen, ansteigend intensive affektive Spannung zu ertragen, dann aber einzuschreiten und das Kind zu beruhigen, bevor es von seinen Emotionen überwältigt wird« (Krystal 1978, S. 96; → auch Schore 2007, S. 131). Fonagy et al. (1995) weisen darauf hin, dass Eltern, um eine affektregulatorische Funktion leisten zu können, »sowohl den eigenen als auch den affektiven Zustand des Säuglings zunächst erleben und dann regulieren« (Schore 2007, S. 132) müssen. Dabei müssen sie nicht nur den verzweifelten Zustand des Säuglings spiegeln, sondern auch den Kummer des Kindes ertragen, ohne sich von ihm überwältigen zu lassen.

Entwicklung eines »falschen Selbst« Bei unzureichender mütterlicher Fürsorge »kommt das Kind nicht wirklich zu seiner ureigensten Existenz, weil es keine Kontinuität des Seins gibt; stattdessen entwickelt sich die Persönlichkeit auf der Basis von Reaktionen auf Umgebungseinflüsse« (Winnicott 1965 [1974], S. 67). Die Mutter versäumt dabei wiederholt, die Gesten des Säuglings zu beantworten. Stattdessen setzt sie ihre eigenen Vorstellungen, Bedürfnisse und Impulse ein, um sich den Säugling gefügig zu machen. In der Gefügigkeit des Säuglings sieht Winnicott das früheste Stadium des falschen Selbst (Winnicott 1965 [1974], S. 189). Dadurch kann aber der »Prozess, der zur Fähigkeit des Symbolgebrauchs führt«, nämlich die interessierte, neugierige Besetzung der äußeren Objekte, nicht in Gang kommen oder wird unterbrochen. Die entstehende hochambivalente Beziehung zur Mutter führt zu verschiedenen Abwehrversuchen des Säuglings, um sein Selbst zu retten. Der Zwang in eine falsche Existenz führt ihn bereits im frühesten Alter in Protest, sich manifestierend in allgemeiner Reizbarkeit oder in Ernährungs- und anderen Funktionsstörungen. Auch wenn sie zunächst klinisch wieder verschwinden können, tauchen sie »in einem späteren Stadium in schwerwiegender Form wieder auf« (Winnicott 1965 [1974], S. 191). Eine andere Möglichkeit, sich zu retten, gelingt durch Introjektionen und dann genauso zu werden, wie es die Mutter und die ganze Umgebung erwarten, und sich zu fügen. Das falsche Selbst wird dann quasi wie eine Maske schützend und es verbergend über das wahre Selbst gezogen. Im Extrem kann es so umfänglich verborgen sein, dass Spontaneität gar nicht mehr gelebt wird (Winnicott 1965 [1974], S. 191) und sich ein Gefühl des Unwirklichen und der Nichtigkeit einstellt.

MERKE

Das falsche Selbst gründet nach Winnicott immer in einer Abwehr gegen das Undenkbare, die Ausbeutung des wahren Selbst, die zu seiner Vernichtung führen würde. Ist eine Mutter nicht nur »nicht gut genug, sondern auf quälende unregelmäßige Weise einmal gut, einmal böse« und muss im Kontakt Konfusion schaffen, weil das Bestandteil ihrer Erkrankung ist, kann dies dazu führen, dass »die letzten Spuren der Fähigkeit eines Säuglings«, sein wahres »Selbst zu verteidigen«, zerstört werden (Winnicott 1965 [1974], S. 191 f.), begleitet von einem lebenslangen Gefühl der Fremdheit und inneren Leere.

Befindet sich die Mutter in einer Depression und ist ihr zentrales inneres Objekt, aus ihren eigenen traumatischen Säuglingserfahrungen resultierend, tot, wird sie in der entscheidenden frühen Säuglingszeit ihres eigenen Kindes ihm mit dieser inneren Gestimmtheit begegnen. Jetzt muss sich der Säugling an die Rolle des toten Objektes der Mutter anpassen und einen Teil seiner Lebhaftigkeit dem »Anti-Lebens-Faktor, der aus der Depression der Mutter stammt« (Winnicott 1965 [1974], S. 252), opfern.

Diese Gedanken wurden u. a. von André Green in »Die tote Mutter« aufgegriffen (Green 1993). In der traumatisierenden Dyade erleben dann Säugling und Mutter statt interaktiver, sich entwickelnder, vitaler Affekte einen Anti-Lebens-Faktor und tote Zonen. Zieht der Säugling sich dann selbstbewahrend zurück, weil Hoffnungs- und Hilflosigkeit unerträglich sind, kann diese Dissoziation, sich im Verhalten als ein Sich-Totstellen manifestierend, »als Unterwerfung und Resignation bei unvermeidlicher, überwältigender, sogar psychisch den Tod bringender Gefahr« (Davies & Frawley 1994; → auch Schore 2007, S. 177) verstanden werden.

Kommt später eine Patientin, die solche traumatischen Erfahrungen machen musste, zu uns in Behandlung, kann das in der Gegenübertragung das Gefühl auslösen, konfus und verrückt gemacht werden zu sollen.

Vier Formen des falschen Selbst Winnicott unterscheidet ihre Ausprägung auf einem Kontinuum, ausgehend von einem extremen Pol hin zu mehr Gesundheit.

1. An dem extremsten Pol steht eine Person, die auch auf andere real wirkt, aber eine Art mechanischer Existenz führt, und bei der spürbar wird, dass etwas Wesentliches fehlt, »nämlich das Lebendige und Kreative, das wahre Selbst, das verborgen werden muss« (Winnicott 1965 [1974], S. 186), und sie nicht als ganzer Mensch spontan zu handeln vermag.
2. Weniger extrem und starr ist die Abwehr da, wo ein falsches Selbst das wahre Selbst zu verteidigen sucht und Letzterem ein geheimes Leben zusteht. Das können wir z. B. bei psychischen Erkrankungen beobachten, die darauf zielen, die eigene Individualität trotz abnormer Umweltbedingungen zu bewahren.

3. Auf dem Kontinuum mehr hin zum Pol Gesundheit sucht das falsche Selbst nach Bedingungen, die es dem wahren Selbst ermöglichen, zu leben. Gelingt es diesem Menschen nicht, solche Bedingungen zu finden, sinnt er auf andere Möglichkeiten, sein wahres Selbst vor weiterer Ausbeutung zu retten, im Extrem sogar durch Suizid. Auch wenn dabei das ganze Selbst zerstört wird, ist die Absicht, das wahre Selbst zu bewahren. Bei Suizid als einzigem Bollwerk »gegen einen Verrat des wahren Selbst fällt es dem falschen Selbst zu, den Selbstmord zu organisieren«, dann in seiner Funktion weiteren Schaden des wahren Selbst abzuwenden.
4. Als vierte Form nennt Winnicott das falsche Selbst, das auf Identifikationen aufgebaut ist, die ihm Befriedigung und Gratifikation verschafft. Beim Gesunden wird das falsche Selbst »repräsentiert [...] durch die ganze Organisation der höflichen und gesitteten gesellschaftlichen Haltung [...] der Gewinn ist die Stellung in der Gesellschaft, die niemals durch das wahre Selbst allein erlangt oder gewahrt werden kann« (Winnicott 1965 [1974], S. 185 f.). In Verbindung zu einem hohen intellektuellen Potenzial kann dieses genutzt werden, um das wahre Selbst zu verbergen und persönliche Probleme durch seine Nutzung zu lösen. Dabei kann es dazu kommen, dass sich die betreffende Person »umso mehr als ›leerer Popanz‹ fühlt, je mehr Erfolg« sie hat (Winnicott 1965 [1974], S. 188), und sich in der Folge oft auf die eine oder andere Weise ihren Erfolg zerstört.

Haltefunktion in traumafokussierten Psychotherapien Auf die grundsätzlich lebenserhaltende Haltefunktion hat uns Winnicott hingewiesen. In diesem Zusammenhang möchte ich darauf aufmerksam machen, dass in einer Psychotherapie mit Traumatisierten besonders auch die nonverbale Aktivität der Psychotherapeutin (Davis & Hadiks 1994) bedeutsam ist. Mehr als das Verbalisieren vermittelt sie der Patientin das Empfinden einer sicher haltenden Umgebung. Denn »die haltende Situation schließt sowohl ein physiologisches als auch ein psychologisches Halten« ein und ist »der transpersonale Prozess [...], das Medium dieser notwendigen psychobiologischen Verbindung«, auf die Schore hinweist, sich auf Muir (1995) beziehend (→ auch Schore 2007, S. 252).

Winnicott hat noch eine weitere wichtige Unterscheidung getroffen, und zwar zwischen Deprivation und Privation. *Privation* erlebt der Säugling in einer Phase, in der er die mütterliche Fürsorge noch nicht bewusst wahrnimmt, die Mutter ihn zwar markiert, aber verzerrt spiegelt und damit sein Bewusstsein seines eigenen Erlebens untergräbt. *Deprivation* spürt er erst, wenn er sich seiner eigenen Bedürfnisse sowie der seines Objekts bewusst wird und beginnt, Fehlanpassungen seiner Umwelt wahrzunehmen. Hier spiegelt die Mutter den Säugling unmarkiert und schiebt ihm ihren kongruenten Affekt unter (Fonagy et al. 2002, S. 203). Zwar wird »der Ausdruck des wahren Selbst nicht aktiv vereitelt«, aber das Kind kann die misslingende oder zurückgenommene Ich-Unterstützung nicht bewältigen und entwickelt eine antisoziale Tendenz, die sein Selbstgefühl schützen soll. Dies deshalb, weil das Kind die Fähigkeit zur Anteilnahme und Sorge erst gegen Ende des zweiten Lebensjahres erwirbt. Diese kann es aber nur erwerben, »wenn konstruktive und kreative Wiedergutmachungserfahrungen ein Verantwortungsgefühl in ihm entstehen lassen«. Haben sich diese Funktionen von Sorge und Anteilnahme entwickelt, kann das Kind mehr und mehr »konstruktive Elemente der Aggression in den Dienst von Arbeit und Spiel stellen« (Fonagy et al. 2002, S. 204).

2.4.2 Das Traumakonzept Michael Balints

Auch in Balints Traumamodell (1959 [1960], 1965 [1969]) spielt die Objektbeziehung eine entscheidende Rolle. Er hat in der Nachfolge von Ferenczi die sog. *Ein-Personen-Psychologie* der Psychoanalyse infrage gestellt und an ihre Stelle die Bedeutung der *Zwei-Personen-Psychologie* gerückt. Von einem traumatogenen Objekt sprechend, merkt er kritisch an, es werde dabei viel zu sehr nach der Rolle der Mutter geschaut, ohne ausreichend die des Vaters zu bedenken. Ebenso wie Winnicott thematisiert Balint die traumatische Wirkung von frühkindlicher Trennung, Verlassenheit, Nicht-gehalten-Sein und Fallen-gelassen-Werden. Was er die *»Grundstörung«* (Balint 1970) nannte, umschreibt ein tiefes und alles durchdringendes Gefühl, dass es einen innen liegenden Defekt gibt, der sich weit ausbreitet und die gesamte psychobiologische Struktur des Menschen erfasst. Er wird erlebt als ein »Gefühl der Leere, Verlorenheit, des Abgestorbenseins, der Sinnlosigkeit« (Balint 1970, S. 29).

Dieser strukturelle Defekt ist nach Balint die Folge einer schwerwiegenden Diskrepanz zwischen den kindlichen Bedürfnissen und der Fähigkeit der nahen Bezugspersonen in seiner frühen Umgebung, diese zu erfüllen. Für ihn gewinnt ein Ereignis oder eine Situation traumatische Wirkung, wenn zwischen dem Kind und dem traumatogenen Objekt eine intensive Beziehung besteht, für uns in der KIPT ein zentrales Kriterium für die Definition von Beziehungstraumatisierung.

Den traumatischen Charakter einer Objektbeziehung erschloss Balint aus seinen Beobachtungen in der analytischen Behandlungssituation. Zunächst nahm er an, »daß das Bedürfnis, dem Analytiker nahe zu sein, ihn zu berühren oder sich an ihn anzuklammern, einer der kennzeichnendsten Züge der primären Liebe sei«, die die Patientin wiederzubeleben suche. Doch dann erkannte er, »daß das Anklammerungsbedürfnis die Reaktion auf ein Trauma ist, ein Ausdruck der Angst, fallengelassen oder verlassen zu werden, und zugleich eine Gegenwehr dagegen« (Balint 1959 [1960], S. 81). Also ein sekundäres Phänomen, das darauf zielt, die ursprüngliche Einheit, die zerbrochene oder nie erlebte Nähe und Berührung der primären Liebe, mit der Analytikerin herzustellen und in der Regression von ihr erkannt und in ihren Gefühlszuständen und Bedürfnissen wahrgenommen zu werden. Kohut wird in seiner Theorie später von der *Selbstobjekt-Funktion des Liebesobjektes* sprechen (Kohut 1977 [1981]).

MERKE

»Primäre Liebe« zwischen Liebesobjekt und Kind ist durch eine »harmonische Verschränkung« gekennzeichnet, die gleichsam unbemerkt existiert

> (Balint 1959 [1960], S. 88, 213). Erst ihr Fehlen führt zu lärmenden Reaktionen, wie das Fehlen von Sauerstoff zu keuchender Atmung. In der Folge versucht das Kind und später der Erwachsene durch Anklammerung, sich der Einheit mit seinem Liebesobjekt zu versichern.

Der von Balint sog. Oknophile (gr. okneo = sich scheuen, zögern, sich fürchten, sich anklammern, phil = lieben) sucht sein Leben durch innige Objektbeziehungen zu bewältigen. Der sog. Philobat (abgeleitet von »Akrobat«, »der in die Höhe Springende«), der dasselbe Trauma erlitten hat, konnte andere Fertigkeiten erwerben, die es ihm bis zu einem gewissen Grade ermöglichen, die zerstörte Harmonie zwischen sich und der Welt wiederherzustellen. Doch scheint er unter einem Zwang zu stehen, das ursprüngliche Trauma in einer nie endenden Wiederholung neu aufleben zu lassen. Er hat sich aus Abwehrzwecken gegen die nie oder zu wenig erfahrene Nähe die Illusion der »freundlichen Weiten« aufgebaut. Um sich diese herzustellen und eine erregende Spannung zu erfahren, muss er die Sicherheitszone einer nahen Beziehung verlassen und sich Risiken aussetzen, die das ursprüngliche Trauma erneut gegenwärtig sein lassen.

Balints Traumakonzept, das ebenso wie Winnicotts Strukturkonzept vom »falschen Selbst« ein Gefügigmachen des kindlichen Selbst beinhaltet, verstehe ich auch als eine Form des archaischen Über-Ichs, wie Wurmser (2004) es darlegt. Außerdem entspricht seine Beschreibung einer »oknophilen« im Gegensatz zur »philobatischen« Haltung, so werden wir später sehen, dem Verständnis der Bindungstheorie und -forschung vom vermeidend-ablehnenden im Gegensatz zum widerstrebend-verstrickten Bindungsmuster (→ Kap. 2.7).

Dreiphasige dynamische Feinstruktur der traumatische Situation Balint entwirft, in Anlehnung an Ferenczis Ausführungen (Ferenczi 1933 [1984]), folgende Feinstruktur der traumatischen Situation:

1. Die Abhängigkeit des unreifen Kindes von dem Erwachsenen in einer vor allem vertrauensvollen Beziehung mit Versagungen, »die zu Irritation und sogar Wut führen« (Balint 1970, S. 353).
2. Der Erwachsene verhält sich gegen die Erwartung des Kindes mit etwas höchst Aufregendem, Erschreckendem oder Schmerzhaftem, plötzlich oder sich wiederholend. Kinder reagieren »auf ihre Weise sehr empfindlich auf echtes Leiden« ihrer Beziehungspersonen, »aber ihre Reaktion des Mitgefühls und ihre Versuche, den leidenden Erwachsenen zu trösten«, bleiben »entweder unbeachtet [...], missverstanden und als sexuelle Angebote missdeutet«. Es können »übermäßige Zärtlichkeit oder Grausamkeit« folgen und somit schwere »Überstimulierung des Kindes«. Es können auch die kindlichen Annäherungsversuche ganz übersehen werden, »was für das Kind Zurückweisung und tiefe Enttäuschung bedeutet« (Balint 1970, S. 352).
3. Volle Traumatisierung ist bedingt durch eine völlig unerwartete Abweisung des Kindes, das »die leidenschaftliche Teilnahme des Erwachsenen an den Ereignissen der zweiten Phase«, die es als erregendes, leidenschaftliches Spiel verstanden hat, erneuern möchte. Der Erwachsene tut dann eventuell so, als wäre das alles nicht

geschehen; »er kann sogar moralische Entrüstung heucheln und das Kind wegen seiner Verderbtheit in Grund und Boden verdammen [...]«. Eine andere Form der Traumatisierung ist die, wenn das Kind noch voller Schmerz und Kummer ist, dass seine vorigen Annäherungsversuche auf Ignorieren und Verständnislosigkeit stießen, und nun nochmals »versucht, Verständnis, Beachtung und Trost zu erlangen« (Balint 1970, S. 353 f.), aber erneut abgewiesen und in seinem Bedürfnis lächerlich gemacht wird.

2.5 Traumakonzepte der Selbstpsychologie Heinz Kohuts

Der Pionier der Selbstpsychologie Heinz Kohut, Neurologe und Psychoanalytiker, arbeitete mit seinem Buch *Narzissmus* (1971 [1976]) die zentrale Rolle des Selbst in der menschlichen Existenz heraus. Darin stellte er eine integrierende Theorie der Entwicklung, des Strukturbildungsprozesses, der Psychopathogenese und der Psychotherapie von Selbststörungen dar. Seine Betonung des Selbst gegenüber dem Ich bedeutete eine kreative Ergänzung zur Theorie Freuds.

Ich gebe einen kurzen Überblick zu Kohuts Konzept und seinen zentralen Gedanken einer Selbstpsychologie und seiner Kerngedanken zur Psychopathogenese schwerer Defizite im Selbstsystem und frühkindlicher Traumata. Dazu beleuchte ich zunächst kurz die drei Stadien der narzisstischen Entwicklung, die s. e. jedes Kind durchläuft.

2.5.1 Stadien der narzisstischen Entwicklung

1. Stadium des Größen-Selbst Das Größen-Selbst ist beherrscht von dem Wunsch nach Verschmelzung mit etwas unbegrenzt Großem. Die Eltern fördern und unterstützen die gesunde Entwicklung des kindlichen Größen-Selbst, indem sie dem Kind bestätigen, dass es lieb, schön, tüchtig und groß sei. Dabei ist die *»Spiegelfunktion«* der Eltern, der Glanz in den Augen der Mutter, eine entscheidende Voraussetzung für die Befriedigung narzisstischer Bedürfnisse und für die Fortentwicklung einer stabilen Selbstkonstituierung. Die schmerzliche Realität mithilfe von Größenfantasien zu verleugnen ist in dieser Phase obligatorisch. Dabei hat das *»Selbstobjekt«* eine überaus wichtige Rolle inne.

Konstrukt des Selbstobjektes: Nach Kohuts Konzept aus der reifen psychologischen Organisation der Eltern erwachsend, fungiert das Selbstobjekt für das Kleinkind als grundlegender Entwicklungsmotor, da es wichtige regulatorische Funktionen für seine noch unreife und unvollständige psychologische Organisation leistet. Diese regulierenden Selbstobjekt-Erfahrungen beeinflussen auf nonverbalen Ebenen und unterhalb der bewussten Wahrnehmung unmittelbar die Vitalisierung und die strukturelle Kohäsion des kindlichen Selbst. Sie liefern die besonderen intersubjektiven affektiven Erfahrungen, die das Auftauchen und die Erhaltung des Selbst evozieren (Kohut 1984 [1989]). Sie verhelfen zu einer Synchronisierung der Affekte zwischen Mutter und Kind und ermöglichen auch eine interaktive Wiedergutmachung bei immer wieder vorkommender weniger gelungener Regulation. Nach Schore (2007) sind unsere Selbstobjekte externe psychobiologische Regulatoren affektiver Erfahrungen, die Zustände von maximaler Kohäsion kokreieren. Das Konstrukt des Selbstobjekts basiert, so Kohut, auf zwei wichtigen theoretischen Komponenten:

- der Betonung des Mutter-Säugling-Paares als eine Selbst-Selbstobjekt-Einheit, in der die frühe Entwicklung im Wesentlichen in Abhängigkeit zwischen Selbst und Objekten in einem System verläuft
- dem Konzept der Regulation (Kohut 1971 [1976], 1977 [1981]), das die dyadische wechselseitige Regulationstransaktion des Säuglings mit den Selbstobjekten zur Beibehaltung und Stabilisierung seines inneren homöostatischen Gleichgewichts betont

Positive »Selbstobjekt-Erfahrungen« sind generell für die strukturelle Kohäsion des Selbst beim gesunden und beim psychisch kranken Menschen ein Leben lang von zentraler Bedeutung, da sie die strukturelle Kohäsion und vitale Kraft des Selbst begünstigen. Kohut beschrieb den Kern des Selbst als eine Struktur, die sich sehr früh entwickelt und welche die Basis für unsere Erfahrung liefert, dass unser Körper und Geist eine Einheit im Raum und ein Kontinuum in der Zeit darstellt und den »zentralen Sektor der Persönlichkeit bildet« (Kohut 1977 [1981], S. 155).

Diese Konzeption wird sich, wie ich zeigen werde, bei Daniel Stern wiederfinden (→ Kap. 2.6). Lichtenberg et al. (1996, S. 160) heben zwei Klassen von Selbstobjekt-Regulationserfahrungen hervor: Vitalisierung, die sich auf die interaktive Regulation positiver Affekte bezieht, und Beruhigung auf die negativen Affekte. Diese interaktiven Regulationsprozesse werden von den derzeitigen psychobiologischen Bindungsmodellen ebenfalls hervorgehoben. Auch darauf werde ich später zurückkommen, ebenso wie auf ihre Bedeutung im Rahmen der Psychotraumabehandlung (→ Kap. 3).

In der Katathym Imaginativen Psychotraumatherapie (KIPT) geht es u. a. darum, die strukturelle Kohäsion und vitale Kraft des Selbst zu fördern und die Patientin darin zu unterstützen, interaktiv Beruhigung und Vitalisierung mit uns als Psychotherapeutin und imaginativ mit hilfreichen Begleitern zu erfahren. Dabei macht sie positive Subjekt-Objekt-Erfahrungen, nicht zuletzt auf der Grundlage aller imaginativen Anregungsmotive, die narzisstische Restitution vermitteln (→ Kap. 3).

2. Stadium der Relativierung des Größen-Selbst durch Selbstobjekt-Erfahrung Um allmählich sein Größen-Selbst zu relativieren, brauchen Säugling und Kleinkind auch weiterhin angemessene Selbstobjekt-Erfahrungen. Abrupte Enttäuschungen, ein zu schneller Abbau des Größen-Selbst oder der Eltern-Idealisierung, mangelhafte oder fehlende idealisierte Objekte können zu »schwachen Stellen« im Selbstsystem führen, die bei späteren Belastungen manifeste Störungen zur Folge haben (Kohut 1971 [1976]).

3. Stadium des Ideal-Selbst Mittels Identifizierung mit omnipotenten und allwissenden Objekten (idealisiertes Objekt) versucht das Kind weiter, sein Größen-Selbstwertgefühl zu retten (im dritten Lebensjahr und danach eine obligatorische Zwischenstufe der Entwicklung). Nachdem die Überhöhung des eigenen Selbst und die Idealisierung der Eltern durch den Abbau und die Relativierung des Größen-Selbst und der idealisierten Bilder überwunden sind, entsteht ein an die Realität angenähertes, aber auch etwas von ihr abgehobenes Idealbild von sich selbst. Es funktioniert, so Sandler & Joffee (1969), als eine Art abfedernder Puffer, sodass sich die Betreffende sagen kann: »Bei allen meinen augenblicklichen Mängeln bin ich im Grunde doch gut und in Ordnung« (→ auch Mentzos 1982, S. 58). Damit wird ein Mensch mit einem gesunden Ideal-Selbst relativ unabhängig von Lob und Tadel und vermittelt ihm innere Sicherheit, Selbstbewusstsein und ein ruhiges Selbstvertrauen.

2.5.2 Die Funktionen des Selbstsystems

Die Funktionen des Selbstsystems, die u. a. die Regulation des Selbstwertgefühls und die Identitätsfindung beinhalten, sind ziemlich störanfällig und stark von spiegelnden Objektbeziehungen abhängig. Es ist das besondere Verdienst Kohuts, gezeigt zu haben, welch eminente Bedeutung die einfühlsame *»Begleitung«* durch die Eltern während dieser Entwicklung hat und welche katastrophalen Folgen die Gleichgültigkeit oder sogar die Verachtung haben können, worauf auch Alice Miller (1979) eindringlich aufmerksam gemacht hat.

Nach Kohut besteht das Ergebnis der empathischen Verschmelzung der rudimentäreren Psyche des Kindes mit der reifer entwickelten psychischen Organisation des mütterlichen Selbstobjektes darin, die gefühlshaften Zustände des Selbstobjektes so zu erleben, als wären sie seine eigenen (Kohut 1977 [1981], S. 57). Eine der wichtigsten Funktionen des Selbstsystems sieht er in der Aufrechterhaltung der *narzisstischen Homöostase*, d. h. eines optimalen Niveaus des Selbstwertgefühls.

In der KIPT unterstützen wir die Patientin immer wieder darin, ihre narzisstische Homöostase zu stabilisieren oder sie wiederzuerlangen. Denn sie wird bei jedem Menschen durch narzisstische Kränkungen, durch Entzug der gewohnten narzisstischen Zufuhr und durch Misserfolge gefährdet und gerät ganz besonders bei Beziehungstraumatisierten immer wieder in Gefahr, verloren zu gehen.

Um nun eine drohende Erschütterung des Selbstwertgefühls zu vermeiden bzw. eine eingetretene Erschütterung zu kompensieren, haben das Kind und der Erwachsene verschiedene kompensatorische Möglichkeiten.

Regressionen in den primären Zustand Sowohl in Tagträumen als auch in Fantasien gesunder wie psychisch kranker Menschen kann eine Regression in den primären Zustand zur Selbststabilisierung stattfinden. Der Einzelne zieht sich dann oft zurück und verliert sich in Verschmelzungsfantasien, die keine konkreten Objekte, sondern diffuse, unbegrenzte und unzerstörbare Substanzen betreffen (Mentzos 1982). Dies beschrieb auch Balint (1973), bezogen auf philobatisches Verhalten. Es scheint bei dem Wunsch nach Verschmelzung mit etwas unbegrenzt Großem auch um den Wunsch nach einem Wert- und Machtzuwachs zu gehen.

In der KIP wurde schon früh beobachtet, dass Patientinnen neben konflikthaften Passagen oft auch konfliktfreie Szenen bei der Durchführung von Imaginationen aufsuchten, was sich förderlich auf den weiteren Prozess auswirkte (Leuner 1985; Wilke 1996). Heute fördern wir auch in der KIP ganz gezielt mithilfe entsprechender Motive eine *»Regression vor den Konflikt«*, damit sich die Patientin vorübergehend in Verschmelzungsfantasien psychisch restituieren und darüber eine Ich-Stabilisierung erreichen kann. Ebenso ermöglicht das Anbieten »hilfreicher Begleiter/Gefährten« in der Imagination das Erleben eines Wert- und Machtzuwachses gegen das Erleben traumatischer Ohnmacht und Hilflosigkeit.

Verleugnung der schmerzlichen Realität mithilfe von Größenfantasien Verleugnung geschieht immer wieder dann, wenn die narzisstische Homöostase gestört wurde. Für das Kleinkind ist die Verleugnung ein obligatorisches, normales Stadium, um narzisstische Kränkung zu kompensieren. Beim Erwachsenen finden wir diese Art der Kompensation in verschiedener Form und Ausprägung. Sie reichen von harmlosen Tagträumereien mit Größenfantasien bis zu psychotischem Größenwahn. Wenn die narzisstischen Kränkungen traumatische Ausmaße annehmen, zieht sich das Kind und später der Erwachsene immer mehr in Größenfantasien zurück. Auf diese Weise versucht sich das traumatisierte Selbstwertgefühl durch die Errichtung eines grandiosen Selbst zu reparieren. Das äußert sich u.a. darin, immer wieder den Triumph über den anderen herstellen zu wollen mit der Absicht, diesen hilflos zu machen. Verachtung und hochmütige Arroganz können als Abwehr, so Wurmser (1990), gegen ausgedehnte, doch unspezifische Scham genutzt werden, zurückgehend auf traumatische Kränkung. Sie sind Versuche, passiv Erlebtes in Aktives zu verwandeln (→Wurmsers Traumamodell, Kap. 2.8). Allerdings sind diese narzisstischen Abwehrformen, die das traumatisierte Selbstgefühl stabilisieren sollen, in der Regel brüchig.

Kompensierung durch Idealisierung So wie schon als Kind versucht auch der Erwachsene, sich narzisstisch über die Identifikation mit idealisierten Objekten zu restituieren und so sein Selbstwertgefühl zu steigern. Bei starker Ausprägung der Idealisierung bedeutet das die totale Abhängigkeit vom idealisierten und als omnipotent fantasierten Anderen.

Das Ideal-Selbst Wenn ein Mensch über ein relativ gesundes Ideal-Selbst verfügt, macht ihn das verhältnismäßig unabhängig von Lob und Tadel. Es ermöglicht ihm innere Sicherheit, Selbstbewusstsein und ein ruhiges Selbstvertrauen, denn er kann sich selbst trösten und sich versichern, dass er trotz all seiner augenblicklichen Mängel im Grunde doch in Ordnung ist.

2.5.3 Frühe Psychopathologie

Spezifische Umweltfaktoren, wie z. B. die Persönlichkeit der Eltern oder gewisse traumatische äußere Ereignisse, sah Kohut (1971 [1976], S. 28) als wesentliche Faktoren bei der Entstehung eines Entwicklungsstillstandes. Er nahm an, dass, »wenn [...] die mütterlichen Reaktionen grob uneinfühlend und unzuverlässig sind [...], keine strukturwandelnde Verinnerlichung stattfinden« und die Psyche dann nicht »die verschiedenen inneren Funktionen, die sekundär das narzisstische Gleichgewicht wieder herzustellen vermögen«, entwickeln kann (Kohut 1971 [1976], S. 86), da die Affekte interaktiv nicht angemessen reguliert werden. Auf die besondere Bedeutung der Affektregulation, die grundlegend mit regulatorischen Prozessen und Strukturen einhergeht, werde ich besonders auch im Kapitel über Neurowissenschaften zurückkommen (→ Kap. 2.9). Hier nur so viel: Auch andere zeitgenössische Vertreter der Selbstpsychologie, die an Kohuts Grundsätzen weitergearbeitet haben, bestätigen Affektdysregulation als einen zentralen Bestandteil der Psychopathogenese. Selbstpsychologen konnten, so Lichtenberg, die Ursache »für die gestörte Regulation der physiologischen Bedürfnisse bei einem Patienten von primären Störungen oder Defiziten in den [Selbstobjekt-]Erfahrungen« belegen (Lichtenberg et al. 1996, S. 143; → auch Schore 2007, S. 155).

MERKE

Kohut (1977 [1981]) beschrieb zwei verschiedene Arten von *Desintegration des Selbst*, ein *»fragmentiertes«* und ein *»entleertes«* auf dem Hintergrund der Erfahrung archaisch traumatischer Selbst-Selbstobjekt-Beziehungen. Sie entstehen, wenn mentale und physiologische Selbstzustände von seiner Beziehungsperson nicht adäquat reguliert werden, das Selbstobjekt emotional unerreichbar bleibt und das Selbst des Kindes zeitweilig zerfällt.

Dies, weil der Rückzug des spiegelnden Selbstobjekts die traumatische Nicht-Verfügbarkeit seiner selbstbestätigenden Reaktionen bedeutet. Je nach Ausmaß des Versagens der Selbstobjekte kommt es zu unterschiedlichen Graden traumatischen Erlebens und damit zur Desintegration des Selbst oder gewisser Anteile.

Tragische Langzeitauswirkungen solch traumatischer Erfahrungen sah Kohut bei Menschen, die sich davor »hinter Mauern« zu schützen suchen. Gründe dafür sah er in einem Mangel an Empathiefähigkeit der Mutter. Ihre Angst kann dazu führen, sich chronisch vor dem Säugling abzuschirmen und ihm »die wohltätige Wirkung der Verschmelzung mit ihr« vorzuenthalten. Die Neigung, mit Panik auf seine Angst zu reagieren, setzt »eine schädliche Ereigniskette in Gang« mit möglicherweise »zwei negative Konsequenzen«: 1. Im Kind wird »das Fundament einer lebenslangen Neigung zu ungehinderter Ausbreitung von Angst und anderen Emotionen« gelegt. 2. Die »ungemilderte empathische Resonanz« der Mutter kann »im Kind eine verarmte psychische Organisation erzeugen«, weil es gezwungen war, »sich vor einem so übermäßig intensiven und damit traumatisierenden Echo [der Mutter; Anm. d. A.] abzuschirmen« (Kohut 1987 [1993], S. 126 f.).

Das kann beim Erwachsenen dazu führen, selbst nur eingeschränkt oder gar nicht empathisch zu sein. Oder Reparationsversuche des Selbstgefühls können in symbiotischer Beziehungsaufnahme gesucht werden und zu Überanpassung und Selbstaufgabe führen. Denn Getrenntsein wird als extrem bedrohlich erlebt, als »narzisstische Entleerung« (Ehlert & Lorke 1988). Obwohl die Selbstaufgabe in der symbiotischen Beziehungsgestaltung vor Verlust und Trennung schützen soll, geht sie gleichzeitig sowohl mit starken Verlassenheitsängsten als auch mit chronischer Beschämung einher. Mit diesen Gedanken beschäftigt sich auch Wurmser (1990), wenn er über Selbstaufgabe, Selbstverrat und »Abhängigkeitsscham« schreibt.

2.5.4 Identifikation, Triebentwicklung und das ödipale Selbst

Kohut geht davon aus, dass das Kleinkind mittels positiver, regulierender Selbst-Selbstobjekt-Erfahrungen und mittels Identifikationen fähig wird, triebregulierende, integrierende und Anpassungsfunktionen zu vollziehen, die zuvor von seinen Beziehungspersonen übernommen wurden.

Antworten Eltern auf die Triebäußerungen ihres Kindes weder mit einer feindselig erscheinenden Bestimmtheit noch mit schmeichelnd-verführerischer Zuneigung, kann sich eine gut funktionierende psychische Struktur entwickeln. Das Gegenteil ist der Fall, wenn Eltern ständig unüberlegt, feindlich oder schmeichelnd auf die kindlichen Forderungen, Wünsche und Bedürfnisse reagieren. »Heftige Angst oder Überreizung« und »baldige Erschöpfung der heranwachsenden Psyche« sind die Folgen (Kohut 1987 [1993], S. 81).

Kann sich ein normales ödipales Selbst entwickeln, so ist dieses stark, kohärent und harmonisch und »ein Zentrum unabhängiger zärtlicher und selbstbehauptender Initiative«. Dagegen zerbricht das traumatisierte Selbst in Fragmente, ist schwach und unharmonisch, denn seine Zuneigung und Selbstbehauptung rufen keine stolzen, spiegelnden oder anderen empathisch bestätigenden Reaktionen der Eltern hervor. Stattdessen ist das Kind mit deren verdeckter oder offener und direkter Stimulation und feindseliger Konkurrenz konfrontiert. Diese Reaktionen sind selten verbal, sondern manifestieren sich häufig verbietend-abweisend, im Rückzug oder werden mittels »Gaslighting« und in »double binds« ausgedrückt. Ob nun »die elterliche Pathologie offen oder verdeckt zum Ausdruck kommt« – sie wirkt sich fragmentierend, schwächend und entharmonisierend aus. In der Folge werden die kindliche »normale, nicht-sexuelle Zuneigung und seine normale, nicht-feindselige, nicht-destruktive Selbstbehauptung [...] grob sexuell und feindselig«. Kohut betrachtet diese »sexuellen und destruktiven Ziele, die in dem Kind nach dem Zerbrechen des gesunden ödipalen Selbst auftauchen, auch als ein Versuch [...] die Fragmente des Selbst zu organisieren« (Kohut 1987 [1993], S. 47).

Kohuts Selbstobjekt- und Regulationskonzept, eingebettet in ein Entwicklungsmodell, macht eindringlich deutlich, »dass das primäre Gewicht bei der Behandlung von früh entstandenen Persönlichkeitsstörungen dem Affekt und der Affektregulierung beizumessen ist«. Auch dies spielt im Behandlungsansatz der KIPT eine bedeutsame Rolle. Es ist ein Hauptanliegen der Neuropsychoanalyse, wie ich noch darlegen werde, »wichtige Informationen über die exakte Natur der affektregulierenden Strukturen, die die Selbstpsychologie beschrieb, zu liefern« (Schore 2007, S. 156).

Das Glück einer gelungenen Entwicklung des Selbst besteht laut Kohut darin, fähig zu sein, sich die meiste Zeit von der empathischen Resonanz der Selbstobjekte im erwachsenen Leben stützen zu lassen. Eine solche Basis wird dem Menschen in Perioden, in denen sein Selbst starkem Stress ausgesetzt ist, nützlich sein. Denn er ist in der Lage, sich zeitweilig archaischer Arten narzisstischer Stützung mittels das frühe Selbst stützender Selbstobjekte zu bedienen. Durch diesen »Vorteil seiner Persönlichkeitsorganisation« wird er seine »Kohärenz, Stärke und Harmonie« aufrechterhalten können, »einschließlich seiner Fähigkeit, Trieberfahrungen zu genießen und selbstbehauptend zu handeln« (Kohut 1987 [1993], S. 111).

2.6 Traumaansatz der psychoanalytisch orientierten Entwicklungstheorie Daniel Sterns

Alle bedeutenden Entwicklungspsychologien verfügen über implizite oder explizite Vorstellungen, welche Prinzipien die Erfahrungen des Säuglings, Kleinkindes, Kindes und Jugendlichen organisieren. Daniel Stern richtet den Fokus auf die interaktiven Abstimmungsmechanismen in der Beziehung zwischen Kind und Beziehungsperson, wobei das Selbstempfinden das organisierende Prinzip der gesamten Entwicklung des Kindes ist und das Zentrum seiner Untersuchungen darstellt (Stern 1985, 1992).

Eine seiner Grundannahmen lautet: Bestimmte Selbstempfindungen gibt es schon wesentlich früher als Selbstbewusstheit und Sprache. In seinen gesamten Untersuchungen und Hypothesenbildungen befasst sich Stern vornehmlich mit denjenigen Aspekten von Selbstempfindungen, die für die tägliche soziale Interaktion wesentlich sind und die sozio-affektive Fähigkeiten und Formen des Zusammenseins mit Anderen betonen (Stern 1992, S. I). Dabei beschreibt er auch die Arten von Selbstempfindungen, die, wenn sie schwer beeinträchtigt sind, das normale Sozialverhalten stören und vermutlich Wahnsinn oder gravierende soziale Defizite zur Folge hätten.

Unser Selbstempfinden, so Stern (1992), entwickelt sich in vier Stufen, die jeweils einen anderen Bereich des Selbsterlebens und der sozialen Bezogenheit umfassen. Nachdem sich jeder dieser Teile des Selbstempfindens herangebildet hat, bleibt er unser ganzes Leben wachsend und gleichzeitig neben den anderen bestehen. Nachfolgend gebe ich sie in stark verkürzter Version wieder.

1. Stufe: Das auftauchende Selbst (Geburt bis 2. Monat) (Stern 1992, S. 61 ff.) Gründend auf der Auffassung der klassischen Psychoanalyse, was die Bedeutung von Körper-Ich oder Körper-Selbst angeht, differenziert Stern die Bedeutung der subjektiven Empfindung sehr viel stärker und konzipiert sie kohärenter. Amodale und physiognomische Perzeption und die Vitalitätsaffekte sorgen nach seiner Auffassung dafür, Verbindungen zwischen verschiedenen Erfahrungen herzustellen und dadurch sowohl in sich selbst wie in der Welt eine auftauchende Ordnung zu erfahren. Aus ihr entsteht ein beginnendes, zusammenhängendes Selbstempfinden. Obwohl die klinische Bedeutung dieser kurzen Periode schwierig einzuschätzen ist, legen die bisherigen Befunde jedoch die Existenz bestimmter Fähigkeiten von Geburt an nahe, die eine große Rolle bei der Ordnung von Empfindungen und Wahrnehmungen spielen. Störungen dieser Fähigkeiten können die Entstehung eines Ordnungsgefühls von sich und der Welt beeinträchtigen. Stern vermutet, dass Lernstörungen auf die Beeinträchtigung der Fähigkeiten zum amodalen Informationstransfer zurückzuführen sind, da ein Großteil frühen Lernens darauf angewiesen ist. Generell ist Lernen ein multimodaler Prozess, in den Erfahrungen aus verschiedenen Sinnesmodalitäten integriert werden.

2. Stufe: Das Empfinden eines Kern-Selbst und Kern-Anderen (3. bis 7. Monat) (Stern 1992, S. 104 ff.) Es bildet sich schon sehr früh in der Phase heraus, die anderen Theorien zufolge (z. B. Margret Mahler) durch eine fortdauernde Undifferenziertheit zwischen Selbst und Anderem charakterisiert ist. Nachdem »das Empfinden eines auftauchenden Selbst zutage getreten ist« (Stern 1992, S. 106 ff.), entwickelt der Säugling weitere Komponenten von Selbstempfindungen, die das *Kern-Selbstempfinden* organisieren und Voraussetzung seiner Entwicklung sind, ebenso wie für die psychische Gesundheit des erwachsenen Menschen. Dabei ist das »Selbstempfinden kein kognitives Konstrukt; es ist die Integration des Erlebens« (Stern 1992, S. 107, 280 ff.). Stern unterscheidet vier Komponenten:

1. *Urheberschaft* umfasst das Empfinden, Urheber der eigenen Handlung und Nicht-Urheber der Handlungen anderer Menschen zu sein, einen Willen zu besitzen und selbsterzeugte Aktionen kontrollieren zu können.
   Ein Mangel im Empfinden der Urheberschaft kann Brüche im Urheberschaftsempfinden, d. h. Handlungs- und/oder Willenslähmung, hervorrufen, das Gefühl, nicht Herr im eigenen Haus zu sein, die Kontrolle an äußere Handlungsinstanzen zu verlieren (Stern 1992, S. 281).
2. *Selbst-Kohärenz* bezieht sich auf das Empfinden, ein vollständiges körperliches Ganzes zu sein und sowohl in der Bewegung als auch im Ruhezustand über Grenzen und ein körperliches Handlungszentrum zu verfügen.
   Fehlt dieses Empfinden, kann es zu einer Fragmentierung des Körpererlebens kommen, zu Depersonalisation, Derealisation sowie zu Vorstellungen, außerhalb des eigenen Körpers zu existieren. Ohne Kontinuitätsempfinden kann es zu zeitlicher Dissoziation kommen, zu Fugue-Zuständen und Amnesien.
3. *Selbst-Affektivität* ist das Erleben regelmäßiger innerer Gefühlsqualitäten, die Teil der übrigen Selbsterfahrung sind.

Ohne die Wahrnehmung der eigenen Affektivität kommt es zu Brüchen im Affektivitätserleben, einer Unfähigkeit, Freude und Lust zu empfinden, und möglicherweise zu Dissoziationszuständen.
4. *Empfinden der Selbst-Geschichtlichkeit* schließt das Gefühl der Dauer und der Einbindung in eine eigene Vergangenheit ein und damit das Gefühl eines »fortwährenden Seins«, aus dem man sich verändern kann und doch dieselbe Person bleibt. Geht das Empfinden, aktiv eine innere Organisation zu entwickeln, verloren (Kontinuitätsbrüche), kann das u. U. seelisches Chaos und Identitätsdiffusion zur Folge haben und Gefühle der Vernichtung auslösen.

Mit diesen Komponenten des Selbstempfindens beschäftigen sich in der Nachfolge auch Fonagy et al. (2002) unter besonderer Gewichtung der Mentalisierung und Affektabstimmung.

Was nun Separation und Individuation angeht, erachtet Stern anders als Mahler das Empfinden von Getrenntheit als Basis des Gemeinsamkeitserlebens und als Kern-Bezogenheit mit dem Anderen. Das Gefühl der primären Separation/Individuation unterteilt er in zwei Aspekte, »self-versus-other« (»Selbst gegenüber dem Anderen«) und »self-with-other« (»Selbst in Gemeinschaft mit dem Anderen«). So stellen alle Vorgänge, welche die Gefühle der Bindung, der körperlichen Nähe, Geborgenheit und Sicherheit regulieren, gemeinsam geschaffene Erfahrungen dar und sind Bestandteil des Selbsterlebens, die wir aber ohne den Anderen nicht erleben könnten. Darüber hinaus regulieren der Säugling und die Beziehungsperson Aufmerksamkeit, Neugierde und die kognitive Anteilnahme des Säuglings an der Welt. Massive oder kumulative Fehlregulierungen können traumatisierende Gemeinsamkeitserfahrungen auslösen, ebenso wie Grenzüberschreitungen des Anderen das Empfinden eines abgegrenzten Kern-Selbst massiv beeinträchtigen. Die Handlungen des Anderen und die Empfindungen des Selbst werden, so Stern (1992, S. 160 ff.), als real gelebte Episode unverzüglich im Gedächtnis gespeichert. Durch Wiederholung werden diese spezifischen Gedächtnisepisoden zu generalisierten Episoden interaktiver Erfahrung. Er bezeichnete sie als *Repräsentationen generalisierter Interaktionen*, sog. RIGs (Representations of Interactions that have been Generalized). Diese flexiblen Strukturen, die den Durchschnitt mehrerer realer Episoden umfassen, stellen einen Prototyp dar, der sie alle repräsentiert. Die Erinnerungen dieser RIGs sind abrufbar, sobald eines der dazugehörigen RIG-Attribute vorhanden ist, und dienen dann als Erinnerungshinweise zur Reaktivierung der gelebten Erfahrung. Zum Arbeitsmodell der RIGs gehört das Konstrukt des *evozierten Gefährten* (Stern 1992, S. 163 ff.) als die Erinnerung an einen das Selbst regulierenden Anderen im positiven wie im negativen Sinn. Positiv evozierte Gefährten spielen in realen Interaktionen mit Anderen wie auch in Abwesenheit Anderer eine Rolle und sind in Form einer aktiven Erinnerung *gegenwärtig*. Die positiv evozierten Gefährten haben die Funktion, dem Säugling zu erklären, was gerade passiert. Sie bilden ein Archiv der Vergangenheit zur Orientierung in der Gegenwart. Sie tragen zur Evaluierung der Erwartung bei und erfüllen eine stabilisierende und regulierende Funktion für das Selbsterleben. Diese stabilisierende und regulierende Funktion in der

Behandlung mit der KIPT auch mittels hilfreicher Begleiter/Gefährten zu entwickeln und zu fördern, ist ein zentraler Bestandteil unserer Imaginationsarbeit.

Die klinische Bedeutung des Kern-Selbstempfindens: Die Gemeinsamkeitserfahrungen in der Phase der Entwicklung des Kern-Selbstempfindens begründen unsere Fähigkeit zur körperlichen Intimität. Macht der Säugling keine guten Regulationserfahrungen, entstehen kein oder nur mangelhaftes Zutrauen in die eigenen Fähigkeiten und ein reserviertes Verhältnis zur eigenen Körperlichkeit und Erregung. Er wird nicht die Erfahrung machen können, sensorische Stimulierung regulieren zu können, da der Andere nicht dabei hilft, zu erfahren, dass Erregung zusammen mit einem anderen angenehm sein kann. Nach Stern können alle Regulationsdefizite bleibende negative Effekte haben und das Kern-Selbstempfinden bedrohen, wenn sie ein bestimmtes Ausmaß überschreiten und von Dauer sind.

3. Stufe: Phase des subjektiven Selbstempfindens (8. bis 16. Monat) (Stern 1992, S. 179 ff.)
In dieser Phase findet ein weiterer Quantensprung in der Entwicklung des Selbstempfindens statt. Denn der Säugling gelangt allmählich zur subjektiven Bezogenheit und entdeckt, dass er ein Seelenleben hat und das auch auf andere Personen zutrifft. Er entdeckt, dass die innerlichen subjektiven Erfahrungen, der Inhalt von Gefühlen und Gedanken u. U. mit anderen geteilt werden können. Es entsteht das Gefühl eines intersubjektiven Selbst und intersubjektiver Bezogenheit. Im zwischenmenschlichen Austausch findet eine Verschiebung von der Interaktion, in der affekthaltige Handlungen ausgetauscht werden, hin zum Affekt statt, wo dieser selbst das Ziel und der Gegenstand des Austauschs ist. Mit dem Kommunizieren über Affekte beginnt psychische (sekundäre) Intersubjektivität. Der Fokus verschiebt sich von der Regulierung auf die »Teilung« – »sharing« – innerer kognitiver Zustände von Aufmerksamkeit und Affekten. Die Fähigkeit, im Gesicht des anderen einen Affekt zu lesen und ihn auf die eigene Situation zu beziehen, entwickelt sich in Etappen. Säuglinge beginnen am ehesten mit sieben Monaten, auf Emotionsausdrücke des Gesichts selbst emotional zu reagieren. Mit neun Monaten ist sicher, dass das Kind nicht imitiert, sondern einen Affekt wirklich versteht. Dadurch können jetzt Affektzustände zweier Subjekte aufeinander bezogen werden und Interaffektivität entstehen. Bis zu diesem Zeitpunkt war das Kind von den elterlichen Affektäußerungen zum Guten oder zum Schlechten nur irgendwie betroffen, jetzt empfindet es sich als Adressat von Mitteilungen und richtet seine eigenen Gefühle nach diesen Mitteilungen aus. Damit beginnt die Sozialisierung von Gefühlen mit psychischen Mitteln. Dabei geht es vor allem um *Affektabstimmung* – »affect attunement« (Stern 1992, S. 198 ff.) – und das gemeinsame Erleben, affektive Zustände miteinander zu teilen, wobei Spiegeln und Echogeben bedeutsame Komponenten der Intersubjektivität darstellen. Affektabstimmung bezeichnet ein Phänomen, das im Gegensatz zur *Nachahmung*, die auf die Formen äußerlich sichtbaren Verhaltens gerichtet ist, die Aufmerksamkeit auf das, was »hinter« dem Verhalten liegt, lenkt, also auf die Qualität des Gefühls, das gemeinsam empfunden wird. Affektabstimmung bezieht sich auf die amodalen Eigenschaften von Affekten (Intensität, Rhythmus, zeitliche Kontur) und gibt Gefühle wieder, die sich im Verhalten ausdrü-

cken. Mütter können mit ihren Abstimmungen verschiedene Absichten verfolgen. »Communing attunement« erlaubt und ermöglicht maximale Gemeinsamkeit im Erleben von Gefühlen. Es kreiert die Erfahrung, dass innere Zustände keine privaten Ereignisse sind, sondern soziale und Beziehungsangelegenheiten. Hier geht es intersubjektiv um teilen und gemeinsam haben, ohne dass die Andere eine Veränderung oder Beeinflussung des wahrgenommenen Zustandes beim Kind anstrebt. »Communing attunement« nimmt die kindliche Affektäußerung meistens in einer anderen Sinnesmodalität auf und kommentiert sie. Mit dem Akzent auf passgenauer Affektkommentierung steht sie dem Spiegeln nahe. Eine Paradoxie der vollständigen harmonischen Einfühlung (communing attunement) ist, dass sie vom Kind scheinbar nicht bemerkt wird, da keine sichtbare Veränderung im Verhalten oder den Affekten signalisiert wird, dass es die Einstimmung wahrgenommen hat. »Befriedigende mütterliche Fürsorge wird nicht bemerkt«, heißt es bei Winnicott (1965 [1974], S. 67), der die Bedeutung der Kontinuität des Seinsgefühls für die gesunde Entwicklung hervorgehoben hat. Auch Kohuts empathische Selbst-Selbstobjekt-Matrix weist in dieselbe Richtung, ebenso wie Balints »primäre Liebe«, gekennzeichnet durch eine »harmonische Verschränkung«, die gleichsam unbemerkt existiert (Balint 1973).

Selektive Abstimmungen und Tuning: Hier fungiert Abstimmung gleichsam als Transmissionsriemen elterlicher Fantasien. Die verschiedenen Varianten der Abstimmung sind »Kanäle«, auf denen Eltern ihre Kinder jenseits über explizite Ge- und Verbote beeinflussen. Stern klassifiziert zwei Formen des absichtsvollen Gebrauchs von Abstimmung mit dem Ziel, das Kind zu beruhigen, anzuspornen, zur Wiederholung, Änderung oder zum Aufhören einer Tätigkeit, eines Vorgangs zu veranlassen. Bei der *selektiven Abstimmung* sind die Eltern auf bestimmte Affektäußerungen ihres Kindes eingestellt, auf andere nicht. Damit lernt es auch ohne Verbot, welche Gefühle und Handlungen intersubjektiv teilbar sind und welche nicht. Was nicht geteilt werden kann, muss deshalb, anders als beim verinnerlichten Verbot, nicht unbedingt verdrängt werden. Eltern kommunizieren mittels selektiver Abstimmung auf averbalem Weg ihre bewussten, vorbewussten und unbewussten Wünsche und Abneigungen und werden vom Kind auch so verstanden. An dieser Stelle möchte ich an die Bedeutung von Übertragung und Transgenerationaler Traumatisierung erinnern, bei denen solche interaktiven Abstimmungsvorgänge eine gewichtige Rolle spielen. Ebenso verhält es sich beim *Tuning*. Allerdings wird hier auf bestimmte Gefühlsäußerungen des Kindes positiv geantwortet, aber die Antwort fällt entweder etwas stärker oder schwächer aus als der kindliche Ausdruck. Tuning ist »gefährlicher« als selektive oder vollständige Nichtbeachtung einzelner Äußerungen, weil es ein Weg ist, in das Kind und sein Gefühlsleben hineinzukommen und es von innen heraus zu verändern. Gegen Nichtbeachtung von außen kann sich das Kind wehren. Das ist beim Tuning schwerer, das vermutlich auch für die Anfänge eines »falschen Selbst« grundlegend ist, denn es schließt bestimmte Erfahrungen aus der intersubjektiven Gemeinsamkeit aus.

MERKE
Subjektsein und Intersubjektivität beschreiben ein Empfinden, ein Subjekt zu sein, das zur Intersubjektivität mit anderen Menschen fähig ist. Fehlt dieses Empfinden, kann ein Gefühl kosmischer Einsamkeit oder ein Zustand psychischer Transparenz entstehen.

4. Stufe: Das verbale Selbstempfinden (Stern 1992, S. 231 ff.) Beginnend mit 15 bis 18 Monaten ist das verbale Selbstempfinden nie abgeschlossen. Die Fähigkeiten, das Selbst zum Objekt zu machen, symbolisch zu handeln (etwa im Spiel) und der Spracherwerb verändern das Selbstempfinden und die Möglichkeit, sich auf andere zu beziehen, am gravierendsten. Ihre Verknüpfungen ermöglichen es dem Kind, gemeinsam mit einem anderen Menschen Bedeutungen hervorzubringen, die das persönliche Wissen betreffen. Hinzu kommt in dieser Phase auch die objektive Selbstsicht, d. h., das Kind (ab dem 18. Monat) erkennt jetzt sein eigenes Spiegelbild. Das kann man nachweisen, indem man dem Kind unbemerkt einen roten Fleck auf die Nase tupft und diesen dann, dem Kind einen Spiegel vorhaltend, abwischt. Für eine objektive Selbstsicht sprechen außerdem der Gebrauch der Pronomina sowie die Fähigkeit zum symbolischen Spiel. Sie beinhalten die Fähigkeit zur Objektivierung des Selbst und zur Koordination geistiger Schemata mit Handlungsschemata, die es dem Kind ermöglichen, über das interpersonale Leben »nachzudenken« oder es »abzubilden«, d. h. zu mentalisieren. Diese neuen Fähigkeiten beherrschen von nun an die psychischen Mechanismen und Operationen, die nötig sind, um die interpersonale Weltkenntnis und Erfahrung mit anderen Menschen zu teilen und sie in der Vorstellung oder in der Realität zu bearbeiten.

Der Gebrauch der Sprache: Das Problem des Spracherwerbs besteht darin, so Wygotski (1934 [1986]), dass die Bedeutung zwischen Denken, Weltkenntnis und Wörtern zwischen Eltern und Kind ausgehandelt werden muss, denn im Gegensatz zu vorher ist der Sinn keine gegebene, unmittelbar einleuchtende Tatsache mehr. Auf dem Prozess der gemeinsamen Bedeutungserzeugung basieren im Grunde alle Bedeutungen. Bestehen zwei Bedeutungen und zwei Beziehungen nebeneinander, kann dieser Unterschied zu einer entscheidenden Ursache von Schwierigkeiten in der Konsolidierung der Identität und des Selbstbildes werden, ganz besonders da, wo die Beziehungspersonen auf »double bind« und »Gaslighting« setzen, Mechanismen der Verunsicherung und Verwirrung durch Bedeutungsverdrehung. Dazu gehören auch die von Wurmser (1993) beschriebenen konträren Über-Ich-Anteile, die so konträr sein können, dass sie das Individuum schier zerreißen, weil die Forderungen der Eltern sich diametral entgegenstehen. Der Beginn des Sprechens ermöglicht es schließlich, sein eigenes Leben narrativ zu konstruieren. Dies setzt voraus, Personen als Urheber zu denken, die handeln, Absichten und Ziele verfolgen, die sich in einer kausalen Sequenz von Anfang, Mitte und Ende entfalten. Doch ist Sprache auch ein zweischneidiges Schwert (Stern 1992, S. 247 ff., 317 ff.): Denn sie kann einen Keil treiben zwischen zwei simultane Formen interpersonalen Erlebens: der Form, wie sie gelebt wird, und der Form, wie sie verbal dargestellt wird (»double bind«).

Das Erleben in den Bereichen der auftauchenden, der Kern- und intersubjektiven Bezogenheit, die ungeachtet der Sprache weiterhin bestehen bleiben, kann den Bereich der verbalen Bezogenheit nur sehr partiell mit einschließen. Viele Erfahrungen des »Selbst in Gemeinschaft mit dem Anderen« fallen in den Bereich des nicht-verbalisierten Erlebens, z. B. wenn wir einander in die Augen sehen, ohne zu sprechen. Wird das Geschehen im verbalen Bereich als das wirkliche Geschehen betrachtet, so kann das Erleben in den anderen Bereichen einer Entfremdung unterliegen. Die Sprache kann eine Spaltung im Selbsterleben bewirken, eine Verlagerung der Bezogenheit von der unmittelbaren, persönlichen auf eine abstrakte, unpersönliche Ebene. Gleichzeitig ermöglicht die Sprache dem Kind, sein persönliches Welterleben mit anderen zu teilen und mit ihnen gemeinsam Nähe, Isolation, Einsamkeit, Angst, Ehrfurcht und Liebe zu erfahren. Doch erlebt es auch, dass sie einen Zwischenraum erzwingt, der die gelebte interpersonale Erfahrung und die sprachlich repräsentierte voneinander trennt. Es ist wichtig, beide Ebenen der Entwicklung im Blick zu haben, Sprache als neue Form der Bezogenheit und Sprache als Problem der Integration der Selbsterfahrung und der Erfahrung des »Selbst in Gemeinschaft mit dem Anderen«.

MERKE

Das Empfinden eines verbalen Selbst und verbaler Bezogenheit geht mit dem Gefühl einher, Bedeutung zu vermitteln. Dessen Mangel kann zum kulturellen Ausschluss, zu schwacher Sozialisierung und zur Nicht-Bestätigung des persönlichen Wissens führen.

Abschließend ist festzustellen: Die von Stern dargelegte progressive Entwicklung von Selbstempfindungen, sozio-affektiven Fähigkeiten und Formen des Zusammenseins mit Anderen kann durch mannigfaltige Beeinträchtigungen in der Begegnung mit der menschlichen Welt in Form von Beziehungstraumatisierung schwerwiegende Brüche in den unterschiedlichen Bereichen des Selbstempfindens auslösen.

2.7 Das Traumamodell John Bowlbys und Mary Ainsworths in der Bindungsforschung und -theorie

Traumatische Erfahrungen im Säuglingsalter, in der Kindheit und Jugend, Unterbrechungen der affektiven Bindung durch längere oder wiederkehrende Trennungen und durch Verluste haben weitreichende Auswirkungen auf die Organisation innerer Arbeitsmodelle von Bindung bei Kindern und Erwachsenen, wie uns die Bindungstheorie, entwickelt vom englischen Psychiater und Psychoanalytiker John Bowlby (1975, 1976, 1983) und seiner Schülerin, der Psychologin Mary Ainsworth, zeigen.

Bowlbys Grundannahmen gingen von seinen Beobachtungen von Kindern und Primaten aus. Er erkannte, wie sie im Umfeld von konsistenten und fürsorglichen Erwachsenen gedeihen und dass Menschen- und Primatenkinder fortwährend ein Gleichgewicht zwischen Bindung und Erkundungsverhalten suchen und entwickeln. Daraus leitete er das Konzept des Bindungsmusters, »Nähe suchen« und »sichere Basis«, ab. Im Gegensatz zur Psychoanalyse der Nachkriegszeit und ihrer Betonung der Bedeutung kindlicher Fantasien hob er die Wichtigkeit tatsächlicher Ereignisse, vor allem Verluste und Trennungen, welche die kindliche Entwicklung beeinflussen, und die Bedeutung von Körperkontakt und konstanten Bezugspersonen hervor. An Heimkindern untersuchte Bowlby die Auswirkungen mütterlicher Deprivation und der Trennung von den Müttern auf die Entwicklung der kindlichen Persönlichkeit sowie auf antisoziale Jugendliche. Er konnte belegten, dass die Folgen mütterlicher Deprivation und Unterbrechungen der Bindungsbeziehung häufig mit psychopathologischen Auffälligkeiten einhergehen.

MERKE

Bowlbys Bindungstheorie (1969 [1984], 1973 [1976]) – bis heute die erfolgreichste Integration von Psychoanalyse und biologischen Wissenschaften – betont die Wichtigkeit der emotionalen Anbindung des Säuglings an die Mutter, eine Grundvoraussetzung, um die Fähigkeit zu entwickeln, später zwischenmenschliche Beziehungen einzugehen.

Sein Konzept kann als Kernstück der Entwicklungspsychologie angesehen werden, die sich auch intensiv mit den lang andauernden Effekten der frühen emotionalen Entwicklung beschäftigt. Für Bowlby sind unsere Bindungsmuster die Summe Tausender Erfahrungen mit unseren Bezugspersonen. Sie bilden die Basis unserer unbewussten und reflexiven Vorhersagen des Verhaltens anderer, werden in späteren Beziehungen automatisch aktiviert und motivieren uns dazu, Nähe zu suchen oder zu meiden. Die unterschiedlichen Qualitäten der Bindung zwischen Eltern und Kind sind letztlich ausschlaggebend für das je individuelle Maß an Vertrauen gegenüber dem anderen, der Bereitschaft, bei emotionaler Belastung um Hilfe zu bitten und Hilfe zu geben. Sie sind mitverantwortlich für das Selbstvertrauen des Kindes und späteren Erwachsenen. Unsere frühen internalisierten Bindungserfahrungen beeinflussen die Fähigkeit des Kindes und späteren Erwachsenen, Affekte zu regulieren, Beziehungen einzugehen, aufzubauen und aufrechtzuerhalten (Grossmann & Grossmann 2003) oder Beziehungen zu vermeiden und sich zurückzuziehen. Sie bestimmen auch mit darüber, ob wir Beziehungen zur Aufrechterhaltung unserer physiologischen Homöostase und zur Regulierung unserer Emotionen nutzen können oder auch nicht. Bindungsmuster werden unter Stress aufgrund ihrer zentralen Rolle bei der Affektregulierung besonders offensichtlich.

MERKE

Für die Behandlung von Beziehungstraumatisierten ist die Bindungstheorie und -forschung vor allem deshalb bedeutsam, weil sie die Auswirkungen von traumatischen Erfahrungen auf die kindliche Entwicklung und die Organisation der inneren Repräsentanzen von Bindung und die durch sie vermittelten kognitiv-affektiv-motivationalen Schemata untersucht und theoretisch reflektiert.

In ihrem entwicklungspsychologischen, auf empirischen Beobachtungen basierenden Modell der sozialen Beziehungen zwischen Eltern und Kind beschreibt sie auch die Auswirkungen von Bindungserfahrungen auf die Entwicklung von psychopathologischen Phänomenen und auf die Beziehungsgestaltung. In psychoanalytischer Konzeption ist das Konstrukt des Arbeitsmodells gleichbedeutend mit Repräsentanz. Außerdem stimmt es in wesentlichen Aspekten mit Daniel Sterns (1992) Modell der »RIGs« (Representations of Interactions that have been Generalized) überein, worauf ich noch einmal im Behandlungsteil zu sprechen komme (→ Kap. 3.5.3). Was die unterschiedlichen Erfahrungen des Kindes hinsichtlich der Zuverlässigkeit/Nicht-Verlässlichkeit und Empfänglichkeit/Unempfänglichkeit der Bindungsperson angeht, spiegeln sich diese ziemlich genau in seinen realen Erfahrungen mit ihnen wider. Sie sind das, was Stern (1992) als »Schema des Miteinanders« bezeichnete.

2.7.1 Bindungsverhalten von Müttern und Kindern

Ende der 1960er-Jahre begannen Mary Ainsworth und Mitarbeiter, im Rahmen ihrer Forschungen Bindungsverhalten von Müttern und Kindern zunächst in der häuslichen Umgebung und dann in der »Fremden Situation« zu beobachten. Dazu entwickelten sie Instrumente, die verlässlich interaktives Verhalten messen konnten. Diese Beobachtungen führten schließlich längerfristig zu vier Kategorien von Mutter-Kind-Bindungsmustern, wovon jedes Muster Merkmale des Verhaltens, der Einstellungen und des Kommunikationsstils beschrieb (Ainsworth et al. 1978; Main & Solomon 1986):

1. *Die freien/autonomen Mütter* waren verfügbar und einfühlsam und nahmen die Gefühle und Bedürfnisse ihrer Kinder wahr. Diese Mütter wurden als effektiv bei ihren Interaktionen mit ihren Kindern angesehen.
2. *Ablehnende Mütter* wurden als nicht verfügbar, zurückweisend und distanziert eingestuft.
3. *Verstrickte/ambivalente Mütter* zeigten eine inkonsistente Verfügbarkeit, die sich mit einer Überinvolvierung bei ihren Kindern abwechselte.
4. *Desorganisierte Mütter* schienen konfliktreiche Situationen für ihre Kinder zu schaffen. Sie schienen sowohl oft erschreckt durch ihre Kinder als auch erschreckend für ihre Kinder zu sein. Bei vielen dieser Mütter wurde anschließend nachgewiesen, dass sie unter einem Trauma und/oder unter unbewältigter Trauer litten.

Nach dieser Untersuchung der mütterlichen Bindungsmuster wurde die *»Fremde Situation«* als das grundlegende Forschungsparadigma der Bindungsforschung bei Kleinkindern (i. d. R. 12–18 Monate alt) etabliert. Die standardisierte »Versuchsanordnung«

beinhaltet ein mehrfaches Getrennt- und Wiedervereinigtwerden von Mutter und Kind. Ihr lag die Hypothese zugrunde, durch die Situation der Trennung werde das Bindungsverhalten zuungunsten des Explorationsverhaltens beim Kleinkind aktiviert. Ainsworth et al. (1978) und nach ihnen zahlreiche andere Forschergruppen konnten vier Muster von Bindungsverhalten differenzieren:

1. *Das sicher gebundene Kind* – Es kann positive und negative Gefühle zeigen. Die Trennung stresst es, was es auch zeigt. Bei der Wiedervereinigung wird die Mutter aktiv begrüßt; das Kind lässt sich von ihr beruhigen und wendet sich dann wieder dem Spiel zu.
2. *Das unsicher-vermeidend gebundene Kind* – Es umgeht die schmerzvolle Zurückweisung bei der Trennung von der Mutter, die den Raum verlässt, durch Vermeidung. Es zeigt auch keine offenen Anzeichen von Stress und ignoriert seine Mutter, wenn sie zurückkommt. Seine Aufmerksamkeit richtet es stark auf weitere Exploration im Spiel und Raum.
3. *Das unsicher-ambivalent gebundene Kind* – Das Kind reagiert bei der Trennung mit massiven Affekten von Angst und Wut. Es ist stark gestresst und nur schlecht zu beruhigen. Bei der Wiedervereinigung sucht es Kontakt und Nähe zur Mutter. Gleichzeitig wendet es sich aber von ihr ab, obwohl es weiterhin seine Aufmerksamkeit stark auf sie richtet.
4. *Das unsicher-desorganisiert gebundene Kind* – Dieses Kind verfügt bei der Trennung über keine Verarbeitungsstrategie. Bei der Wiedervereinigung zeigten diese Kinder oft chaotische und sogar selbstverletzende Verhaltensweisen. Sie drehten sich im Kreis, ließen sich fallen, schlugen sich, wussten nicht, was sie tun sollten, um sich selbst zu beruhigen. Tranceähnliche Zustände schienen sie zu überwältigen, auch erstarrten sie an ihrem Platz oder hielten eine unbequeme Körperhaltung bei. Sie machten den Eindruck, als versuchten sie, sich der Mutter zu nähern, um Sicherheit zu gewinnen und sie gleichzeitig aus dem gleichen Grund zu meiden. Dieser innere chaotische Zustand der sich steigernden Fehlregulierung dieser Kinder führte bis zu dem Punkt, an dem ihre Anpassungs-, Bewältigungs- und selbst ihre motorischen Fähigkeiten zu zerfallen schienen.

   Zu einem späteren Zeitpunkt ergaben weitere Untersuchungen, dass diese chaotischen Verhaltensweisen häufig von den Kindern gezeigt wurden, deren Mütter unter unbewältigter Trauer oder unter Traumata litten. Diese Mütter wiesen eine Vielzahl ähnlicher Symptome aus dem Formenkreis der Psychotraumatischen Belastungsstörung auf, dissoziative und andere primitive Abwehrmechanismen nutzend.

In ihrem klassischen Forschungsbericht setzten sich Main & Solomon (1986) dezidiert mit den Bindungsmustern von Säuglingen auseinander, die in ihrem ersten Lebensjahr Traumata erleiden mussten. So fand sich ein *unsicher-desorganisiertes/desorientiertes Bindungsmuster* bei 80 % misshandelter Säuglinge (Ainsworth & Bell 2003, S. 217 ff.). Diese Säuglinge, die über wenig Stresstoleranz verfügen und sich desorganisiert und desorientiert zeigen, finden in der Beziehung zu ihren Eltern keinen Halt und sind in höchster Alarmbereitschaft. Sie geraten in höchster Not in eine unlösbare, paradoxe Situation, da sie jetzt dringend auf ihre Beziehungsperson angewiesen sind und sich doch gleichzeitig auch von ihr abwenden möchten. Das führt dazu, dass diese Kinder in der tiefsten Schicht ihres psychischen Seins keine kohärenten Anpassungsstrategien entwickeln können, da die paradoxe Situation keine angemessene Reaktion erlaubt (→Kap. 2.1.1).

Aus diesen im Kind ausgelösten widerstreitenden Reaktionen entsteht ein früher, meist extremer Konflikt zwischen Annäherung und Vermeidung. Er bildet die Basis dafür, dass zwischenmenschliche Traumata großen Schaden anrichten können. Denn das Kind lernt, sich von anderen fernzuhalten, und ist damit von den nutzbringenden Effekten einer Beziehung abgeschnitten. Diese braucht es aber, um ein Trauma zu assimilieren und sein Leben weiterzuleben.

Tritt ein zwischenmenschliches Trauma früh im Leben auf, kann dieser *Konflikt zwischen Annäherung und Vermeidung* zu einem permanenten Lebenszustand werden, um den herum sich dann die Persönlichkeit bildet. Diesen inneren Konflikt können wir bei Kindern mit verängstigten oder beängstigenden Eltern erleben. Wenn diese Kinder unter Stress sind, laufen sie auf ihr Elternteil zu, während sie gleichzeitig ihren Blick abwenden, sich auf den Boden fallen lassen oder andere offensichtlich irrationale Verhaltensweisen zeigen. Die Erfahrung, gleichzeitig den Impuls zu haben, auf das Elternteil zu- und von ihm wegzulaufen, macht ein Kind verrückt (Brisch 2003).

Folgende Befunde sind von großer klinischer Relevanz, um die Zusammenhänge bei einem desorganisierten Bindungsstil des Kindes und seinem Beziehungsverhalten aufzeigen:

- kontrollierendes Verhalten gegenüber seiner Bindungsperson
- aggressives und ängstlich getöntes Beziehungsverhalten gegenüber Gleichaltrigen

Außerdem zeigen sie »Probleme mit Internalisierung und Externalisierung im Vorschul- und Grundschulalter und mit dissoziativen Symptomen und Psychopathologie im Jugendalter«. Bezüglich des Zusammenhangs zwischen kindlicher desorganisierter Bindung und dissoziativen Symptomen ihrer primären Bezugspersonen wird in den Untersuchungsergebnissen »eine plausible Verbindung zwischen entwicklungspsychologischen Phänomenen und der Entstehung von Psychopathologie« deutlich (Lyons-Ruth & Jacobvitz 1999; → auch Strauß 2013, S. 91 f.).

2.7.2 Transgenerationale Weitergabe von Bindungsmustern

In den 1980er-Jahren untersuchten Mary Main und Mitarbeiterinnen mit dem »Adult Attachment Interview« (AAI), einem halb-strukturierten Interview, welcher Zusammenhang zwischen dem Stil der elterlichen Fürsorge einer Mutter und der elterlichen Fürsorge, die ihr selbst zuteil geworden war, besteht (Main et al. 1985). Das AAI erfragte, wie sich Bindungserfahrungen in Bindungsgeschichten, die die Interviewten erzählten, aktuell repräsentierten. Die Interviews wurden dann nach der Art und Weise, wie über Beziehungserfahrungen berichtet wurde, dem Ausmaß der sprachlichen Kohärenz sowie der Organisation von Erinnerungen bewertet. Dabei ergaben sich folgende Bindungsstile bei den Erwachsenen:

- Ein *autonomer Bindungsstil*, sich in einer offenen, kohärenten und konsistenten Erzählung äußernd, zeigte sich in der Fähigkeit, die gemachten Erfahrungen zu reflektieren sowie gute und schlechte Erfahrungen und entsprechende Gefühle zu integrieren. Auch konnten eine eher positive Sicht des Selbst und Anderer sowie Vertrauen zu Bezugspersonen festgestellt werden, ebenso Achtung von Bindung.
- Ein *unsicher-distanzierter Bindungsstil* wurde aus kurzen inkohärenten und unvollständigen Geschichten erschlossen, die häufiger eine Idealisierung der Kindheit enthielten, aber auch Erinnerungslücken, Affektarmut und eine Überregulation des Affekts bei gleichzeitigem Bemühen um Unabhängigkeit. Die Sicht Anderer war negativ; Bindungen wurden abgewertet.
- Bei einem *ambivalent-verstrickten Bindungsstil* wurden die eigenen Beziehungserfahrungen inkonsistent vorgebracht. Die Erzählungen reichten von ungeordnet und strukturlos über irrelevant, verwirrend bis endlos. Der Bindungsstil war geprägt von überflutenden Erinnerungen und einer Verstrickung in problematische Geschichten, von einer affektreichen Selbstdarstellung und Affektüberflutung sowie einer starken Betonung von Beziehungserfahrungen.
- Die *desorganisierte Gruppe* hatte äußerst inkohärente Erzählungen, deren Inhalte auf unbewältigte Traumata und Trauer schließen ließen. Die Kohärenz ihrer Erzählungen wurde durch emotionale Intrusionen und einen Mangel an Informationen über Traumata und Verluste unterbrochen, die sie erlebt hatten. Ihre Erzählungen spiegelten nicht nur die Desorganisation ihres verbalen und emotionalen Ausdrucks wider, sondern auch den verheerenden Einfluss, den ihre unbewältigten Traumata auf die Entwicklung und Integration der Netzwerke ihres sozialen Gehirns gehabt hatten. Unverarbeitete Traumata zeigten sich in Erzählungen von nicht verarbeiteten traumatischen Erlebnissen, die auf verwirrte und desorganisierte Weise mitgeteilt wurden. Außerdem gab es »Fehler« in Beschreibungen, »Brüche« im Affekt, sprachliche Abweichungen vom Gesamteindruck (Inkohärenzen, fehlerhafte Sprache, gekünsteltes Sprechen, irrationale Zusammenhänge), die auf das Eindringen dissoziierter Gedächtnisinhalte hinwiesen. Hier werden Abwehrvorgänge wie des defensiven Ausschlusses angenommen.

Gerade für vermeidend Gebundene ist diese Form der Deaktivierung charakteristisch. Sie besteht in der Unterbrechung bindungsrelevanter Information für verstrickt-gebundene Personen, nach Bowlby (1984) insbesondere für den zwanghaft fürsorglichen bzw. ängstlichen Bindungstypus. Eine weitere Abwehrform, die im Zusammenhang mit beziehungstraumatischen Erfahrungen entsteht, bezeichnete Bowlby (1984) als *»isolierte Systeme«*. Dabei werden schmerzliche Erfahrungen vollständig aus dem Bewusstsein ausgeschlossen, d.h. psychoanalytisch verdrängt. Sie werden im AAI oder im »Adult Attachment Projective« (AAP) direkt erfragt und sichtbar »an einer fehlenden Integration segregierten Materials und an Hinweisen auf einen Zusammenbruch des Bindungssystems, also eine Desorganisation innerer Modelle, wie sie bei unverarbeiteten Verlusten und Traumatisierung mittlerweile gut belegt sind« (Buchheim & Strauß 2002; Buchheim et al. 2003; → auch Strauß 2013, S. 92 f.).

Was unverarbeitete Missbrauchserfahrungen angeht, so enthält das Auswertesystem des AAI eine spezifische Missbrauchsskala mit der Möglichkeit, Indikatoren für sexuellen Missbrauch und körperliche Misshandlungen zu kodieren. Hinweise auf eine kognitive Desorientierung sind u. a. »Verleugnung, irrationale Überzeugungen bezüglich der eigenen Rolle« in der traumatischen Situation, verwirrte Äußerungen, »ein unangemessener Sprachstil und inkohärente Schilderungen des Geschehens inklusive Fragmentierungen«.

Die Vielzahl der Forschungsergebnisse, auf die ich hier nicht weiter eingehe, belegt die generationsübergreifende, relative Stabilität von Bindungsmerkmalen. Deshalb ist anzunehmen, »dass traumatische Erfahrungen bei Erwachsenen einen wesentlichen Einfluss auf deren Interaktion mit ihren eigenen Kindern ausüben« und der »misshandelte und missbrauchte Erwachsene einen beträchtlichen Teil seiner eigenen traumatischen Erfahrungen an seine Kinder weitergibt (nach Oliver [1993] etwa ein Drittel) oder zumindest unter besonderen Belastungen gefährdet ist, mit den eigenen Kindern ebenfalls traumatisierend umzugehen« (Hauser 2001; → auch Strauß 2013, S. 94). Darin liegt ein erheblicher Risikofaktor für die Entwicklung psychopathologischer Zustände beim Kind. Bindungsstörungen können sich u. a. »in einem extremen Rückzug, vermehrter Aggression bis zum völligen Fehlen von Bindungsverhalten zeigen«. Sie sind »in der Regel die Folge sequenzieller, permanenter Traumatisierungen, zu denen wiederholte (sexuelle) Gewalt und extreme Formen von Vernachlässigung zählen« (Brisch 2003; → auch Strauß 2013, S. 94).

Die Forschung zur Eltern-Säugling-Interaktion hat eindrücklich gezeigt, dass sich Risikofaktoren auf elterlicher Seite auf der konkreten Ebene der Kommunikation niederschlagen, wobei hier immer auch Faktoren auf kindlicher Seite eine Rolle spielen (z. B. spezifische Charakteristika des Temperaments oder konstitutionelle Variabilitäten der Selbstregulation). Zu den Risikofaktoren auf der Seite der Eltern gehören »insbesondere neurotische Beziehungsstörungen und unbewältigte traumatische Erfahrungen«, die »vor allem die Ausprägung und Abstimmung der intuitiven elterlichen Kompetenzen beeinflussen«. Ihre Beeinträchtigung manifestiert sich »im wahrnehmbaren Interaktionsverhalten, beim Stillen, Wickeln, bei Zwiegesprächen oder beim Schlafenlegen«. Die »Störung der Kommunikation« erfolgte hier »über [...] eine Transmission der nicht integrierten Anteile elterlicher Repräsentanzen«, sodass Abwehrmechanismen wie der »Verdrängung, Verleugnung, projektiven Identifikation oder Dissoziation [...] die Wahrnehmung des realen Babys« verzerren. Durch den Zwang zur Reinszenierung neurotischer Beziehungsmuster kann sich so die nötige intuitive Verhaltensbereitschaft gegenüber dem Kind nicht entfalten, da »durch Abspaltung der Zugang zu den intuitiven Kompetenzen komplett« versperrt ist (Strauß 2013, S. 95).

2.7.3 Kindesmisshandlung

Kindesmisshandlung zählt zu den Risikofaktoren par excellence für die Entwicklung desorganisierter Bindung, genauso wie psychische Erkrankungen eines Elternteils in Form von Depression, Bipolaren Störungen und Sucht, so Strauß (2013), sich auf Lyons-Ruth & Jacobvitz (1999) beziehend.

Ebenso führt Strauß (2013) Studien im Rahmen des »Bucharest Early Intervention Project« an, das die Folgen früher sozialer Deprivation und von Misshandlung und Vernachlässigung untersuchte. Das Modellprojekt bestätigte den oben angeführten Zusammenhang und zeigte, dass die negativen frühen Erfahrungen der untersuchten Kinder massive Folgen für ihre seelische Gesundheit hatten. In Interaktionsstudien hinsichtlich der spezifischen Interaktionsmuster zwischen Müttern und Kindern beim Spiel wurden misshandelnde und vernachlässigende Mütter als weniger stimulierend und reaktiv beschrieben, während die misshandelten Kinder in Spielsituationen eher als schwierige Interaktionspartner und die vernachlässigten Kinder entweder als schwierig oder als sehr passiv und zurückgezogen beschrieben wurden (Crittenden et al. 1991; Esser et al. 1991; → auch Strauß 2013, S. 92). Außerdem sind misshandelte Kinder im Kindergarten- und Vorschulalter gehäuft auffällig.

Zu den protektiven Faktoren, die misshandelten Kindern eine günstigere Entwicklung ermöglichen, zählen eine höhere Intelligenz und gute Erfahrung mit mindestens einer vertrauensvollen Beziehungsperson (z. B. Starr et al. 1991).

Wie dramatisch Traumatisierung durch eine nahe Bindungsperson ist, ist auch für die Bindungsforschung nicht hinterfragbar und kommt einem Verrat am Kind gleich. Die Arbeitsgruppe um Lyons-Ruth & Jacobvitz (1999) hat mehrfach zeigen können, dass schwer traumatisierte Mütter, die gehäuft Kinder mit desorganisierten Bindungsstrategien haben, in ihrem Verhalten dem Kind gegenüber häufig zurückgezogen und feindselig sind. In der forensischen Literatur sind darüber hinaus mehrfach Zusammenhänge zwischen Traumatisierungen in der Kindheit und späteren Gewalttaten gut beschrieben (z. B. Renn 2002). Miner et al. (2010) wiesen bei jugendlichen Sexualstraftätern eine Häufung ängstlicher Bindung nach. Eine neuere Metaanalyse konnte einen spezifischen Einfluss von Bindungsunsicherheit auf die Neigung zu gewaltsamer Sexualität jedoch nicht belegen (Seto & Lalumière 2010; → auch Strauß 2013, S. 93).

Eine Stichprobe misshandelnder Eltern, untersucht mit dem AAI, klassifizierte die Mehrzahl der misshandelnden Elternteile als distanziert, die vernachlässigenden bzw. vernachlässigenden und missbrauchenden Elternteile eher als verstrickt (Crittenden et al. 1991; → auch Strauß 2013, S. 95).

Die Wahrnehmung der eigenen Kinder ist bei misshandelnden Eltern ganz offensichtlich verzerrt, was eine Reihe von Studien, die Dornes (2000, S. 79) zusammenfasst, belegt: »Misshandelnde Eltern nehmen ihre Kinder als schwieriger und charakterlich negativer wahr als nicht misshandelnde.« Psychoanalytisch verstehen wir dies als eine Projektion negativer Anteile des eigenen Selbst der Eltern auf ihre Kinder, wie das bereits Richter (1975) beschrieb.

2.7.4 Das Konzept der Feinfühligkeit und Metakognition bzw. Mentalisierung

Schon lange wurde Feinfühligkeit als ein wesentlicher Bestandteil einer sicheren Bindung des Kindes betrachtet, gekennzeichnet durch die hauptsächliche Fähigkeit der Mutter, die Verhaltensweisen des Säuglings wahrzunehmen und angemessen zu interpretieren. Feinfühligkeit beinhaltet für den Säugling, dass dieser aus dem prompten, angemessenen und entwicklungsgemäßen mütterlichen Eingehen auf sein Verhalten dieses mit den Wirkungen der mütterlichen Reaktion verknüpfen und daraus ein Gefühl eigener Effektivität und damit Wirkmächtigkeit entwickeln kann. Allerdings stellten Main et al. (1985) aufgrund nur relativ moderater Korrelationen bei den Studien über Feinfühligkeit fest, dass sich »aus den Ratings der beobachtbaren mütterlichen Feinfühligkeit und Versorgung keine notwendig zuverlässigen Prognosen über die Qualität der Eltern-Kind-Beziehung ableiten lassen« (Main et al. 1985; → auch Fonagy 1998, S. 355 f.).

Diese *Transmissionslücke* wurde in der Folge durch Studien zu metakognitiver Steuerung als Schlüssel zum transgenerationellen Prozess geschlossen. So konnte die Bindungsforschung aus den letzten Jahren zeigen, wie bedeutsam Metakognition bzw. Mentalisierung für die kindliche Entwicklung ist. Fonagy et al. (2002), die sich intensiv mit diesem Konzept beschäftigten, bezeichnen die Fähigkeit, den anderen und die eigene Person als Wesen mit geistig-seelischen Zuständen zu betrachten, als Mentalisierung. Die Erforschung dieses Konzeptes untersucht speziell, wie Bindungsmuster bei Kindern mit der Qualität der Metakognition der Mütter, also ihrer Fähigkeit, die repräsentationale Natur des Denkens zu erkennen, verknüpft sind. Dazu sind Kinder aber erst fähig, wenn sie zwischen realen Erfahrungen und einem dahinterstehenden mentalen Zustand unterscheiden können. Metakognition versetzt das Kind dann z. B. in die Lage, eine Zurückweisung nicht auf sich selbst, sondern auf den emotionalen Zustand der Bezugsperson zurückzuführen und sich so besser vor einer narzisstischen Kränkung und Schuldgefühlen zu schützen. Eine solche Entwicklungsleistung, zu erkennen, dass die eigene Person und auch andere Personen von mentalen Befindlichkeiten motiviert sind, scheint jedoch eine sichere Bindungsbeziehung vorauszusetzen, wie Main (1991) feststellt.

Fonagy (1998) hat versucht, das Konstrukt der Metakognition mit der *Skala des reflexiven Selbst (reflective self-scale, RSS)* im Kontext des Erwachsenenbindungsinterviews zu operationalisieren. In diesem Setting wurde untersucht, wie die Bindungsfähigkeit von Kindern durch die Metakognition der Bindungsperson beeinflusst wird, und das Ausmaß erfasst, inwieweit die Repräsentanzen des eigenen Befindens der Bindungsperson und die anderer Personen in gleicher Weise klar und strukturiert sind.

Die Skala des reflexiven Selbst arbeitete mit folgenden fünf Kategorien (Fonagy 1998, S. 356 f.):

1. spezielle Erwähnung mentalen Befindens
2. Einfühlungsvermögen in die Merkmale mentalen Befindens
3. Einfühlungsvermögen in seine Komplexität und Unterschiedlichkeit

4. spezielle Bemühungen, beobachtbares Verhalten mit mentalem Befinden zu verknüpfen
5. Anerkennung der Veränderungsmöglichkeit mentalen Befindens und damit implizit auch des entsprechenden Verhaltens

Die Fähigkeit der Eltern, eigenes und fremdes mentales Befinden zu reflektieren, war in dieser Untersuchung ein sehr guter Prognosefaktor für die Bindungsfähigkeit des Kindes. Väter und Mütter mit hohen Selbstreflexivitätswerten haben drei- bis viermal so häufig sicher gebundene Kinder wie Eltern mit niedrigen Werten. Niedrige Werte finden sich bei Persönlichkeitsstörungen, insbesondere in Verbindung mit antisozialen Zügen und Missbrauchserfahrungen (Fonagy 1998, S. 358). Die Fähigkeit zur Metakognition scheint besonders wichtig im Kontext traumatischer Erfahrungen. Die Befunde, die eine Verbindung zwischen dissoziativen Störungen bei den Eltern und desorganisierten Bindungsmustern bei Kindern nahelegen, sprechen ebenfalls für einen Zusammenhang von Bindung und Mentalisierung. Sie zeigen, dass »die Fähigkeit der Eltern, Geist und Seele des Kindes wahrzunehmen, das generelle Verständnis des Kindes von Geist und Seele fördert. Die Verfügbarkeit einer reflexiven Bezugsperson erhöht die Wahrscheinlichkeit der sicheren Bindung des Kindes, was wiederum die Entwicklung einer Theorie des Geistes und der Seele fördert. Gelingt eine solche metakognitive Steuerung, bringt das einen Aspekt des transgenerationalen Zyklus zum Abschluss« (Fonagy 1998, S. 365). Diese Befunde setzen weitere wesentliche Akzente für das Verständnis der Entwicklung des Selbst. Die Bindungsforschung geht davon aus, dass das Kind im Verhalten der Mutter nicht nur deren Reflexivität wahrnimmt, »auf die es schließt, um ihr Verhalten begründen zu können«, sondern dass es »zuvor in der Haltung der Mutter ein Bild seiner selbst als mentalisierendes, wünschendes und glaubendes Selbst wahr[nimmt] [...] Sie denkt mich als denkend, und also existiere ich als denkendes Wesen« (Fonagy 1998, S. 366). Mit diesem dialektischen Ansatz der Selbstentwicklung verschieben Fonagy et al. (2002, S. 293) die herkömmliche psychoanalytische Betonung von der Internalisierung des containenden Objekts auf die »Internalisierung des denkenden Selbst, das im Innern des containenden Objekts wahrgenommen wird«.

MERKE

Die Untersuchungen zur Bedeutung der Metakognition bzw. der selbstreflexiven Funktionen bei Kindern, die schwere Misshandlungen erfahren haben, zeigen, sie erleben ihre Bindungspersonen als Gefahr oder Quelle von Angst und reagieren darauf mit einer Hemmung selbstreflexiver Funktionen. Untersuchungen im Bindungskontext (Fonagy et al. 2002, S. 399) ergeben, dass Mütter, die durch ihr Verhalten eine desorganisierte Bindung erzeugen, ihrem Kind gegenüber in der Regel widersprüchliche mentale Einstellungen signalisieren.

Eine solche Mutter »missbraucht es, verleugnet dies aber in anderen Situationen und verhält sich unter Umständen sogar fürsorglich«. Versucht das Kind, aus solchen widersprüchlichen Verhaltensweisen dem inneren Zustand der Mutter sowohl verfolgende als auch wohlmeinende Intentionen zuzuschreiben, steht es vor dem unlösbaren Dilemma, ihr »Verhalten auf der Grundlage von widersprüchlichen oder ambivalenten Intentionen zu antizipieren«. Da aber die damit verbundene Unsicherheit, Angst und Hilflosigkeit unerträglich sind, ist das Kind gezwungen, »die Identität der misshandelnden Bezugsperson in getrennte innere Welten mit jeweils widerspruchsfreien [...] Intentionen« aufzuspalten. Diese aufgespaltene Identität des Anderen erlaubt ihm, »deren Verhalten durch Mentalisierung erneut vorherzusagen«, jetzt aber ohne Angst und Hilflosigkeit. »Für diese defensive Konstruktion der sozialen Erfahrung« muss das Kind allerdings einen hohen Preis zahlen. Er »besteht in der Verzerrung der Realität und der Erzeugung unangemessener und fehlangepasster Reaktionen« (Fonagy et al. 2002, S. 366), wenn also das Kind, z. B. nachdem es geschlagen wurde, denkt: *»Meine Mama meint es doch nur gut, sie will mich vor Schlimmerem bewahren.«*

Studien der letzten Jahre belegen recht eindeutig den Zusammenhang zwischen Traumaerfahrungen, wie z. B. Misshandlungen, und der Entstehung von Symptomen und Psychopathologien im weiteren Sinne. Kommende Untersuchungen der klinischen Bindungsforschung werden von großer Bedeutung sein, um deutlich zu machen, welche Folgen aus entwicklungspsychologischer und psychopathologischer Perspektive die Desorganisation von Bindung im Zusammenhang mit traumatisierenden Beziehungserfahrungen haben, und diese zusätzlich auch unter der Perspektive neurobiologischer Modelle weiter zu betrachten (Strauß 2013).

2.8 Das psychoanalytische Traumaverständnis Léon Wurmsers

Ganz besonders der Psychoanalytiker Léon Wurmser hat in der Vergangenheit angemahnt, seelische Verletzungen, die er als *kommunikativ-emotionale Verletzungen* bezeichnet, verstärkt in den diagnostischen Manualen zu berücksichtigen und mit gleicher Aufmerksamkeit zu betrachten und zu studieren wie die körperlichen Traumata.

Da wir als tiefenpsychologische und analytische Psychotherapeutinnen vorzugsweise mit Patientinnen arbeiten, die unter den Langzeitfolgen von Traumatisierung aus der Kindheit und Jugend leiden (vor allem chronisch schwere Beschämung, »double bind«, Vernachlässigung, körperliche und sexuelle Misshandlung), ist es unseres Erachtens theoretisch sinnvoll und technisch hilfreich, ein Traumakonzept zu nutzen, das neben der Dialektik innerer und äußerer Faktoren auch die besondere Bedeutung des Zusammenspiels von *Trauma und Konflikt* würdigt und in seiner Psychodynamik erschließt.

Wurmser verdanken wir eine erweiterte und umfassendere Sichtweise der Konflikte, die er empirisch anhand vieler Fallbeispiele in seinem umfangreichen Werk ausweist. Er spricht sich grundlegend dafür aus, notwendigerweise in unser Verständnis der Konflikte die in sie hineinwirkende Macht massiver Traumatisierung mit einzubeziehen, da sie »der Verarbeitung von Traumata und traumatogenen Affekten dienen« (Wurmser 1999, S. 78).

MERKE

Aus der Beobachtung und Analyse der untersuchten Behandlungsverläufe ergibt sich für Wurmser »folgende Korrelation: Je schwerer die Traumatisierung, desto globaler die traumatogenen Affekte und desto schroffer die Konflikte, damit auch desto umfassender sowohl Abwehr wie Abgewehrtes, desto archaischer und grausamer das Über-Ich, desto intensiver die masochistischen und narzisstischen Phantasien und Neigungen, und desto stärker schließlich die drei Grundzüge des neurotischen Prozesses von Zwanghaftigkeit, Absolutheit (oder Globalität) und Polarisierung [...] (die ›Schwarzweißmalerei‹ [...]« (Wurmser 1999, S. 77).

Da, wo er vom archaischen Über-Ich spricht, hat er vor allem die Massivität von Schuld- und Schamgefühlen im Blick, die massiven Gefühle erlittenen Unrechts, also das Ressentiment, und außerdem die ausgeprägte Tendenz, sich zu bestrafen, sich immer wieder selbst zu sabotieren und sich nichts Gutes gönnen zu dürfen.

Seine Konzeption schwerer Neurosen und von Neurosen generell verbindet er mit einem dynamisch dialektischen Traumaverständnis. Dabei berücksichtigt er die aktuellen Ergebnisse der Traumaforschung neben einem breitgefassten Konfliktverständnis sowie die genetischen und dynamischen Auswirkungen »konkret-perzeptueller« (wie körperliche oder sexuelle Misshandlung) und »verbal-emotionaler Traumata« (wie seelische Grausamkeit, Vernachlässigung, »double bind«). Seelenblindheit und Seelenmord sind zentrale Begriffe in seinem Verständnis schwerer Neurosen. *Seelenblindheit* geschieht immer da, wo der Mensch seelenblind gegenüber einem anderen handelt, wo er dessen Grundbedürfnis, in seiner Individualität geachtet und als Subjekt gesehen oder erkannt zu werden, vereitelt. *Seelenmord* (nach Shengold 1995) zielt absichtlich darauf, die Identität eines anderen Menschen anzugreifen oder auszulöschen, ihm seine Fähigkeit zu nehmen, als eigenständige Person Freude und Liebe zu empfinden (Wurmser 1999, S. 77, 209).

DEFINITION

Wurmser definiert *Trauma* als einen »nicht bewältigbare[n] äußerer[n] Konflikt zwischen Selbst und Umwelt«, der sich zu einem »unlösbaren inneren Konflikt wandelt«.

Wie vor ihm Ferenczi geht auch er davon aus, dass sich das Trauma im Über-Ich als Erbe der Identifizierung mit dem Aggressor und seiner affektiven Reaktion auf diesen Aggressor verewigt und es dann zur Wendung der Aggression gegen die eigene Person kommt. Sein Ansatz schließt ebenso das Verständnis des psychischen Traumas in Freuds erster Traumatheorie (1893 [1971], 1895 [1971]) als *Fremdkörper* ein, der im Psychischen als dauerndes psychopathogenetisches Agens wirksam bleibt. Theoretisch ist dann folgerichtig, dass er diesen Fremdkörper so wie Ferenczi im Über-Ich lokalisiert und dann konsequent am Über-Ich als der Instanz festhält, die sich aus Konflikten zwischen einer traumatogenen Umwelt und dem Individuum entwickelt – wobei massive äußere, traumatisch wirkende Konflikte massive innere Konflikte bedingen. Wurmser betrachtet *Defekt* oder *Defizit* bei schwerer Traumatisierung in der Kindheit als Ergebnis fehlgeschlagener Versuche, die Traumata zu verarbeiten. Letztlich fasst er sie als eine mangelhafte Abwehr gegen überwältigende traumatogene Affekte auf, die in Form von unlösbaren, inneren Konflikten erscheinen. Mit anderen Worten spricht auch er von dem Versagen der Affektregulierung durch Traumatisierung, deren neurophysiologische, endokrinologische und psychologische Auswirkungen im nächsten Kapitel diskutiert werden sollen.

Die Absolutheit des Erlebens, das bei schweren Neurosen (Autoren wie Kernberg [1978] sehen darin Borderline-Persönlichkeitsstörungen) zu beobachten ist und oft als *Ich-Schwäche* beschrieben wird, bezeichnet Wurmser als die *narzisstische Dimension der Neurose*. In seiner Traumakonzeption betont er u. a. wichtige Ergebnisse der Säuglings- und Bindungsforschung, beispielsweise den Drang des traumatisierten Kleinkindes, die Nähe des schädigenden Liebesobjekts zu suchen und sich gleichzeitig von ihm abwenden zu wollen, die Bedeutung überwältigender traumatogener Affekte, die sich im Widerstreit miteinander befinden. Diese unlösbaren Konflikte überfordern dann, zusammen mit den überwältigenden Affekten, die Möglichkeiten des Ichs, mit ihnen fertigzuwerden, und führen zu Spaltungsprozessen, also zu Dissoziation und einem gleichzeitigen Unbewusstmachen der Zusammenhänge. Mit diesem Vorgang gelingt es dann, die Wahrnehmung eines Teils der bedrohlichen Wirklichkeit abzuwehren und zu verleugnen und sie nicht zu mentalisieren, weil die bedrohliche traumatische Situation mit ihren traumatisierenden Liebesobjekten nicht gedacht werden darf und nicht repräsentiert werden soll.

Selbstverständlich sind *Dissoziation* oder *hypnoide Zustände* für Wurmser bedeutsame Begriffe, um die traumatische Genese schwerer Neurosen zu verstehen, doch verlangt er, diese zusätzlich im Sinne der Verarbeitung innerer Konflikte zu sehen. Vor allem, wenn Traumata nicht in der frühen Kindheit stattgefunden haben, zielt die *Ich-Spaltung* darauf, das traumatische Ereignis von seiner subjektiven Bedeutung zu lösen und somit nicht wahrzunehmen. Die mit der Ich-Spaltung einhergehende Wahrnehmungs- und Bedeutungsverleugnung des traumatischen Geschehens ermöglicht es, dass ein Teil der Persönlichkeit weiter funktionsfähig bleibt, aber keine weitere psychische Verarbeitung der traumatisierend erlebten Realität stattfindet und diese somit permanente Aktualität erlangt (Wurmser 1999, S. 71).

Was frühe infantile Traumatisierung angeht, benutzt Wurmser ebenfalls den von van der Kolk et al. (1996) geprägten Begriff der *Affektdysregulierung* als notwendigen Bestandteil des Konzeptes der Traumatisierung, den Krystal (1978, 1997) als *Affektregression* bezeichnet. Sie beinhaltet für den Säugling und das Kleinkind »totale Stimulation«, »Maximalerregung«[26], die zu einer Resomatisierung der Emotionen führt und ihre Differenzierung, Verbalisierung und Mentalisierung verhindert. Als weitere Folge zieht dies wiederum eine Verminderung der Affekttoleranz nach sich und ruft immer wieder Affektregression hervor. In diesem Teufelskreis werden die erregten Gefühle dann immer wieder aufs Neue überwältigend und entgleiten dabei der inneren Kontrolle. Indem sie global werden, werden sie unfassbar und nicht mehr symbolisierbar. So entsteht ein »schwarze[s] Loch, etwas Grenzenloses an Verzweiflung, das wir auch so gut von Holocaust-Überlebenden kennen« (Wurmser 2011, S. 50). Es wird dann etwas Konkretes gesucht, um der unnennbaren Verzweiflung doch noch Wort und Sinn zu geben und damit das unerträgliche Grauen abzuwehren.

MERKE

Wurmser erweitert das Konzept der Affektregression um die Bedeutung der *Sexualisierung* und postuliert, dass im globalen, undifferenzierten Zustand der Affektregression die Affekte dazu neigen, in sexualisierter Form zu erscheinen. Auf diese Weise versucht das Kind, die unerträgliche Übererregung von früh an in sexualisierter Form zu entladen, z. B. in der Masturbation oder anderen sexuellen Ausdrucksformen.

Sexualisierung als Abwehr gegen chronische Traumatisierung stellt einen Versuch dar, peinigenden Schmerz, fürchterliche Angst und unerträgliche Gewalt in Lust zu verwandeln (Wurmser 1999, S. 210 f.) und damit das Überwältigende des Traumas zu bekämpfen. Da sich Masturbation besonders zur Selbstberuhigung eignet, kann sie dazu dienen, Trostlosigkeit, Verlassenheit oder affektive Anspannung und nicht-sexuelle Erregungszustände auszubalancieren. Vor allem, wenn ein missbrauchtes Kind aggressive Angriffe erfahren hat, geht mit diesen Erfahrungen fast immer eine defensive Sexualisierung einher, hervorgegangen aus einer sadomasochistischen Mischung unerträglicher Affekte (Shengold 1995, S. 1). Aggressive Wünsche, Impulse und Fantasien dienen dann als Mittel zur Wiederherstellung der Kontrolle. Diese zusätzliche archaische Abwehr zielt darauf, der Affektüberflutung Einhalt zu gebieten, und soll den weiteren Absturz in eine regressive Spirale aufhalten. Jedoch zieht diese defensive Sexualisierung ein überwältigendes Gefühl des sich Schämens und der Demütigung nach sich (Wurmser 1999, S. 75). Nach Wurmser bedeuten schwere Traumata »beängstigende, globale Affekte und damit schwere innere Konflikte, die ihrerseits zu schweren Neurosen führen. Und umgekehrt: Wo wir schwere Neurosen haben, existieren massive innere Konflikte und massive Traumatisierung. Chronische Traumatisierung besteht aus Tausenden von akuten Mikrotraumata. Allerdings, dies ganz so linear zu sehen, wäre eine Vereinfachung« (Wurmser 1999, S. 76). Er betont, dass vor allem frühe Traumatisierung, einhergehend mit überwältigenden Affekten, unseligerweise zu den Ab-

26 »Wegen der Natur der Affektvorläufer (Uraffekte) [...] neigen die Affekte zur lawinenartigen Ausbreitung, so dass fast jeder Teil der Innenwelt, ja der ganze Organismus in einen Zustand maximaler Erregung gerät.« (Krystal 1997, S. 131; → auch Wurmser 1999, S. 74)

solutheitsforderungen im Über-Ich führt, wodurch dann die intrapsychischen Konflikte selbst prinzipiell unlösbar werden und die dadurch immer wieder neu angestoßenen Affekte so stark, dass sie nicht bewältigt werden können. Auf diese Weise lebt das Trauma als Tyrann im Gewissen weiter (Wurmser 1999, S. 130).

Sich auf Krystal beziehend, nimmt Wurmser dessen Differenzierung von Trauma im Kindes- und Erwachsenenalter auf. Traumata im Erwachsenenalter sieht er nicht durch intensive Stimuli oder intensive Emotionen bewirkt wie bei Kindheitstraumata, sondern durch subjektive Hilflosigkeit angesichts unvermeidbarer und unentrinnbarer Gefahr und der Kapitulation davor. Die Kapitulation führt zu einer katatonoiden Reaktion, einer Art Trancezustand, bei der körperlicher und seelischer Schmerz betäubt werden. Es treten *kataleptische Unbeweglichkeit* auf und *Wächsernheit (»Kadavergehorsam«)* und die dissoziativen Phänomene nehmen zu (Krystal 1997, S. 133; → auch Wurmser 1999, S. 74). Gleichwohl beginnt bei *Extremtraumatisierung* sowohl in der Kindheit als auch im Erwachsenenalter eine schwere und progressive Einengung und Abschaltung aller geistigen Funktionen, bis hin zum psychogenen Tod. Teil dieser Abschaltung ist die *Alexithymie*, die Unterdrückung aller Gefühle.

2.8.1 Modell der Schichtung der Aggression

Mithilfe des »Modells der Schichtung der Aggression« beschreibt Wurmser zusammenfassend, wie von früh auf neben Sexualisierung aggressive Wünsche, Impulse und Fantasien als Mittel zur Wiederherstellung der Kontrolle gegen die Bemächtigung durch Andere, gegen das Gefügigmachen eingesetzt werden. Er weist darauf hin, dass sich diese Schichtung der Aggression vor allem bei psychogenetisch Frühtraumatisierten findet, aber auch mit gewissen Modifikationen generell bei Kindheitstraumatisierten. Meines Erachtens kann Wurmsers Modell als eine Erweiterung des »Verlaufsmodell psychischer Traumatisierung« von Fischer & Riedesser (1999) angesehen werden – spezifisch um die weitreichende Bedeutung der Aggressionen bei der Verarbeitung von Traumatisierung in der Kindheit. Denn dieses »Modell« macht deutlich, wie äußere und innere Aggression in die traumatische Reaktion und den traumatischen Prozess eingehen und damit die Dynamik langfristig mitbestimmen.

In diesem Modell besteht die tiefste Schicht der Traumatisierung in einer massiven *Überstimulierung und Affektüberflutung*, die eine sehr frühe Sexualisierung hervorruft. Denn die in der traumatischen Situation erlebte Überstimulierung und Affektüberflutung macht die Affekte im Erleben des Kindes völlig global, undifferenziert, überwältigend und unerträglich, vermischen sich Gefühle von Gewalt, Grausamkeit, Explodieren und schmerzhafter Spannung. Liebe und Gewalt werden dann im Erleben wegen der Undifferenziertheit der Affekte eins. Im Kind entsteht daraus eine Art *archaischer Gleichsetzung*. Ganz besonders geschieht dies auch bei sexuellem Missbrauch, in dem die sexuelle Erregung gleichgesetzt ist mit Gewalt, der aber aus Überlebensgründen als *Liebe* aufgefasst werden muss. Auch in der Jugend und im Erwachsenenleben ist vermeintliche Liebe dann gleichbedeutend mit Sexualität, Gewalttätigkeit, Leiden und Penetration (Wurmser 1987, 1999). Parallel setzt sich die in der Kindheit erfahrene Traumatisierung, Verdinglichung des eigenen Selbst, lebenslang fort, da dem Kind das Recht auf ein selbstbestimmtes Leben verweigert wurde.

Über diese früheste Schicht der Traumatisierung ist eine zweite gelagert, bestehend aus *Wut und Empörung*. Sie äußert sich später in der aktuellen Beziehungsgestaltung und auch in der psychotherapeutischen Behandlung. Jetzt wird versucht, aus dem passiven Erlebnis der frühen Qual, aus Hilflosigkeit und Ohnmacht in ein aktives Tun zu gelangen. Aus dem Gefühl des erfahrenen Unrechts, das Groll auslöst, entwickelt sich ein Ressentiment, das Trotz und Rache legitimiert. Wie sich das in der Übertragung bemerkbar macht, werde ich in Kapitel 3.6.1 weiter ausführen.

Die dritte Schicht beinhaltet die *Introjektion der erlebten traumatischen Gewalterfahrung*. Erkennbar wird sie in der *Selbsterniedrigung*, die die verinnerlichte traumabedingte Beschämung verkörpert, bei der das eigene Selbst durch den inneren Richter, Vergewaltiger oder Demütiger verhöhnt wird. Im Rollentausch werden nun alle anderen so verdinglicht, wie man das selbst wurde, was aber ständig Schuldgefühle hervorruft. Durch die Introjektion hat die Grausamkeit, die Gewalt Eingang ins Über-Ich gefunden und bekommt zusätzlich Nahrung, da die eigene Wut und die Verachtung dafür gegen das eigene Selbst *(moralischer Masochismus)* gewendet werden müssen (Wurmser 1993, S. 210).

Die vierte Schicht besteht in der *Externalisierung der überbordenden Grausamkeit des eigenen Über-Ichs*. Jetzt werden andere ebenso verhöhnend und bestrafend behandelt, wie es das eigene Gewissen dem Selbst antut. Damit wird man zum grausamen Richter, Verhöhner und Demütiger der anderen. Wobei sich der eigene Sadismus oft als Moralität tarnt. Parallel zu dieser Wendung der Über-Ich-Aggression nach außen finden sich die grandiosen *Allmachtfantasien*. Sie sind das Gegenstück zum grausamen inneren Richter und ein überaus wichtiges Reparativum. Das bedeutet, Aggression und Narzissmus fungieren als Abwehr. Dabei dienen die narzisstischen Fantasien zuerst dem Schutz gegen die Hilflosigkeit in traumatischen Situationen und in zweiter Linie dem Schutz gegen den Ansturm der Über-Ich-Verurteilungen (Wurmser 1993, S. 210). Einem Teufelskreis gleich mündet aber all dieses Agieren letztlich immer wieder in der Opferrolle. So bestimmt der äußere und sexuelle Masochismus, der mehr oder weniger im Vordergrund steht, die Symptomatik der Patientinnen.

2.8.2 Reaktive Wut und ihre weiteren Folgen

In der Behandlung von in der Kindheit traumatisierten Patientinnen dürfen wir die Wucht der reaktiven Wut, vor allem auch der »mörderischen Wut«, sowie die damit einhergehenden Schuldgefühle nicht aus dem Blick verlieren. Das Gleiche gilt für die vielfältigen Formen der Wendung dieser mörderischen Wut gegen die eigene Person als Folge der reaktiven Wut.

Wenn ein tragfähiges Arbeitsbündnis aufgebaut ist und positive Übertragung sich als Basis für die therapeutische Arbeit nutzen lässt, ist es wichtig, die Patientin allmählich für diese Vorgänge zu sensibilisieren. Gleichzeitig sollten wir vorsichtig mit direkten Deutungen von Aggressionen sein, besonders solchen in der Übertragung (Wurmser 2004, S. 43). Wurmser empfiehlt, die abgewehrte Aggression immer als sekundär zu sehen, sie von der Abwehrseite anzugehen und sie indirekt anzusprechen als befürchtete, gemiedene, bedrohliche (Wurmser 1999, S. 304). Denn das eigene Leben und auch das innere beobachtende Auge lassen sich nicht mit Gewalt, nicht mit eindringlicher Konfrontation und emotionalem Druck, sondern nur mit großer Behutsamkeit und Einfühlung verwandeln (Wurmser 2004, S. 43).

2.8.3 Spezifische Verarbeitungsmuster

Wurmser ergänzt das »Modell der Schichtung der Aggression« durch spezifische Verarbeitungsmuster, die sich vor allem bei schweren Neurosen und bei Traumatisierung im Kindesalter aus dem klinischen Material herauskristallisieren.

Zentral ist die »Angst vor gewissen Gegenständen oder Situationen, die sich in Abwandlung von früh an durch das ganze Leben hindurch zieht«. Diesem *Angstsystem* steht ein *Schutzsystem* gegenüber, die beide eng miteinander verbunden sind. Sie sind zu verstehen als Abkömmlinge der ambivalent erlebten Eltern, Geschwister oder anderen nahen Beziehungsperson (oder von mehreren sich überschneidenden Personen). Dabei wird ihr gehasster Anteil in einer drohenden Gestalt gesehen und gefürchtet, während der geliebte Teil als Schutz gesucht wird, so wie es auch Fonagy et al. (2004) für misshandelte Kinder in Form einer aufgespaltenen Identität der Anderen beschrieben haben. In diesem gehassten und gefürchteten Teil werden auch alle eigenen abgelehnten Eigenschaften untergebracht, z. B. Eifersucht und Rachsucht. Indem schlechte Erfahrungen im nur bösen Anderen personifiziert werden, werden diese begrenzt sowie beherrsch- und kontrollierbarer. Denn die gewalttätigen Eigenschaften, Verhaltensweisen und Handlungen der realen Beziehungspersonen dürfen keinesfalls erfahren werden, da sie unerträglich sind. Jedoch sind sie, so wie es Ferenczi (1933 [1984]) beschrieb und auch Wurmser und andere konzeptualisiert haben, durch Introjektion und Identifikation mit dem Aggressor zum traumatischen Introjekt geworden, das sich im Über-Ich verewigt hat.

Sind diese beiden Aspekte im Über-Ich verankert, kommt es, so wie gerade dargestellt, zu einer phobischen Trennung der guten von der bösen Seite der Beziehungsperson in eine innere Angst- und Schutzfigur, die nun als innere Autoritäten fungieren. Die Angstfigur, dann als innere böse, fortwährend verurteilende Stimme gegenwärtig, lässt kein gutes Haar mehr am Kind und späteren Erwachsenen. Manchmal wird nur ein Ausweg im Selbstmord gesehen, der ein Entrinnen von dieser unablässig verurteilenden Stimme verspricht, oder es kommt zu bestimmten Impulshandlungen in der Außenwelt (Wurmser 1987, S. 292 f.).

In der Außenwelt binden sich später die Jugendlichen oder Erwachsenen an eine Person, die in ihrem Erleben beide gegensätzlichen Über-Ich-Gestalten vereinigt, also Schutz- und Angstfigur zugleich ist. Der unbewusste Wunsch und der Auftrag bestehen darin, der Andere möge die Gegensätze versöhnen, die Spannung lösen, die Spaltung überwinden. Gleichzeitig wird fantasiert, die eigene Unterwerfung würde diesen verurteilenden, anklagenden Anderen in eine schützende, annehmende, billigende und verzeihende Person verwandelt können. »In Form einer masochistisch-impulsiven Handlungssequenz wird Verzeihung erhofft und angestrebt, und doch nach flüchtigem Einswerden die Bestrafung und Erniedrigung erreicht. Doch ist es gerade Teil dieser Handlungssequenz, dass sich auch der Eigensinn, der Trotz, die aufrührerische Wut zeigen und der Partner dazu aufgerufen wird, diese wilden Gefühle und Wünsche niederzuhalten und seine Macht gerade durch Fesselung und Niederhalten zu bezeugen. Nur wer diese Macht des Nein zeigt, bekräftigt seinen Wert und seine Stärke als Beschützer, das heißt, er muss ebenso grausam sein, wie das eigene Über-Ich, um als versöhnende und beschützende Gegenmacht glaubhaft zu werden« (Wurmser 1987, S. 293).

Vorausgegangen ist all dem und ereignet sich dann wieder, dass in den Familien Verleugnung als Abwehr vorherrschte. Das bedeutet, die emotionale Bedeutung gewisser Anteile der Wirklichkeit soll nicht wahrgenommen werden, wird das außer Kraft gesetzt, was man eigentlich weiß, und wird das ignoriert, was man wahrgenommen hat (Wurmser 1987, S. 293 ff.). Denn in diesen Familien wurde ein Angenommenwerden des Kindes davon abhängig gemacht, dass es sich mit der dort herrschenden Grundeinstellung identifizierte und die heutigen Patientinnen von sehr früher Zeit an bis zur Gegenwart nicht sie selbst sein durften. »Die eigenen Bedürfnisse, Antriebe, Gefühle wurden systematisch ausgeklammert, mussten übersehen und unwirklich gemacht werden – ob dies nun die Selbstbehauptung oder den Zorn, sexuell-zärtliches Verlangen oder Hunger oder ob sie die Einbildungskraft, das Schöpferische, also das in seinem Wesen Unabhängigste betrafen. Die Verleugnung großer Anteile des Selbst, der eigenen Individualität, war die Voraussetzung dafür, von den Eltern angenommen zu werden, nicht verworfen zu sein und nicht zum Fremdling im eigenen Haus und in der Welt überhaupt zu werden« (Wurmser 1987, S. 295).

Das bedeutet letztlich, sich völlig anzupassen und zu unterwerfen, sich selbst immer ganz zu verbergen, nicht erkannt und nicht gesehen zu werden und sich auch noch dafür zu schämen, überhaupt ein eigenes Selbst leben zu wollen. Dazu gehört ganz besonders, seine Gefühle nicht zu zeigen, die das Allerpersönlichste sind und als das Verdächtigste und Geheimste betrachtet werden, als der gefährliche Kern des Selbstsein-Wollens. So müssen die echten starken Gefühle versteckt werden, z. B. hinter einer kühl abweisenden Fassade, der Fassade freundlichen Lächelns und der Zustimmung oder auch der Unterwürfigkeit. Ein Mechanismus, den Winnicott (1965 [1974]) als *falsches Selbst* und Fonagy et al. (2002) als *fremdes Selbst* bezeichneten, der das *wahre Selbst* schützen soll.

Diese gesamte Problematik vertieft sich noch, wenn äußere Katastrophen (massive Auseinandersetzungen zwischen den Eltern, Alkoholismus der Eltern, Brutalität gegenüber dem Kind oder ernsthafte körperliche Erkrankung) die überwältigenden Ängste des Kindes bestätigen. Denn das Kind gibt sich, wie schon Ferenczi (1933 [1984]) erkannte, grundsätzlich immer die Schuld, egal, um welches Unglück es sich auch handelt. Diese Wendung vom Passiven ins Aktive des eigenen Schuldigseins beinhaltet die Illusion der Macht, das vermeintlich Verschuldete am Ende wieder gutmachen zu können (Wurmser 1987, S. 19, 295).

Immer an allem schuld zu sein bringt den Menschen jedoch in ein grässliches Dilemma. Um diesem zu entgehen, versucht er u. U. alles Eigene, das sich nicht verleugnend und verdrängend an die familiäre Grundeinstellung angleichen lässt, als etwas Trotziges bei sich abzulehnen und zu unterdrücken. Und doch wird es ihm zur Quelle tiefster Angst und tiefster Scham. Wenn in kurzen Episoden des Böseseins, des trotzigen Sich-Aufbäumens die abgelehnte, abgewiesene andere Seite immer wieder durchbricht, tauchen auch die so lange unterdrückten Wünsche und Gefühle der Macht, Rivalität und Eifersucht auf, melden sich Neid und Hass, das nagende Gefühl des Ressentiments und schließlich auch die mörderische Wut. Danach kann man sich aber nur schuldig fühlen, weil man es gewagt hat, sich selbst durchsetzen, rivalisieren und Rache üben zu wollen. Der verbotene *Trennungswunsch* und das verbotene Bedürfnis, der unterjochenden Abhängigkeit entkommen zu wollen, beinhalten aber, sich vor sich selbst dafür zu schämen, nicht zu sich stehen zu können und ein so abhängiges Geschöpf zu sein *(Abhängigkeitsscham)* und sich gleichzeitig für die Loslösungs- und Trennungsimpulse schuldig zu fühlen. Denn Trennung wird in diesen Familien als etwas Verbotenes und Gewalt-Ausübendes bis Tötendes angesehen und auch entsprechend vermittelt (Wurmser 1987, S. 295; 1990, S. 69; 1999, S. 195, 289).

Die Verstrickung in einem solch extremen und tragischen *Schuld-Scham-Konflikt* bedeutet ein schier unerträgliches Gefangensein in dem Dilemma zwischen Selbstaufgabe und damit Selbstverrat auf der einen Seite, auf der anderen Seite Auflehnung, die aber ständig mit Schuld einhergeht (Wurmser 1987, S. 296; 1990, S. 69, 113 ff.; 2004, S. 22). All dem folgt dann wieder eine massive Selbstverurteilung. Und zwar da, wo das als extrem verachtend und anklagend empfundene äußere Objekt (oder mehrere) introjiziert und gleichzeitig ständig versucht wurde, sich mit der Gestalt des grausamen Über-Ichs zu identifizieren. In der Folge wird dann irgendein Anderer ebenso rücksichtslos und unerbittlich behandelt, wie es der innere Richter einem selbst gegenüber tut. Andererseits muss dieser Versuch sofort unterbunden werden, da er dem Gebot der Unterwerfung und Passivität widerspricht.

Als nächster Abwehrversuch stellt sich dann, wie im »Modell der Schichtung der Aggression« beschrieben, die *Projektion der inneren Grausamkeit und Verurteilung* ein. Sie ähnelt dem phobischen Vorgang, weil das, was von außen droht, leichter vermieden werden kann als die innere Bedrohung, die vom Über-Ich ausgeht. So verhilft die Projektion dazu, zu glauben, dem äußeren Richter entrinnen zu können. Gleichzeitig bedingen jedoch Projektion und Introjektion »eine Polarisierung des ganzen Selbst- und Welterlebens in absolute Gegensätze. Beschützer und Feind, die zwei Seiten des ambivalent erlebten anderen, dehnen sich zu ganzen Schutzsystemen und Welten der Gefahr aus, obwohl sie sich i.d.R. auf einzelne Dinge oder Personen konzentrieren. Die Spaltung von Gut und Böse betrifft nun nicht nur Macht und Aggression, nicht nur Neugier und Selbstbehauptung, sondern auch das Sexuell-Sinnliche, das von der Liebe und den Wünschen nach Vereinigung als etwas Verwerfliches abgespalten werden muss« (Wurmser 1987, S. 297).

Neben der Verleugnung und der ihr immer folgenden Verdrängung gibt es einen weiteren Abwehrversuch, der in Umkehrung der Gefühle und Wünsche besteht. So versucht das Kind und später der Erwachsene, in Angst und Schmerz etwas Lustvolles zu finden und die schreckerregenden Bilder, die die traumatische Erfahrung begleiten, umzuwandeln: In der Umkehr wird dann aus Gewalt und Willkür des traumatogenen Liebesobjektes *bewundernswerte Macht*. Mit ihr identifiziert sich wiederum das Kind, um selbst stark und unberührbar zu werden. Ist eine Spaltung der inneren und äußeren Autorität in Gut und Böse eingetreten, kann es aber auch zu einer Verkehrung ins Gegenteil von Affekten und Trieb kommen: Affekte und Triebe werden voneinander isoliert und damit das, was zusammengehört, getrennt. Dies scheint ein Versuch zu sein, sich durch Vereinigung mit der guten Machtfigur ihres Schutzes zu versichern und die scheinbar nicht existente böse Gegenkraft unwirksam zu machen. Parallel dazu wird als weiteres Abwehrbollwerk gegen das Unerträgliche ein undurchdringlicher Panzer errichtet und zum Ideal erhoben. Dieser Selbstschutz, nicht berührbar zu sein, soll helfen, die überwältigenden Gefühle von innen und außen abprallen zu lassen. Das hat zur Folge, dass schon das Kind und später der Erwachsene all das, was dem Ideal der Unberührbarkeit widerspricht, verurteilt und verachtet, jede eigene Schwäche verhöhnt und lächerlich gemacht werden muss. In der Verschiebung trifft es folglich die Anderen ebenso dann, wenn die Täter-Opfer-Dynamik im Rollentausch umgekehrt, im Anderen in der Wendung von passiv in aktiv dessen Schwäche bekämpft und verachtet und ihm das zugefügt wird, was einem selbst widerfahren ist. Steht die Wendung vom Passiven ins Aktive im Vordergrund der Abwehr, kann sie zu einem Grundzug des ganzen Charakters werden. Unter Umständen wird dann nicht nur in der Fantasie der Andere zum ohnmächtigen Opfer gemacht, sondern stellt sich die Absicht ein, ihn sogar auszurotten und sich selbst als den mächtigen Triumphator zu feiern (Wurmser 1987, S. 297f.). Steht Projektion an erster Stelle, wird der innere Henker im Außen als Quäler gesucht, der das absolute Ideal der Stärke verkörpert und die eigenen Schwächen verhöhnen soll.

Eine andere Abwehrform des Umgangs mit der inneren Autorität ist, sie durch Lügen, äußere Rebellion oder durch Drogen vorübergehend abzusetzen. Die Absolutheitsansprüche des Gewissens abzuwehren kann auch in der regressiven Abwehr überwältigender Konflikte durch eine radikale Abkehr von der Außenwelt geschehen. Dabei zieht sich die Person in einen passiv-abhängigen, hocherotisierten Zustand bei gleichzeitig beängstigender Innenwelt zurück (Wurmser 1987, S. 298).

Das Endresultat all dieser Abwehrvorgänge kann im Einzelfall ganz unterschiedlich sein. Häufig jedoch ist damit das durchdringende Gefühl der Unechtheit, des falschen Selbst, der Pseudoidentität verbunden und damit einer Doppelidentität. Eine solche *Identitätsspaltung* kann beispielsweise darin bestehen, ein Leben unter dem

Diktat eines inneren Richters zu führen, der einen für alle verbotenen Impulse unablässig zu strafen versucht, und zu einem Leben der Verschleierung, der Maskierung und der Verleugnung führt.

2.9 Beziehungstraumatisierung und neurobiologische Strukturen

Wie Beziehungen und Bindungsmuster die Entwicklung einer biochemischen Umwelt im Gehirn, die Regulierung, das Wachstum und ein optimales Funktionieren des Immunsystems fördern bzw. hemmen oder gar beschädigen, dieser Frage möchte ich nun ansatzweise nachgehen.

Unter uns Klinikerinnen herrschte anfangs, und teils noch heute, die Befürchtung, die Neurowissenschaften würden zu einem Reduktionismus und zu vereinfachenden Konzepten der Komplexität des normalen und anormalen menschlichen Verhaltens führen. Inzwischen wissen wir die wichtigen Beiträge zur zentralen Rolle der Affektregulation gerade auch in der Psychotherapie zu schätzen, da die Neurowissenschaften zeigen können, der Kern der menschlichen Erfahrung besteht »in der Fähigkeit [...], Gefühle zu modulieren« und »das Kerngeschehen der verschiedenen psychotherapeutischen Verfahren« besteht darin, »emotionale selbstregulatorische Prozesse« anzuregen, deren Entwicklung, die »auch noch im Erwachsenenalter möglich« ist, zu fördern (Posner & Rothbart 1998, S. 1925; → auch Schore 2007, S. 25).

MERKE

Unsere Bindungsmuster sind neurobiologisch betrachtet implizite Erinnerungen, die bekannt sind, ohne dass wir darüber nachdenken. Sie sind »in der Architektur« unseres »sozialen Gehirns als Vorhersagen des Verhaltens anderer gespeichert«. Sie *schaffen* die Personen, denen wir begegnen, und leiten unbewusst unsere Reaktionen ihnen gegenüber.

Unsere frühen Bindungsmuster bestehen bis in unser Leben als Erwachsene. Sie »beeinflussen die Wahl unserer Partner und die Qualität unserer Beziehungen«. Positive Bindungsmuster fördern die Entwicklung einer biochemischen Umwelt im Gehirn, die der Regulierung, dem Wachstum und einem optimalen Funktionieren des Immunsystems förderlich ist. Negative Bindungsmuster haben einen gegenteiligen Effekt und korrelieren mit einer vermehrten Häufigkeit von physischen und psychischen Krankheiten während des gesamten Lebens. Denn in unseren Bindungsmustern spiegeln sich immer auch die Umwandlungen unserer zwischenmenschlichen Erfahrungen in biologische Strukturen wider. Diese Umwandlungen erfolgen im »orbitalen und medialen präfrontalen Cortex (OMPFC) und seiner Verknüpfungen mit der Amygdala und den regulativen Systemen, die diese Strukturen kontrollieren« (Cozolino 2006, S. 184).

So tragen wir alle in uns ein Netzwerk von viszeralen, somatischen und emotionalen Erinnerungen an unsere frühesten Interaktionen mit unseren Müttern und unseren frühen Beziehungspersonen. Diese unbewussten Erinnerungen bilden die Grundlage unseres Selbstwertgefühls, unserer Fähigkeit, uns selbst zu beruhigen, sowie für die Art und Qualität unserer Beziehungen als Erwachsene. Unsere fundamentalen Kindheitsbeziehungen bilden die biologische, verhaltensspezifische und psychologische Struktur unserer Erwartungen hinsichtlich der Welt und unserer Hoffnung für die Zukunft (Cozolino 2006, S. 145). Um eine gesunde Affektregulierung und ein gesundes Selbstwertgefühl zu entwickeln, muss ein Säugling, wie wir spätestens seit Winnicott und Balint wissen, bedeutsame Erfahrungen mit seiner frühen Beziehungsperson verinnerlichen. Auch wenn wir uns nicht bewusst an diese Erfahrungen erinnern, formen und prägen sie unsere neuronale Infrastruktur und haben so lebenslang Einfluss auf uns. Dieser Prozess der Verinnerlichung früher Beziehungen ist ein zentraler Aspekt der Konsolidierung unseres Selbst und unserer Fähigkeit, mit Herausforderungen, Stress und Traumata fertig zu werden (Cozolino 2006, S. 146).

2.9.1 Frühe negative Bindungserfahrungen

Frühe negative Bindungserfahrungen reduzieren biochemische Prozesse, »die im gesamten Gehirn das Wachstum und die Verbindungsfähigkeit neuronaler Netzwerke stimulieren und fördern« (Schore 1994; → auch Cozolino 2006, S. 146). Ziehen sich die Beziehungspersonen zurück und versorgen den Säugling nur mangelhaft, führt der Mangel an biologischer Stimulation, auf den er für sein Wachstums angewiesen ist, zu Leid, Schmerz und Ängsten. Bleibt die befriedigende Interaktion von Gesicht zu Gesicht aus, wird das sympathische Nervensystem des Kindes nicht aktiviert, gleichzeitig werden »der Sauerstoffverbrauch, der Energiestoffwechsel und die Genexpression« herabgesetzt. Diese niedrigeren Aktivierungsniveaus senken die »Oxytocin-, Prolaktin-, Endorphin- und Dopaminproduktion« (Cozolino 2006, S. 55), die dann später bei der Sucht künstlich und kompensatorisch gesucht wird. »Die regulative Eigenschaft von Beziehungen ist während des Säuglings- und Kleinkindalters besonders auffällig« und damit die vollständige Abhängigkeit auch seines unreifen Gehirns von fürsorglichen Personen, was sein emotionales und physisches Überleben angeht. Aus diesem Grund »führt selbst eine kurze Trennung zu messbaren Reaktionen der Hypothalamus-Hypophysen-Nebennierenrinden-Achse (HPA)« (Hennessy 1997; → auch Cozolino 2006, S. 147). Haben wir das Glück früher positiver Bindungen, bereiten sie die Bühne für die soziale Regulierung biologischer Prozesse in unserem gesamten weiteren Leben, bei negativen frühen Bindungen ist das Gegenteil der Fall. So belegen Untersuchungen bei Säuglingen, bei denen die Mutter-Kind-Bindungen als sicher bewertet wurden, dass der Herzschlag des Säuglings regelmäßiger war als bei Säuglingen mit anderen Bindungsmustern (Izard 1991; Porges et al. 1994; → auch Cozolino 2006, S. 147). Diese Korrelation ist nach Cozolino (2006, S. 147) »ein Spiegel der erfahrungsabhängigen Entwicklung sowohl der HPA als auch des ›intelligenten‹ Vagusnervs«. Beziehungen allgemein ebenso wie Suchtdrogen modulieren den Spiegel von Neurochemikalien in unserem Gehirn. Durch sie sind wir in der Lage, alles zu »empfinden, von Elend bis zur Ekstase« (Cozolino 2006, S. 147). Letztlich haben alle unsere Gefühle »ihre entsprechenden Neurochemikalien, die diese starken Emotionen bewirken« (Cozolino 2006, S. 146).

2.9.2 Organisation der rechten Hirnhälfte

Um besser zu verstehen, wie sich dysregulierende traumatische Beziehungen auf unser Gehirn auswirken, möchte ich zunächst einige der mir wesentlichen Regulationsprozesse beschreiben, die sich vor allem in der rechten Hemisphäre abspielen, der »physiologische[n] Basis des Bewusstseins« (Jackson 1931). Sie ist tief mit dem limbischen System und mit den sympathischen und parasympathischen Geflechten des autonomen Nervensystems (ANS) verbunden. Verantwortlich für den somatischen Ausdruck unserer emotionalen Zustände, dominiert sie das Gefühl unseres körperlichen emotionalen Selbst (Devinsky 2000; Schore 1994; → auch Schore 2007, S. 69). Unter ihrer primären Kontrolle werden die »viszeralen und somatischen Zustände und die Verarbeitung von ›selbstbezogenem Material‹ repräsentiert« (Schore 2007, S. 69). Die rechte Hirnhälfte spielt in unserem gesamten Leben bei der Regulation grundlegender physiologischer und endokrinologischer Funktionen eine übergeordnete Rolle, denn deren primäre Überwachungszentren sind in den subkortikalen Regionen des Gehirns lokalisiert. »Da der rechte zerebrale Kortex sowohl die Hypothalamus-Hypophysen-Nebennierenrinden-Achse (HPA) als auch die sympathisch-adrenerg-medulläre Achse unter seiner Kontrolle hat, stellt er ein einzigartiges Reaktionssystem [dar], das den Organismus darauf vorbereitet, effizient mit äußeren Veränderungen umzugehen« (Schore 2007, S. 71). Seine adaptiven Funktionen beeinflussen stark die menschliche Stressreaktion, da er zentral in die vitalen Funktionen involviert ist, »die das Überleben unterstützen und es dem Organismus ermöglichen, aktiv und passiv mit Stress umzugehen« (Sullivan & Gratton 1999; → auch Schore 2007, S. 71). Allerdings ist die regulierende Funktion des präfrontalen Kortex bei starkem Stress und traumatischer Einwirkung wie ausgeschaltet, dann übernimmt die Amygdala die Steuerung, sodass der Mensch auf erbbiologisch vorgegebener Reflexebene mit Kampf oder Flucht, Vermeiden oder Totstellen reagiert. In der Psychotherapie mit Traumatisierten geht es neurobiologisch ausgedrückt dann darum, auf die Ebene bewusster Reflexion durch angemessene Affektregulation und empathische Resonanz im Kontext von Beruhigung und Vitalisierung zu gelangen.

Weitere Befunde machen die unmittelbare Prägung der Reifungsprozesse des frühkindlichen rechtshemisphärischen Stressanpassungssystems durch unsere Bindungsbeziehungen, auf Ebenen unterhalb der bewussten Wahrnehmung wirkend, deutlich. Womit Bowlbys Annahme untermauert wird, dass die »Fähigkeit« des Säuglings, »mit Stress umzugehen«, mit bestimmten Merkmalen mütterlichen Verhaltens im Zusammenhang steht. So dient die Aktivität der rechten Hemisphäre und ihr Beitrag »zur Entwicklung der wechselseitigen Interaktionen im Mutter-Kind-Regulationssystem« gleichzeitig auch »der Regulation biologischer Synchronisierung zwischen Organismen« und damit »der empathischen Wahrnehmung der emotionalen Zustände anderer Menschen« (Schore 2007, S. 71). Daraus ergibt sich für Schore, die »interaktive Regulation der rechtshemisphärischen Bindungsbiologie ist das Substrat der Empathie«. Denn, so die Befunde, »das Erkennen mimisch ausgedrückter Gefühle« erfordert »einen rechten somatosensorischen Kortex«. Denn wir erkennen »den emotionalen Zustand eines Anderen, indem wir somatosensorische Repräsentationen erzeugen, die uns vermitteln, wie sich der Andere fühlen könnte, wenn er einen bestimmten Gesichtsausdruck zeigt« (Adolphs et al. 2000, S. 2683; → auch Schore 2007, S. 71).

Neuropsychologische Studien zeigen des Weiteren, die rechte Hemisphäre speichert ein inneres Arbeitsmodell (Subjekt-Objekt-Repräsentanzen) der Bindungsbeziehung, das kodierte »Strategien der Affektregulation« enthält. Diese ermöglichen es, »eine Basisregulation und einen positiven Affektzustand selbst angesichts von Veränderungen des äußeren Umfeldes aufrecht [zu] erhalten« (Schore 1994; → auch Schore 2007, S. 71). Darüber hinaus belegen diese Studien, dass »im rechtshemisphärischen implizit-prozeduralen Gedächtnis [...] unbewusste Prozesse und [...] das implizite Lernen« (Hugdahl 1995; → auch Schore 2007, S. 72) gespeichert sind. So wird deutlich, »nicht die später sich entwickelnde verbal-linguistische linke« Hemisphäre ist »das Substrat des affektiv geladenen autobiografischen Gedächtnisses«, es ist die rechte (Fink et al. 1996; → auch Schore 2007, S. 72). Insgesamt spielt das orbitofrontale Steuerungssystem eine wesentliche Rolle bei der Regulation der Gefühle. Es ermöglicht eine Kodierung auf hoher Ebene, die flexibel exterozeptive und interozeptive Bereiche koordiniert und zur Aufgabe hat, unsere Reaktionen zu korrigieren, wenn sich die sozialen Konditionen verändern. Dieses System »verarbeitet Feedback-Informationen« und überwacht, korrigiert und passt dadurch unsere »emotionalen Reaktionen an das Geschehen an und moduliert die motivationale Steuerung« unseres »zielgerichteten Verhaltens«. Als »ein Erholungsmechanismus« überwacht und reguliert es »wirksam Dauer, Häufigkeit und Intensität sowohl positiver als auch negativer Affektzustände« (Schore 2007, S. 73).

MERKE

Da der orbitale Kortex in der Mitte des zweiten Lebensjahres reift und aufgehoben ist in dem noch weitestgehend nonverbalen und unbewussten Kern-Selbst und in Mustern der Affektregulation, führen entwicklungsbedingte neurobiologische Schädigungen des orbitofrontalen Steuerungssystems in dieser frühen Zeit zu einer anomalen Entwicklung des sozialen und moralischen Verhaltens (Damasio 1994; → auch Schore 2007, S. 73).

Dagegen ermöglicht eine sichere Bindung die Entwicklung einer inneren Struktur, die auf einem Gefühl von Sicherheit und Elastizität aufbaut und im späteren Leben das intuitive Wissen vermittelt, »dass man das Auf und Ab der emotionalen Zustände, die auf körperlichen Zuständen beruhen, entweder durch die eigenen Anpassungsmechanismen oder durch die Beziehung zu Fürsorgepersonen regulieren kann«.

Auch derzeitige bildgebende Verfahren bestätigen frühere Annahmen einer »zentralen Rolle der rechten orbitofrontalen Areale bei wesentlichen Selbstfunktionen« (Schore 2007, S. 73), wie der Verarbeitungsprozesse des Selbst im rechten präfrontalen Kortex, und dass unser »Selbstentwurf in rechten frontalen Arealen repräsentiert ist« (Craik et al. 1999; → auch Schore 2007, S. 73).

Des Weiteren verdeutlichen psychobiologische Modelle, dass an den Repräsentationen des affektiven Dialogs zwischen Säugling und Mutter das orbitofrontale Areal besonders beteiligt ist, das auch die inneren Arbeitsmodelle von Bindung generiert. Diese mentalen Repräsentationen enthalten nach Main et al. (1985) sowohl kognitive als auch affektive Komponenten und beeinflussen die Ein- und Wertschätzung von Erfahrungen. Die Erzeugung nicht-bewusster *Voreingenommenheiten*, die unser Verhalten leiten, so Forschungsergebnisse, wird durch den orbitofrontalen Kortex erzeugt – und das, bevor das bewusste Wissen eingreifen kann (Schore 2007, S. 72). Das heißt, die mögliche Bedeutung von zukünftigen Verhaltensoptionen ist bereits kodiert, wodurch der orbitofrontale Kortex die Funktion hat, auch eine wichtige Schnittstelle zwischen emotionalen Informationen und der Repräsentation von Mechanismen der Handlungsauswahl zu sein (Rolls 1996; → auch Schore 2007, S. 72). Diese Befunde verifizieren Bowlbys Annahme, dass die inneren Arbeitsmodelle als Anleitung für zukünftiges Handeln benutzt werden.

Was die weiter oben beschriebene reflexive mentale Funktion angeht, die Fonagy & Target (1997) als ein wichtiges Ergebnis einer sicheren Bindung betrachten, da sie die Wahrnehmung des Zustandes eines Anderen ermöglicht, wird von weiteren Untersuchungen untermauert. So beschrieb Brothers (1997) einen »limbischen Kreislauf«, bestehend aus »orbitofrontalem Kortex, anteriorem Gyrus cinguli, Amygdala und temporalem Pol, der als ein sozialer ›Editor‹ funktioniert«. Dieser ist »auf die Verarbeitung der sozialen Absichten der Anderen spezialisiert, indem er bedeutsame Gesten und Ausdrücke einschätzt« (Brothers 1997, S. 27) und »das restliche Gehirn dazu ermutigt, Informationen über Merkmale des sozialen Umfelds zu liefern«. Als ein einheitliches System handelnd, ist dieser Editor »darauf spezialisiert [...], auf soziale Signale jedweder Art zu reagieren«, und bringt »letztlich Repräsentationen des Mentalen hervor« (Brothers 1997, S. 27; → auch Schore 2007, S. 72). Neuropsychologische Studien legen nahe, dass der orbitofrontale Kortex »besonders in Aufgaben der ›Theorie des Mentalen‹ involviert ist, die mit einer affektiven Komponente und mit Empathie einhergehen« (Stone et al. 1998, S. 651; → auch Schore 2007, S. 72).

2.9.3 Dysregulierende traumatische Beziehungen

Die Erkenntnisfortschritte der Hirnforschung erlauben uns, »tiefer die zugrunde liegenden Mechanismen zu verstehen, wie dysregulierende traumatische Beziehungen, in denen Missbrauch und Vernachlässigung vorkommen, insbesondere die Organisation der rechten Hirnhälfte beeinträchtigen [...] Während der ersten beiden Lebensjahre haben chronische, kumulative, überwältigende und übererregende affektive Zustände, ebenso wie extreme Dissoziation, zerstörende Auswirkungen auf das Wachstum der psychischen Struktur. Der Überlebensmodus des Rückzugs zur Selbsterhaltung führt zu einer extremen Veränderung der Bioenergetik des sich entwickelnden Gehirns. In wichtigen Perioden der regionalen Entwicklung der Synaptogene hat dies eine entwicklungshemmende Auswirkung insbesondere für die rechte Hirnhälfte, die auf Rückzug spezialisiert ist. Dies geschieht, da die biosynthetischen Prozesse, die das Wachstum der synaptischen Verbindungen im postpartal sich entwickelnden Gehirn im Verbund mit umfangreichen Mengen wesentlicher Nährstoffe beeinflussen, erhebliche Mengen an Energie verbrauchen. Dadurch hat das kindliche Gehirn, sich chronisch in hypometabolischen Überlebenszuständen bewegend, wenig Energie für dieses Wachstum zur Verfügung [...]« (Schore 2007, S. 182 f.).

MERKE

Während sich die psychischen Strukturen in hohem Maße organisieren, werden gleichzeitig parallel »schwere und andauernde Zustände von physiologischer Dysregulation« hervorgerufen. Diese resultieren aus Beziehungstraumata, die regelmäßig mit Defiziten bei der Bereitstellung von Selbstobjekt-Erfahrung einhergehen und nicht von »Affektsynchronisierung und interaktiver Wiedergutmachung« in der Beziehung zwischen Beziehungsperson und Kind begleitet werden.

So ereignen sich statt »optimaler dyadischer Zustände von wechselseitiger rechtshemisphärischer Intersubjektivität« zwischen Mutter und Kind schwere »Unterbrechungen in der Intersubjektivität«, die zu »toten Flecken« in der subjektiven Erfahrung des Kindes führen (Schore 2007, S. 183), zu »stummen Zonen«, wie das Benedetti (1987, S. 51) ausdrückt. Diese Erfahrungen beeinflussen fortan »negativ die erfahrungsabhängige Reifung der rechten Hemisphäre«, die bei »subjektiven emotionalen Erfahrungen« und Affektregulation dominant ist (Schore 2007, S. 183). So scheitert die Entwicklung selbstregulatorischer Funktionen, da das Selbstobjekt sie nicht zur Verfügung stellt. Dies hat »eine defizitäre und geschwächte Fähigkeit zu Autoregulation« zur Folge. In späteren Phasen der Entwicklung wird dann oft versucht, diese mithilfe von externer Regulation zu kompensieren. Das von Kohut beschriebene gesteigerte Bedürfnis nach pathologischen Selbstobjekten bei Entwicklungsstörungen kann als ein Risikofaktor einer unsicheren Bindung betrachtet werden (Schore 2007, S. 183). Insgesamt zeigt die Grundlagenforschung der affektiven Neurowissenschaft: Traumatische Bindungserfahrungen, die mit einem Defizit an Bemutterung und emotionaler und sozialer Deprivation einhergehen, führen zu »einem mangelhaft entwickelten rechten frontolimbischen System, dem wesentlichen Ort der regulatorischen Funktionen«. Die traumatischen Bindungserfahrungen brennen sich affektiv in »diese rechte frontale Struktur und in ihre kortikalen und subkortikalen Verbindungen« ein (Stuss & Alexander 1999; → auch Schore 2007, S. 183). Außerdem wird »die normale Entwicklung der synaptischen Architektur der kortikalen und subkortikalen limbischen Areale« gestört. Die entstehenden »neurologischen Narben« bilden im Weiteren die Grundlage für Defizite im Denken und Verhalten. Aus neurowissenschaftlicher Sicht drücken sich die von der Selbstpsychologie beschriebenen spezifischen funktionalen Defizite, die strukturellen Defekte, im kortikalsubkortikalen Kreislauf der rechten Hemisphäre aus, dem Ort des körperlich-emotionalen Selbst (Schore 2007, S. 183).

2.9.4 Dissoziation und der metabolische Zusammenbruch höherer Gehirnaktivitäten

Studien an Eltern mit unsicher-desorganisiertem Bindungsverhalten zeigen spezifische Verbindungen zwischen erschreckendem und intrusivem mütterlichem Verhalten und desorganisiertem kindlichem Bindungsstil. Während solcher Erlebnisepisoden »passt sich der Säugling der rhythmischen Struktur dieser Zustände an, und diese Synchronisation wird in den aktiven Ablaufmustern der rechten kortikolimbischen Hirnregionen, die sich in einer kritischen Wachstumsperiode befinden, verankert«. Parallel wird die defensive dissoziative regulatorische Reaktion des Kindes auf das Trauma in das »rechtsseitige implizit-prozedurale Erinnerungssystem des Kindes eingeschrieben«. Dieser raumzeitliche Prägungsprozess durch Schrecken und Dissoziation stellt »angesichts der Tatsache, dass viele dieser Mütter selbst unter ungelösten Traumata gelitten haben« (Famularo et al. 1992; → auch Schore 2007, S. 173), »den primären Mechanismus der transgenerationalen Weitergabe von Traumata dar« (Schore 2007, S. 173).

Zu den fundamentalsten Reaktionen auf kumulative Beziehungstraumatisierung bei scheiternden Selbstobjekt-Erfahrungen gehören Dissoziation und verwandte Formen von Beziehungsabbrüchen, ebenso Depersonalisation und Derealisation. Da bei Beziehungstraumatisierung durch eine nahe Beziehungsperson »das Kind nichts [hat], wohin es sich retten, und niemanden, an den es sich wenden könnte«, bleibt ihm nur die Flucht nach innen. Auf diese dissoziierte Weise rettet es wenigstens einige seiner Persönlichkeitsanteile vor »der Verletzung, indem es diesen Schadensbereich verkapselt und versiegelt« (Mollon 2001; → auch Schore 2007, S. 178), und bewahrt sich etwas von seinem »wahren Selbst«.

»Neurobiologische Studien zur Entwicklungstraumatologie« belegen eindeutig zwei gefährliche psychobiologische Traumareaktionen des Säuglings: »Hypererregung und Dissoziation«. Denn am Beginn einer Bedrohung wird der gesamte psychophysische Organismus in eine plötzliche und intensive Alarmbereitschaft versetzt, aktiviert durch »die sympathische Komponente des ANS, gefolgt von einer Erhöhung des Herzschlags, des Blutdrucks und der Atmung« (Schore 2007, S. 170). Dieser Verzweiflungszustand von Furcht und Schrecken des Säuglings, sich im Weinen und dann Schreien ausdrückend, »beruht auf einer sympathischen Hypererregung und spiegelt das Ansteigen des wichtigsten Stresshormons, des Corticotropin releasing hormone (CRH), wider, das wiederum noradrenaline und adrenaline Aktivitäten reguliert« (Schore 2007, S. 171). Der Hypererregung folgt die länger andauernde traumatische Reaktion der Dissoziation. Das Kind wendet sich von der äußeren Welt ab und zieht sich in die innere Welt zurück, verbunden mit Empfindungslosigkeit, Vermeidung, Fügsamkeit und gebremstem Affekt, mit leerem Blick in den Raum starrend.

Dieser Rückzug zur Selbstbewahrung wird vom Parasympathikus dominiert und führt den »tiefen Bruch« (Barach 1991) der Dissoziation herbei, um Distanz von einer unerträglichen Situation zu erlangen, um vor etwas zu fliehen, vor dem es kein Entrinnen gibt.

Der Rückzug geschieht in einer hilflosen und hoffnungslosen, extrem stressvollen Situation, in der Mensch und Tier völlig gelähmt sind und danach streben, Aufmerksamkeit zu vermeiden und unsichtbar zu werden (Schore 2007, S. 171). Dabei zielt hier der Regulationsprozess auf die Aufrechterhaltung der Homöostase des Organismus, durch »eine metabolische Stilllegung und ein niedriges Aktivitätsniveau gekennzeichnet«. Fatalerweise wird auf diesen Regulationsmechanismus ein Leben lang in Stresssituationen zurückgriffen werden. Im passiven Zustand der dissoziativen Reaktion »werden schmerzbetäubende und stumpf machende endogene Opiate und Stresshormone, die das Verhalten drosseln, wie z. B. Cortisol, vermehrt ausgeschüttet«. Weiter steigt die Aktivität des dorsalen Vaguskomplexes in der Medulla oblongata dramatisch an, reduziert dabei trotz Ansteigens des noradrenalinen und adrenalinen Kreislaufs den Herzschlag, den Blutdruck und die Stoffwechselaktivität. Diese intensivierte parasympathische Übererregung ermöglicht es dem Säugling, die Homöostase angesichts des inneren Zustandes von sympathischer Übererregung aufrechtzuerhalten. Außerdem ist ein dramatischer Anstieg der »Aktivität des dorsalen Vaguskomplexes in der Medulla oblongata« zu verzeichnen. Er »reduziert trotz Ansteigens des noradrenalinen und adrenalinen Kreislaufs den Herzschlag, den Blutdruck und die Stoffwechselaktivität«. Das bedeutet, die intensivierte »parasympathische Übererregung ermöglicht« dem kindlichen Organismus, »die Homöostase angesichts des inneren Zustandes von sympathischer Übererregung aufrechtzuerhalten« (Schore 2007, S. 172). Auch Porges (2017) hat diese defensive Operation beschrieben, die um massive sympathische Aktivierung kämpft, dann aber plötzlich der dorsal-motorische Kern des Vagus die metabolische Aktivität abstellt und der Zustand der Reglosigkeit eintritt. In diesem u. U. lange andauernden traumatischen Zustand können beide Komponenten – die sympathische Energie verbrauchend und die parasympathische Energie bewahrend – des sich entwickelnden ANS des Säuglings hyperaktiviert werden.

Wenn also in der Beziehung zwischen dem Kind und der Beziehungsperson eine traumainduzierte Dissoziation stattfindet, gibt es in Ermangelung einer metabolischen Energieproduktion für grundlegende Gehirn-Bewusstsein-Körper-Funktionen nicht genügend Energie, um einen biologischen Status wiederherzustellen, der die Kohäsion der Selbstfunktion und Subjektivität aufrechterhalten könnte.

MERKE

Defensive dissoziative Reaktionen, die einem Beziehungstrauma innewohnen, führen »zu einem schweren Scheitern der kindlichen Fähigkeit, ein metabolisch-energetisches Gleichgewicht (sowohl im zentralen als auch im autonomen Nervensystem) aufrechtzuerhalten, und zu einer Desintegration des Selbst«. Die Dauer, in der ein Kleinkind in einem solchen Zustand verharrt, ist »ein wesentlicher Faktor bei der Entwicklung einer Psychopathogenese« (Schore 2007, S. 175).

Bei frühen traumatischen Erfahrungen kommt es zu keiner wechselseitigen regulierenden Interaktion. Obwohl Mutter und Kind gleichzeitig und parallel auf einer primitiven Stufe versuchen, ihren Stress zu regulieren, tun sie dies dissoziiert und ohne Berührung, trotz körperlicher Nähe. Denn in der Dissoziation ist es unmöglich, »einen dyadischen Bindungsmechanismus« zu aktivieren, der es ermöglicht, wechselseitig Signale »zu vermitteln oder entsprechende eigene zu spüren«. In diesem Zustand gibt es verbal und nonverbal keinen intersubjektiven Raum, nur »schweigende Leere, dieses Vakuum, dieses schwarze Loch von Nichts« (Schore 2007, S. 174). Winnicott (1965 [1974]) beschrieb die Dissoziation eines traumatisierten Kleinkindes als eine Episode von Diskontinuität in seinem Bedürfnis, weiterzubestehen. In früher Kindheit genauso wie in allen späteren Momenten im Leben bedeutet ein plötzlicher existenzieller Einbruch von Dissoziation im Erleben des Individuums, dass »das subjektive Selbst und das intersubjektive Feld wie ausgelöscht« und nicht mehr als existent erlebt werden. Der »metabolische Zusammenbruch höherer Gehirnaktivitäten« verunmöglicht, »externe soziale Stimuli und entstehende innere Bilder zu verarbeiten«, ebenso wie die komplexe Verarbeitung externer und interner Objekte (Schore 2007, S. 174).

DEFINITION

Dissoziation wird klassischerweise als eine Verengung des primären Bewusstseinszustandes verstanden, als eine Leere in der Subjektivität, bei dem es radikal nur noch um das eigene Überleben geht. Reglosigkeit und Totstellen als zentraler Bestandteil der Dissoziation, als Flucht, aus der »es kein Entkommen gibt«, wird auch im therapeutischen Kontext wiederbelebt. Dabei versucht die Patientin nicht nur vor den externen »Stimuli, die die nahe bevorstehende Dysregulation signalisieren«, zu dissoziieren, sondern auch vor »chaotischen und schmerzvollen Stimuli«, die sich im Inneren des Körpers melden (Schore 2007, S. 183).

Bereits 1988 schrieb der Psychoanalytiker Basch, Psychotherapie sei in der Lage, eine »Veränderung und die Bearbeitung von Prägungen im Nervensystem« zu ermöglichen, die bei der Verarbeitung sozial-emotionaler Informationen der Patientin wirksam sind (Basch 1988; → auch Schore 2007, S. 55). Heute weiß man, »insbesondere kortikale und sensorisch-limbische Verbindungen« können »in dynamischen Langzeittherapien aufgearbeitet werden« (McKenna 1994; → auch Schore 2007, S. 55).

2.9.5 Die epigenetische Forschung

Bindungsmuster, die sich in unseren Epigenomen einprägen, so Cozolino (2006), sind eine Kategorie impliziter sozialer Erinnerungen und spiegeln unsere frühen Erfahrungen mit den Personen wider, die sich um uns kümmerten. Die epigenetische Forschung geht mittlerweile davon aus, dass sich extremer Stress und Traumata auf das menschliche Erbgut abfärben und so über Generationen weitergegeben werden. So zeigt uns die Epigenetik, dass das Epigenom nicht nur eine zentrale Rolle in der Zelldifferenzierung und Entwicklung spielt, sondern auch einen Mechanismus besitzt, der es Umweltfaktoren erlaubt, eine *Gedächtnisspur* in der DNA zu hinterlassen (Binder 2019, S. 108). Denn das Epigenom ist an der Regulation der Genexpression, der Entwicklung der Gewebedifferenzierung und der Suppression von transponierbaren Elementen beteiligt und bestimmt, welche Gene verwendet und welche abgeschaltet werden. Im Gegensatz zum zugrunde liegenden Genom, das in einem Individuum weitgehend statisch ist, kann das Epigenom durch Umgebungsbedingungen dynamisch verändert werden. Es antwortet, so die Forschung, flexibel auf Umwelteinflüsse wie z. B. Stress. Alles, was wir erleben, beeinflusst offenbar, wie biochemische Prozesse unser Erbgut ablesen, wie stark oder niedrig bestimmte Genbereiche aktiviert werden – nicht nur über kurze Zeiträume wie Stunden oder Wochen.

Frauen, die in der Kindheit ein Trauma erleben, geben Stressgene sogar an ihre Kinder und Kindeskinder weiter. So zeigen Studien (→ Binder 2019), Kindheitstraumata von Müttern wirken sich später auf deren eigene Schwangerschaft sowie auf die Entwicklung bestimmter Hirnareale des Kindes bei der Geburt aus, auch verlaufen solche Schwangerschaften hormonell anders als bei nicht traumatisierten und gestressten Müttern. Außerdem konnte im Tiermodell nachgewiesen werde, dass bei Traumata entsprechende epigenetische Signale über die Spermien an die Nachkommen weitergegeben werden. Für Binder (2019) und die von ihr zitierten Forscher ist klar, »dass Stress oder Trauma mit Auswirkungen auf den ganzen Körper nicht nur einzelne wenige Gene beeinflussen, sondern genomweite Effekte haben müssen«.

Solche weitreichenden Effekte im Hippocampus bestätigen eine Reihe von Studien, die »sowohl Unterschiede im mütterlichen Verhalten bei Ratten als auch bei Misshandlung und Missbrauch in der Kindheit bei Menschen zeigen« (Binder 2019, S. 108). Andere Studien belegen die Assoziation von sozioökonomischem Status in der Kindheit mit epigenetischen Signaturen im peripheren Blut im Erwachsenenalter, die auf eine veränderte Immunregulation hinweisen. Solche »Assoziationen mit Trauma, Misshandlung oder Missbrauch in der Kindheit« wurden ebenfalls beschrieben, »konnten aber bisher in großen, prospektiven Studien nicht immer verifiziert werden«. Untersucht wird auch, wie und ob Vererbungsketten unterbrochen werden, wenn die stressenden und traumatisierenden Umwelteinflüsse entfallen und positivere wirksam werden. Die Ergebnisse machen deutlich, die hyperaktiven Stressgene, die mit Depressionen und psychotraumatischen Belastungsstörungen in Verbindung gebracht werden, normalisieren sich (Binder 2019, S. 108 ff.). Auch Fonagy et al. (2002) beziehen sich auf Studien, die darlegen, dass unsere »frühen Erfahrungen die Genexpression entscheidend determinieren und [...] dem Einfluss der frühen Umgebung als Moderator der Entwicklung vom genotypischen Potential zum phänotypischen Resultat aus diesem Grund entscheidende Bedeutung zukommt«. In diesem Moderationsprozess sehen sie nun die Mentalisierung an zentraler Stelle und postulieren, »dass nicht die reale Umwelt des Kindes, sondern seine Interpretation dieser Umwelt die genetische Expression bestimmt«. So könnte ihres Erachtens die Evolutionsfunktion einer frühen sicheren Beziehung darin bestehen, »das Kind mit den Mentalisierungsfertigkeiten auszurüsten, die für ein effizientes Funktionieren in einer an Belastungen und Herausforderungen reichen Welt notwendig sind« (Fonagy et al. 2002, S. 105 f.).

3 Behandlung von Beziehungstraumatisierung in der Katathym Imaginativen Psychotraumatherapie (KIPT)

Eine Analytikerin/Psychotherapeutin, die »darauf besteht, dass die Krankheit« einer Patientin in eine »spezifische Schablone passt«, die sie »für universell hält, und außerdem darauf besteht«, die Patientin möge sich »in das Prokrustesbett des spezifischen therapeutischen Prozesses« zwängen, den die Therapeutin »als sine qua non der echten Analyse«/Psychotherapie ansieht und »einen solchen Versuch unternimmt«, behindert die Patientin »auf dem Weg zur Heilung« (Kohut 1984 [1989], S. 75).

In diesem Kapitel werde ich ausführlich demonstrieren, wie wir den Behandlungsprozess ressourcenorientiert und so schonend wie möglich gestalten und nach dem Phasenmodell Janets (1889) von Stabilisierung, Traumabearbeitung und Integration des Traumas strukturieren. Dazu lege ich unser traumatherapeutisches Vorgehen u. a. auch bezogen auf die Entspannungs-, Einleitungs- und Ausleitungsinstruktion dar sowie unsere Motivvorgaben und die Art der Interventionen, die dabei zur Anwendung kommen.

Wir arbeiten meist auf zwei Ebenen – auf der Basis einer empathischen, feinfühligen, containenden und einer reflektierenden, mentalisierenden therapeutischen Beziehung. Auf dieser Basis ermöglichen wir, neue und veränderte Subjekt-Objekt-Interaktionsrepräsentanzen aufzubauen, und verhelfen durch angemessene Affektspiegelung der Patientin dazu, überflutende Affekte und damit Angst und Panik besser zu regulieren und sich immer wieder narzisstisch zu restituieren. Außerdem versuchen wir, durch Reflexion und Verstehen sowie das Fördern der eignen Mentalisierungsfähigkeit die meist zerrissenen biografischen Zusammenhänge und ihre Psychodynamik zu einem nachvollziehbaren Ganzen zusammenzufügen, Scham und Schuldgefühle abzubauen bzw. zu reduzieren und ein verändertes Selbstempfinden zu erreichen. Immer wieder unterstützen wir mithilfe jeweils spezifischer Imaginationen den Prozess der Stabilisierung, der Traumabearbeitung, -verarbeitung und -integration. Auch damit stärken wir im gesamten Verlauf der Psychotherapie den Prozess der Selbstvergewisserung und -verlebendigung. In ihm entwickeln sich ein Selbstempfinden von mehr innerer Sicherheit und Kontrolle über die eigenen Gefühle und damit verbunden das Empfinden, Urheber des eigenen Wollens, Wünschens und Handelns zu sein. Wir ermöglichen das Erleben, einen eigenen Willen zu besitzen und selbsterzeugte Aktionen kontrollieren zu können sowie über ein vollständiges körperliches Ganzes zu verfügen, ebenso wie über Kontinuität und Selbst-Affektivität und über ein eigenes kreatives Potenzial. Wenn dies möglich wird, kann die Patientin zunehmend riskieren, die lange Zeit so nötige Affektverleugnung und Abstumpfung nach und nach aufzugeben, wieder fühlen zu dürfen und nicht von Scham und Schuld erdrückt zu werden.

Um die Methode der KIPT auch praktisch nachvollziehbar zu machen und zu zeigen, wie wir das, was ich gerade als Ziele benannt habe, umsetzen, ziehe ich immer wieder Fallbeispiele, vorzugsweise aus der Behandlung von Lena, heran. So kann zusätzlich nachverfolgt werden, wie wir mithilfe spezifischer Imaginationen die regulatorische Kraft des Mentalen und das schöpferische Potenzial der Patientin anregen. Beides fungiert als wesentlicher Motor bei der Umgestaltung der zunächst meist um Traumatisches kreisenden und darauf fixierten Fantasiewelt. Dann kann sich eine neue Formung von Konfliktlösungen in der Auseinandersetzung mit Traumatisierung und überwältigenden Affekten entwickeln. Dies beschert der Patientin zunehmend eine bessere Affektregulation und mehr Sicherheit und Zutrauen in sich selbst sowie in die eigenen Fähigkeiten und Möglichkeiten, woraus auch wieder neue positive Entwicklungspotenziale für ein Miteinander in der Beziehung mit dem Anderen wachsen.

Da Beziehungstraumatisierung immer mit innerpsychischen und interaktionellen Konflikten einhergeht, nutzen wir unsere besondere Form der Stabilisierung zunächst mehr für eine indirekte Konfliktbearbeitung. Was nicht ausschließt, im Dialog mit der Patientin ebenfalls andrängende äußere und innere Konflikte verstehend anzusprechen und zu bearbeiten. Traumabearbeitung und -integration gestalten wir so, dass außerdem eine direkte Auseinandersetzung mit den an die Traumata gebundenen Konflikten geschieht (→ auch Steiner 2018, 2019).

Zum gesamten Behandlungsprozess der KIPT gehört selbstverständlich die Berücksichtigung von Übertragung und Gegenübertragung. Wie wir mit diesen Phänomenen umgehen und sie nutzen, stelle ich in Kapitel 3.6 dar.

Viele Patientinnen kommen zu uns in die psychotherapeutische/psychoanalytische Praxis und schildern ihre oft massiven Symptome und Konflikte, ohne dass ihnen frühere Traumatisierungen überhaupt bewusst sind. Dies geschieht, weil sie sich nicht erinnern können oder meinen, ihre Leiden seien nicht der Rede wert, oder sie schämen sich zu tiefst für das, was ihnen widerfahren ist, und möchten sich damit nicht zeigen. Jedoch ist es insgesamt unsere Aufgabe, zusammen mit der Patientin eine Vergangenheit zu rekonstruieren, die einerseits *bekannt* ist und andererseits nicht bewusst erinnert wird, weil das Erinnerungsvermögen daran fehlt. Dies hängt damit zusammen, dass die große Mehrzahl unserer Erinnerungen, vor allem an unsere frühe Kindheit, implizit ist, aber entscheidend unsere emotionalen Erfahrungen, unser Selbstbild und unsere Beziehungen prägt. In unserer impliziten Erinnerung sind unsere Bindungsmuster, Instinkte, inneren Objekte, unsere Übertragungen und das Über-Ich aufgehoben (→ Kap. 2.9). Implizite Erinnerungen vor allem an traumatische Erfahrungen aufzudecken und in bewusste Erfahrungen zu integrieren, sind für einen psychischen Genesungsprozess in einer Psychotherapie unabdingbar.

Wir können traumatische Erfahrungen über drei relevante Erscheinungsformen impliziter Erinnerungen erschließen (Cozolino 2006, S. 162 ff.):

1. über ein fehlendes Erinnerungsvermögen
2. über das Über-Ich, verbunden mit massiven Scham- und Schuldkonflikten
3. über die Übertragung

Hinzu kommen, so möchte ich betonen, als vierter Punkt die Imaginationen, die dazu geeignet sind, implizite Erinnerungen, Über-Ich-Inhalte und Übertragungen zusätzlich zu symbolisieren und zu entschlüsseln oder sogar erst sichtbar zu machen, wie ich das u. a. anhand des Blumenmotivs zeigen werde (→ Kap. 3.5.2).

Insgesamt werden uns die Erscheinungsformen impliziter Erinnerung und der psychotherapeutische Umgang mit ihnen im Weiteren immer wieder beschäftigen. Im therapeutischen Prozess versuchen wir, das Traumatische und die damit einhergehenden massiven Scham- und Schuldgefühle als Zentrum der aktuellen Symptome und Konflikte mit der Patientin herauszuarbeiten. Dies geschieht zunächst im Dialog, indem wir nach und nach die Verbindungen hin zu diesen Erfahrungen und den damit einhergehenden Affekten und innerseelischen Konflikten aufzeigen und erfahrbar machen. Zusätzlich erweist sich der zielgerichtete psychotherapeutische Einsatz von Imaginationen als hilfreiche Methode, traumatische Beziehungserfahrungen aufzudecken und zu behandeln. Allerdings ist es dazu nötig, das Ich-Selbst-System der Patientin zunächst gut zu stabilisieren. Erst dann kann allmählich das Traumatische, auf der Basis einer verbesserten Affektregulation und mittels der empathischen und Sicherheit vermittelnden Haltfunktion der Psychotherapeutin, bearbeitet und langsam als zur eigenen Person gehörend anerkannt und nach und nach integriert werden.

3.1 Szenisches Verstehen

Wenn wir im Erstgespräch mit der Patientin die nötigen Informationen zur Einleitung einer Behandlung sammeln, erweist es sich als besonders hilfreich, auf objektive, subjektive und szenische Informationen (Argelander 1970) und dabei auf ein in uns als Behandlerin aufsteigendes *Evidenzgefühl* zu achten. Es entsteht aus unserer affektiven Resonanz und theoretisch-praktischen Fachkompetenz und kann den Weg hin zu einem Kindheitstrauma weisen. Denn das szenische Verstehen, das auch für das Verstehen von Übertragungs- und Gegenübertragungsprozessen sowie zum Aufschlüsseln impliziter Erinnerungen außerordentlich nützlich ist, versucht im Erstgespräch und über den gesamten psychotherapeutischen Prozess, folgende Fragen zu klären (Mertens 1990, S. 74):

- »Wie fühlte sich der Patient als Kind gegenüber einem ihn traumatisierenden Erwachsenen, und wie fühlt sich der Patient jetzt in der Übertragungsbeziehung gegenüber dem Analytiker (der Psychotherapeutin), der wie ein Elternteil wahrgenommenen wird? Hilflos, beschämt, abhängig und wütend angesichts eines übermächtigen, kränkenden, geliebten und gehassten Elternteils; welche Strategien hat ein Kind ersonnen, in welche Phantasien sich geflüchtet, um mit diesem traumatisierenden Erleben zu Rande zu kommen?
- Auf welche Weise hat es im späteren Leben immer wieder ähnliche Situationen aufgesucht oder herzustellen versucht, um das ursprüngliche Trauma zu meistern?
- Welche Situationen hat es mit anderen Menschen konstelliert, um jene vertraut familiären Bedingungen wieder vorzufinden?
- Wie hat es der Patient verstanden, die ihm nahestehenden Personen immer wieder dahin zu bringen, sie zu enttäuschen, zu verletzen, zu demütigen oder sie letztlich zu verlassen?«

Ganz besonders im Erstgespräch gilt es zu erkennen, welche Szene die Patientin unbewusst mit der Psychotherapeutin herzustellen versucht. Dabei achten wir sorgsam auf die eigene Gegenübertragung, die als Kompass hin zu den verschütteten Gefühlen der Patientin genutzt werden kann. Entsprechend können wir die ganze Szene verstehen, mit ihrer Subjekt- und Objektdimension, der Opfer- und Täterseite, dem passiv Erlittenen und den aktiven Bewältigungsversuchen der Patientin. Gelingt dies, erschließt sich uns auch die interaktionelle Qualität menschlicher Beziehungen.

3.2 Halt gebender, Sicherheit vermittelnder Rahmen und therapeutische Allianz

Um der Patientin zu ermöglichen, sich allmählich auf ihre Beziehungstraumatisierungen einzulassen oder sie überhaupt erinnern zu dürfen, sie anzuerkennen und zu bearbeiten, bedarf es eines spezifischen Halt gebenden und Sicherheit vermittelnden Rahmens. Dieser ist geprägt von einer psychotherapeutischen Haltung der Präsenz, die sich auf die Patientin einstimmt und ihr Resonanz gibt, Sicherheit vermittelt, ihre Gefühle containt, sie spiegelt, Mentalisieren ermöglicht und ihr einen Verstehensrahmen für ihre individuelle Geschichte anbietet. Indem wir sie, so wie es Winnicott (1965 [1974]) ausdrückte, halten, behandeln und uns als wirkliches Gegenüber erweisen, kann sie langsam beginnen, zu vertrauen, ihre tiefe Scham überwinden und muss sich nicht länger verstecken. Auf diese Weise stärkt sich ihr Sicherheitsgefühl, das mehr ist »als die bloße Abwesenheit von Unbehagen oder Angst, sondern eine ganz definitive Gefühlsqualität innerhalb des Ich« (Sandler & Sandler 1998, S. 24). Kann sich dieses Gefühl der Sicherheit, vermittelt durch unsere Präsenz, spontan in der Patientin entwickeln, erkennt auch das »Nervensystem Anzeichen für Sicherheit« und kommt die Patientin dann »in einen physiologischen Zustand hinein, der die Defensivhaltung verringert« und »die psychotherapeutische Beziehung« stärkt, »was der Effizienz des Therapieprozesses zugute kommt« (Porges 2017, S. 191). Außerdem, so legen Untersuchungen nahe, begünstigt ein von Sicherheit geprägtes interaktives Erleben »die Neuentwicklung neuronaler Pfade [...] Dies wiederum ist für die Heilung von Bindungsverletzungen wichtig und ermöglicht jene positiven sozialen Interaktionen, die für Erhalt und Wiederherstellung der Gesundheit« der Patientin und ihrer »neuronalen Weiterentwicklung unverzichtbar sind« (Allison & Rossouw 2013; → auch Porges 2017, S. 191).

Eine angemessene resonante Haltefunktion und Präsenz gegenüber traumatisierten Patientinnen auszuüben, die ihnen Sicherheit geben, gelingt der Psychotherapeutin bzw. Analytikerin umso besser, je tiefer sie sich mit eigenen Beziehungstraumata auseinandersetzt und gesetzt hat. Wenn sie mit ihrer eigenen Hilflosigkeit und Ohnmacht, ihren Scham- und Schuldgefühlen und masochistischen Tendenzen in Kontakt gekommen ist und sie durchgearbeitet hat, kann sie für die Patientin hilfreich sein. Genauso verhält es sich mit den eigenen Aggressionen, dem Zorn und der Wut gegenüber den primären Liebesobjekten. Können diese Gefühle zugelassen werden und durfte getrauert werden, kann sich die Therapeutin in die Patientin einfühlen, sie hören, wahrnehmen und verstehen und ihr ein Container (Bion 1962 [1992]) für alles Unausgesprochene und all ihre unverarbeiteten Emotionen sein. Sie kann dies auch, weil sie sich nicht mehr vor ihren eigenen traumatogenen Introjekten und Phantomen fürchten muss, da sie diese in ihrer inneren Dynamik erkannt hat und sie ihren Schrecken verloren haben. Deshalb kann sie sich ohne Angst mit der Patientin deren inneren Gespenstern und Dämonen stellen und ihre Gegenübertragung konstruktiv für das Erkennen der Übertragungen der Patientin einsetzen.

Das gelingt jedoch nicht immer und allzu leicht verheddern wir uns in Gegenübertragungsfallen, aus denen wir aber auch wieder wie Phönix aus der Asche auferstehen können, wenn wir es zustande bringen, trotz aller Verwerfungen unbeschädigt daraus hervorzugehen. Unsere psychotherapeutische Haltung und unsere Interventionen zielen insgesamt darauf, einen Begegnungsraum von Gleichrangig, Gleichmächtig und einfühlsamer Kooperation zu schaffen (Fischer & Riedesser 1999). In einem solchen Raum kann die Patientin ein Selbstempfinden von Urheberschaft entwickeln. Unbedingte Voraussetzung ist, als Psychotherapeutin nicht in machtorientierte oder missbrauchende Rollenmuster abzugleiten. Gelingt dies, kann sich uns die Patientin mit allem Belastenden, Beschämenden und Leidvollen offenbaren und sich mit ihren traumatischen Erfahrungen konfrontieren. Darüber kann dann die Patientin erleben, wie und wodurch sich die Beziehung zwischen der Psychotherapeutin und ihr genügend von ihren traumatogenen Beziehungserfahrungen in ihrer Kindheit abhebt – eine wesentliche Voraussetzung dafür, dass Objektkonfusionen (Fischer & Riedesser 1999, S. 187) erkannt werden können. Erst auf diesem Beziehungshintergrund kann die Patientin die Differenz zum traumatogenen Objekt der Kindheit erleben und erkennen, was wiederum hilft, unumgänglich ablaufende traumatische Übertragungen leichter wahrzunehmen und zu bearbeiten. Fortschreitend kann die Patientin dann im Prozessverlauf mehr und mehr Autonomie erleben und erproben und damit größere Selbstwirksamkeit, Lebendigkeit und Kreativität erfahren.

Unsere Beziehungsangebote und psychotherapeutischen Maßnahmen richten sich durchgängig darauf, der Patientin ein nachhaltiges Gegengewicht zu traumatischen Beziehungserfahrungen zu verschaffen und dabei Verlässlichkeit und Vorhersagbarkeit in der therapeutischen Beziehung zu erleben. Denn immer da, wo intersubjektive Resonanz gespürt werden kann, erweitern sich, so Stern (1992), die Bewusstseinszustände der Psychotherapeutin und der Patientin, die positive Übertragung und somit Hoffnung aufkommen lassen.

Wenn es uns also gelingt, empathisch den Affekten der Patientin nachzuspüren und entsprechend auf sie zu reagieren, schaffen wir eine wichtige Grundlage einer effektiven therapeutischen Allianz. Sie ist gerade zu Beginn einer Behandlung zentral und wird im Weiteren in einem ultimativen Test von der Patientin immer wieder überprüft werden. Wenn sich ein *Affektiv-miteinander-Einlassen* entwickeln kann, entsteht bei der Patientin so etwas wie eine archaische Verbindung zur und Zuneigung mit der Therapeutin. Dies regt die Patientin zur Exploration ihrer inneren Erfahrungen und affektiven Zustände an, besonders solcher, die mit ängstigenden Aspekten des Selbst assoziiert sind. Die sichere therapeutische Beziehung stellt einen Begegnungsraum her, in dem das Trauma und die mit ihm einhergehenden Anpassungsmechanismen offen kommuniziert und so einer Veränderung zugänglich werden (Kohut 1984 [1989], 1987 [1993]). In diesem Begegnungsraum stimmen wir uns auch auf die nonverbalen affektiven Reaktionen der Patientin und unseres Körpers ein, um das Atmosphärische, nicht sprachlich Vermittelte zu erfassen.

3.3 Interventionen zur Stärkung der Selbstwirksamkeit

Verschiedene Interventionen, die klinisch erprobt sind, fördern das Erleben von Selbstwirksamkeit und Gleichmächtigkeit der Patientin. Dazu gehört u. a., dass wir der Patientin vor jeder Imagination mitteilen, was wir vorhaben und worum es in der jeweiligen Imagination gehen wird. Dadurch hat sie die Kontrolle über die Situation, im Gegensatz zu vergangenen traumatischen Situationen, die Ohnmacht, Hilflosigkeit und Kontrollverlust bedeuteten. Außerdem kann sie die Dosierung der Häufigkeit der Imaginationen bestimmen und zu jeder Zeit die vorgeschlagene Maßnahme ablehnen oder sagen, was und wie sie diese anders gestalten möchte.

Ich nenne nun zusammenfassend einige *Maßnahmen der psychotherapeutischen Beziehungs- und Rahmengestaltung*, wenn schon im Erstgespräch und den probatorischen Sitzungen Traumata klar zutage getreten sind; in den relevanten folgenden Abschnitten werde ich diese dann näher beschreiben (→ auch Steiner 2018, 2019):

- Zu Behandlungsbeginn geben wir *sachliche Informationen* darüber, was Traumatisierung psychisch bedeutet, wie die Psyche und das Gehirn versuchen, ein Trauma zu verarbeiten (z. B. Basissymptome, Verlaufsmodell psychischer Traumatisierung). So kann die Patientin auch kognitiv verstehen, was in ihr vor sich geht.

- Außerdem verdeutlichen wir die *Hintergründe der Arbeit mit stabilisierenden Imaginationen*, die der Ich-Stärkung dienen, als Voraussetzung, sich im Weiteren traumatischen Erfahrungen und ihren körperlichen und seelischen Folgen in Imaginationen zuzuwenden.
- Wann immer es nötig ist, bieten wir bei intrusiven und dissoziativen Phänomenen entsprechende *eindämmende, stützende und schützende Maßnahmen* an, wie Dissoziationsstopp und Arbeit mit dem Tresormotiv.
- Wird der Patientin eine Imagination angeboten, informieren wir sie als Erstes über den jeweils geplanten *Ablauf* und erläutern ihr die *Motivvorgabe*. Die explizite *Zustimmung der Patientin* ist die Voraussetzung jeder Imagination. Dieses Prozedere betrachten wir als einen wesentlichen Schritt zum Erleben von Gleichmächtigkeit und Selbstbestimmung, das bei der Patientin zusätzlich das Gefühl der Kontrolle gegen Hilflosigkeit, Ohnmacht und Affektüberflutung fördert.
- Vor jeder Imagination bieten wir eine *Entspannung* an, die Halt und Sicherheit betont sowie das Spüren von Anlehnung des Körpers und Erdung der Füße; wir weisen darauf hin, dass die Augen geschlossen oder offen gehalten werden können. Selbstverständlich ist eine Imagination auch ohne Entspannung und mit offenen Augen möglich.
- Nachdem das *stabilisierende gestufte Basismotiv* erarbeitet ist, begleitet es imaginativ den gesamten Behandlungsprozess und leitet, in der Phase der Traumabearbeitung, immer in diese ein.
- Nach erfolgter imaginativer Auseinandersetzung mit traumatischem Material wird die Patientin aufgefordert, in ihre *Basislandschaft*, Bestandteil des Basismotivs, zurückzukehren.
- In der Basislandschaft werden zusätzliche *Ressourcenmotive* (wie z. B. Heilquelle, Tempel der Stille, Schutzmantel) imaginativ kreiert.
- Am Ende einer jeden Imagination, nachdem die Patientin wieder mit ihrer Aufmerksamkeit ganz in den Behandlungsraum zurückgekehrt ist, vermitteln wir, sie möge ihre Basislandschaft jederzeit in ihrer Vorstellung wieder aufsuchen, wenn sie das möchte. Dabei erklären wir ihr auch die Bedeutung *neuronaler Verankerung*.
- Wie es in jeder tiefenpsychologischen und analytischen Psychotherapie selbstverständlich sein sollte, lassen wir genügend *Raum zur Eigengestaltung*.

EXKURS Generelles zur Entspannung und Entspannungsinstruktion

In der klassischen KIP und in der KIPT ist es üblich, der Patientin vor jeder Imagination eine Entspannung anzubieten. In der KIPT ist die Instruktion so gestaltet, dass sie der Patientin verstärkt ein Gefühl von Sicherheit und Halt vermittelt. Dazu nehmen wir diese Substantive explizit in unserer Entspannungsinstruktion auf, damit sich die Patientin auf das Gehörte einschwingen kann. Durch die Art und Weise, wie wir ihr dies über die Musikalität und Wärme unserer Stimme vermitteln – wie insgesamt während des psychotherapeutischen Prozesses –, wird sie bis in tiefere Schichten ihrer Person spüren, wie ernst es uns mit unserem Beziehungsangebot ist. Sie wird hören, ob wir sie empathisch wahrnehmen, sie halten und ihr als antwortendes Gegenüber verfügbar sind und sein werden. Zur Einleitung einer Imagination bieten wir der Patientin für die Entspannung und die daran anschließende Imagination, je nach Bedürfnis, Sessel oder Liege an. Häufig ist es so, dass die Patientin nicht die Augen schließen geschweige sich hinlegen kann. Auch bei der Entspannung gilt, dass wir die Patientin auf das vorbereiten, was wir vorhaben, und sie dann entscheiden kann, ob sie sich einlassen möchte. Selbstverständlich stellen wir ihr frei, die Augen zu schließen oder offen zu halten, zu sitzen oder zu liegen. Stets gilt: Sie hat Entscheidungsfreiheit, sie hat die Kontrolle, sie richtet sich so ein, wie sie es braucht. Gleichzeitig erfährt sie, sie kann sich in dem, was wir ihr an Regulationsmöglichkeiten anbieten, selbst regulieren und langsam mehr oder weniger ausgeprägt zur Ruhe finden. Konkret betonen wir, die Patientin möge ihren Körper in der Entspannung spüren und sich so bewusst wahrnehmen. Damit machen wir ihr wieder ein Beziehungsangebot, das in etwa heißt: *»Sie dürfen Ihren Körper wahrnehmen, Sie dürfen lebendig sein, Sie dürfen sich ganz Ihren eigenen Gefühlen überlassen und ich unterstütze Sie dabei.«* Das Betonen von *Spüren* wirkt außerdem einer möglichen Dissoziation in Form von Depersonalisation entgegen.

Mag sich die Patientin auf eine Imagination und eine vorgeschaltete Entspannung einlassen, geben wir diese Instruktion: *»Setzen Sie sich bequem hin und wenn Sie möchten, schließen Sie die Augen oder lassen Sie sie geöffnet. Wenn Sie die Augen geöffnet lassen, versuchen Sie, irgendeinen Punkt im Raum zu fixieren. Spüren Sie dann, wie Ihr Körper guten Halt im Sessel hat und getragen wird, und spüren Sie Ihre Füße in gutem Kontakt zum Boden, auf dem Sie stehen. Spüren Sie die gute Anlehnung Ihres Körpers im Sessel, in dem Sie sitzen, hier in dem Raum, in dem Sie sicher und geschützt sind. Spüren Sie, wie Sie atmen, und wenn Sie möchten, atmen Sie tief aus und ein. Spüren Sie beim Einatmen, wie sich Ihre Lunge dehnt und eventuell auch Ihr Bauch sich mit Atem füllt. Beim Ausatmen versuchen Sie, mögliche Anspannung und Belastung auszuatmen. Stellen Sie sich vor, wie sich Ihre Muskeln langsam entspannen, lösen und lockern, und spüren Sie es.«* (Die einzelnen Körperpartien werden bis zu den Fußspitzen benannt und entspannt und immer wieder das Spüren betont.) Am Ende der Entspannungsinstruktion wird noch einmal auf das Spüren des guten Halts im Sessel oder auf der Liege fokussiert.

Über den gesamten Behandlungsprozess sind unsere therapeutische Haltung und Aussagen, Entspannungs- und Imaginationsinstruktionen darauf ausgerichtet, der Patientin ein Gefühl von Sicherheit, Schutz, Wohlfühlen und Geborgenheit zu vermitteln. Unsere induzierten Imaginationen zur narzisstischen Restitution und die Halt gebende Anwesenheit der Psychotherapeutin, das zeigt die klinische Erfahrung, befriedigen das grundlegende Bedürfnis des Menschen nach Sicherheit gerade dort, wo dieses Gefühl immer wieder verloren zu gehen droht.

Sandler hat bereits 1959 auf die weitreichende Bedeutung des »Sicherheitsgefühls und -erlebens« in unser aller Leben hingewiesen, als eines Gefühls, »das so sehr ein Teil unserer selbst ist, dass es den selbstverständlichen Hintergrund unseres alltäglichen Erlebens liefert. Dieses Sicherheitsgefühl ist mehr als die bloße Abwesenheit von Unbehagen oder Angst, sondern eine ganz definitive Gefühlsqualität innerhalb des Ich«. Er betonte, dass ein großer »Teil unseres üblichen und alltäglichen Verhaltens« sich darauf richtet, »ein Minimum an Sicherheitsgefühl zu bewahren«. Auch werden viele Teile unseres »normalen Verhaltens« sowie »viele klinische Phänomene (gewisse Formen des psychotischen Verhaltens und die Suchtkrankheiten) [...] sehr viel verständlicher, wenn man sie als Versuche des Ich betrachtet, diesen Sicherheitspegel aufrechtzuerhalten« (Sandler & Sandler 1998, S. 24).

Was nun die Imaginationen im Weiteren betrifft, leiten wir die Patientin immer wieder an, das Gefühl der Sicherheit deutlich und mit allen Sinnen wahrzunehmen und sich ausbreiten zu lassen, was sich positiv auf ihre Körper- und Selbstwahrnehmung auswirkt und sie unterstützt. Die spezifische Interventionsbegleitung der KIPT, die mit Beginn der Stabilisierung auf eine Veränderung und Umgestaltung der Traumaszenen im Als-ob der Fantasie aktiv hinwirkt und diese vorbereitet, nutzt viele Interventionen der klassischen KIP. Dazu gehören vor allem Resonanz geben, Affekte und Sinneswahrnehmung anreichern sowie Berührungs-, Impuls- und Ermutigungsinterventionen (Bahrke & Nohr 2016; Leuner 1985). Sie werden von uns verstärkt und teils modifiziert mit dem Ziel der Selbst- und Affektregulierung, der Selbstberuhigung, Selbstvergewisserung und Selbstfindung der Patientin eingesetzt. Auch nutzen wir wiederkehrend den Konjunktiv, da er besonders geeignet ist, die Patientin in den Fantasiemodus hineinzugeleiten. Gerade wenn Schwierigkeiten auftreten, sich z. B. eine wehrhafte Gestalt vorzustellen, sagen wir: *»Wie wäre es, wenn Sie einen wehrhaften Begleiter an Ihrer Seite hätten, der Ihnen all seine Wehrhaftigkeit zur Verfügung stellen würde, sie aber niemals gegen Sie wenden würde?«* Ein permanentes Fördern der Anwesenheit der Erwachsenenrepräsentanz in der Imagination zur Verhinderung von maligner Regression, das »Dranbleiben« und »Bestehen« auf Hilfen, zeichnet u. a. unser Interventionsverhalten aus und strukturiert den Imaginationsraum. Es vermittelt der Patientin fortwährend, über eigene Kontrolle, Wirkmächtigkeit, Selbststeuerung und -bestimmung zu verfügen. Auf diese Weise trägt die gesamte Rahmengestaltung wesentlich dazu bei, die negative Spirale flashbackartiger Affektregression und -überflutung nicht aufkommen zu lassen oder zumindest zu reduzieren.

3.4 Stabilisierung und narzisstische Restitution als Voraussetzung der Traumabearbeitung

Schon Janet (1889) stellte fest, dass die erste Phase einer Traumabehandlung auf eine Stabilisierung der Patientin abzielen muss. Was in besonderem Maße bei geschwächter Abwehr gilt und immer da, wo das geschwächte Ich erst so weit restituiert werden muss, dass die Patientin die Erschütterung, die eine imaginative und narrative Rekonstruktion bedeutet, verkraften kann. So nimmt Stabilisierung, verstanden als narzisstische Restitution des Ich-Selbst-Systems, in der KIPT während des gesamten therapeutischen Prozesses einen breiten Raum ein (Steiner & Krippner 2006). Denn narzisstische Restitution und damit Selbst- und Affektregulierung sind immer da angezeigt, wo eine Erschütterung des Selbstwertgefühls eingetreten ist oder eine neue Erschütterung vermieden werden soll.

Besonders häufig sind traumatisch erlebte Beziehungssituationen in der Kindheit mit Zuständen großer und äußerster Einsamkeit, mit abgrundtiefer Scham und Verzweiflung verbunden gewesen, letztlich mit dem Verlust narzisstischer Geborgenheit. Solche Zustände tendieren dazu, auch in der Übertragung wieder aufzutreten. Mithilfe der stabilisierenden Imaginationen ermöglichen wir auch der Patientin mit einer Grundstörung im Sinne Balints (1968 [1973]), über das Anbieten von Wärme, Rhythmus und Konstanz (Bartl 1984) in der Imagination eine Regression in primäre narzisstische Zustände zu erleben, was selbstrestituierend wirkt. Ebenso verhilft ein solches Erleben dazu, eine in der Gegenwart eingetretene oder drohende Erschütterung des Selbstwertgefühls zu kompensieren oder gar zu vermeiden.

Bei Menschen, die in der frühen Phase ihres Seins bereits schwerwiegende vorgeburtliche Traumata und Geburtstraumata, einen Mangel an Regulation, Vernachlässigung oder Feindseligkeit und seelische Grausamkeit erleben mussten, ist es außerordentlich nötig, ein verstärktes Angebot an Halt, Sicherheit und Wärme zu bieten. Das schließt ein, ihre übergroße Angst und ihr starkes Misstrauen auszuhalten und ihre parallel dazu vorhandene Sehnsucht nach *Verschmelzung* mit etwas Großem in der Imagination zu ermöglichen. Hier ist besonders der Einsatz von Konjunktivinstruktionen indiziert, damit die Patientin im Möglichkeitsraum der Fantasie versuchen kann, Sehnsüchte nach schützender Nähe und nach nicht missbrauchender Verschmelzung zu befriedigen. Denn sowohl Gesunde als auch psychisch kranke Menschen ziehen sich gern in Tagträume und Fantasien zurück, die mit Verschmelzung zu tun haben und diffuse, unbegrenzte und unzerstörbare Substanzen betreffen (Balint 1959 [1960]). In einem solchen Zustand fantasieren sich Patientinnen dann manchmal auf eine Wiese, der Sonne und dem Wind zeitlich unbegrenzt hingegeben (Mentzos 1982), so wie wir das im Rahmen induzierter ressourcenorientierter Imaginationen in der KIP und KIPT immer wieder erleben. Diese Imagination befriedigen gezielt Wünsche nach Verschmelzung mit etwas unbegrenzt Großem und mit heilenden Substanzen. Sie rufen Vorstellungen hervor, die dem Ich-Selbst-System einen Wert- und Machtzuwachs bescheren und es partiell stärkten, destruktive Triebenergie binden und so Ängsten vor Vernichtung der eigenen Existenz entgegenwirken (Steiner 2001).

Das Zentrum der narzisstischen Restitution bildet in der KIPT das gestufte Basismotiv (→ Kap. 3.5.3), das wir in der Phase der Stabilisierung mit der Patientin imaginativ erarbeiten und durch weitere Ressourcenmotive anreichern. Es besteht aus einem sicheren, geschützten Ort in einer Landschaft, die gefällt, aus hilfreichen Begleitern und einem unverletzten Kind bzw. dem Kind, das die Patientin gerne gewesen wäre. Dieses Basismotiv begleitet dann im Weiteren die gesamte Phase der Auseinandersetzung mit erlebten Traumata sowie das Durcharbeiten. Ob die Patientin dem verletzten Kind begegnet, sich mit dem Täter oder der Täterin konfrontiert, mit archaischen Über-Ich-Introjekten oder traumatogenen Affekten, immer gehen wir vom Ich-stabilisierenden Basismotiv aus.

Neben dem Anbieten narzisstisch restitutiver Anregungsmotive initiieren wir mit der Patientin fortlaufend einen Dialog über das, was zwischen uns und in den Imaginationen geschieht. Dieses Verstehen und Verstandenwerden ermöglicht ihr, sich nach und nach mit traumatisch Belastendem und den daran gebundenen, meist irrationalen Schuld- und Schamgefühlen zu zeigen, das Erlebte in verschiedenen Facetten vertiefend zu verstehen und einzuordnen und als etwas Schicksalhaftes anzunehmen, das zu ihrem Gewordensein gehört. Das verlangt von der Psychotherapeutin, immer wieder auch die Verbindungslinien von heutigen Symptomen, Konflikten und gegenwärtigen Beziehungsproblemen hin zu den zugrunde liegenden Traumata aufzuzeigen und auf der Seite der Patientin, ein Erkennen der Zusammenhänge zuzulassen. Indem die psychotherapeutische Arbeit darauf zielt, über den gesamten therapeutischen Prozess hinweg das Ich-Selbst-System der narzisstisch überaus verletzten Patientin zu restituieren, regen wir fortwährend – metaphorisch gesprochen – an, sich imaginativ eine alternative Seelenlandschaft und einen angenehmen Empfindungsraum zu kreieren. Neurophysiologisch ausgedrückt bedeutet das, eine neue neuronale Bahnung bzw. überhaupt eine Verbindung zu völlig getrennt gehaltenen Teilen zu ermöglichen. Sinn und Vorteil dieser Maßnahme sind, Zuversicht und Motivation zu fördern, ohne unser Expertenwissen für asymmetrisches Agieren einzusetzen.

3.5 Umgang mit intrusiven Phänomenen

Bei chronisch beziehungstraumatisierten Patientinnen haben wir es im traumatischen Prozess, bei gelockerter Abwehr, stets mit intrusiven Phänomenen zu tun, ebenso wenn plötzlich längst zurückgedrängte traumatische Erlebnisse mit aller Macht in das Bewusstsein eindringen und die bisherige Abwehrschranke zerbricht. Irgendein Ereignis hat nun dazu geführt, dass die Patientin sich plötzlich so erlebt, als sei sie geradewegs wieder mitten in der traumatischen Situation.

Wie sollen wir psychotherapeutisch mit solchen intrusiven Phänomenen umgehen? Sie verlangen von uns klar strukturierende Interventionen. So ist allgemeiner Konsens in der Traumabehandlung, entschieden auf eine Differenzierung und Grenzsetzung zwischen damaliger traumatischer Situation und gegenwärtiger realer Situation hier und heute hinzuweisen (*»Sie sind jetzt hier als Erwachsene von heute bei mir in diesem Raum«*). Wir müssen deutlich ansprechen, dass das, was gerade bei der Patientin geschieht, eine Erinnerung ist und nicht Gegenwart (Fischer & Riedesser 1999; Reddemann & Sachsse 1996). Es kann auch hilfreich sein, immer da, wo erkennbar ist, dass die Patientin gerade dissoziiert, laut zu sagen, dabei evtl. in die Hände zu klatschen: *»Kommen Sie hierher zurück.«* Und diesen Satz auch einige Male zu wiederholen. Außerdem sagen wir: *»Sie sind jetzt hier in Sicherheit, was geschehen ist, ist Vergangenheit. Spüren Sie jetzt, wie Sie hier im Sessel sitzen, Ihre Arme und Hände auf der Stuhllehne, Ihre Füße fest auf dem Boden.«* Danach erarbeiten wir mit der Patientin, wie sie sich besser gegen Intrusionen schützen kann. Dazu bieten wir vor allem das folgende Tresormotiv an, das sich klinisch bewährt hat.

3.5.1 Das Tresormotiv

Wir nutzen das Tresormotiv in abgewandelter Form zur »Tresorübung« von Reddemann & Sachsse (1996). Wir ermöglichen der Patientin in der Imagination, im Tresor oder in einem anderen sicheren Behältnis belastende Erinnerungen und Vorstellungen zu deponieren. Dabei helfen wir ihr, zu mentalisieren, also zu verstehen, dass all das, was an Belastendem in ihrem Kopf, metaphorisch gesprochen, immer wieder wie ein Film in ihrer Erinnerung abläuft, eben nicht Gegenwart ist. Wir schlagen der Patientin vor, in einer Imagination diesen Film mit all seinen traumatischen Szenen aus der Vergangenheit, z. B. als DVD, als Chip oder auch als Fotoalbum, wie in einem Tresor abzulegen. Wir sagen ihr auch, dass wir dieses Material zusammen mit ihr zu einem späteren Zeitpunkt bearbeiten werden, und zwar dann, wenn sie mehr innere Stabilität erreicht hat.

Im Verlauf der klinischen Arbeit hat sich für uns eine Differenzierung des Tresormotivs ergeben, es auch so zu verwenden, dass in ihm oder einem anderen Behältnis, ob Schatulle, Truhe oder einfach einer Grube oder einem Erdspalt, weit außerhalb des sicheren, geschützten Ortes, auch all das deponiert werden kann, was momentan oder für immer darin verschwinden soll. Es kann ebenfalls günstig sein, Symbole für dieses Belastende oder Bedrängende für sich zu entwickeln und es dann an einen weit außerhalb gelegenen Ort zu bringen. Beispielsweise entwickelte eine Seminarteilnehmerin das Symbol eines Beichtspiegels[27] für all das, was mit einer strengen katholischen und bigotten Erziehung verbunden war und bei ihr zu massiven Schuldgefühlen geführt hatte. Oft werden in solchen Imaginationen alte Bunker irgendwo auf einer Wiese oder im Wald gefunden, wohin dieses symbolisierte Bedrängende und Belastende gebracht,

27 Ein Beicht- oder Gewissensspiegel, in einem Gebetbuch enthalten, ist eine Anleitung zur Gewissenserforschung, die alle erdenklichen Sünden auflistet.

vergraben und mehrfach gesichert wird, damit es dort nicht mehr herauskommen kann. Oder es wird Gras über alles wachsen gelassen, um sich dauerhaft zu befreien.

Instruktion »Tresormotiv« Sollte der sichere geschützte Ort noch nicht etabliert sein, geben wir lediglich vor, sich irgendeinen Ort vorzustellen, an dem ein Tresor steht, in dem alles Belastende aus der Erinnerung in Form einer DVD, CD, Chip oder Ähnlichem aufbewahrt werden kann. *»Stellen Sie sich jetzt bitte irgendeinen Ort vor, an dem ein Tresor steht oder sich irgendein anderes sicheres Behältnis, eine Grube oder Ähnliches befindet, wo Sie alle belastenden Erinnerungen, die Sie wie auf einer DVD gespeichert oder in einem Fotoalbum festgehalten haben, deponieren können. Begeben Sie sich hin zu diesem Ort und geben Sie diese DVD oder das Fotoalbum in den geöffneten Tresor (die Grube usw.), geben Sie alles Belastende hinein.«* Hat die Patientin ihre Imagination mitgeteilt und ist dort angekommen, wo das Behältnis steht, sagen wir, wenn es sich um einen Tresor handelt: *»Stellen Sie sich vor, dass der Tresor geöffnet ist, und geben Sie alles hinein, was Sie dort deponieren möchten.«* Wir instruieren einen geöffneten Tresor, damit sich nicht unnötige Widerstände aufbauen, die erst langwierig abgebaut werden müssen. Denn es geht hier darum, eine möglichst schnell wirksame Möglichkeit zu schaffen, traumatisches Material einzugrenzen und Intrusionen zu minimieren. Die Psychotherapeutin fragt nach, ob jetzt auch alles, was deponiert werden soll, in dem Tresor oder der Grube ist. Wenn das bejaht wird, lautet die Instruktion weiter: *»Gut, dann verschließen Sie jetzt den Tresor (oder sorgen Sie jetzt dafür, dass die Grube verschlossen wird).«* Danach lautet die Ausleitungsinstruktion: *»Und nun versuchen Sie in Ihrer Vorstellung so einen Abschluss zu finden, dass Sie mit Ihrer Aufmerksamkeit langsam und allmählich wieder in diesen Raum zurückkehren können.«* Es ist wichtig, der Patientin zu sagen, dass sie, wenn der Traumafilm wieder auftaucht, diesen sofort wieder in ihrer Vorstellung im Tresor, in der Grube o. Ä. deponieren solle.

Mit einem solchen Vorgehen werden die so nötige Differenzierung und Grenzsetzung zwischen damals und heute handhabbarer, gefestigter und kognitiv verankert, wird immer einsichtiger, dass die Intrusion auf einer Erinnerung beruht und nicht der Gegenwart angehört.

Sollte der sichere geschützte Ort in einer Landschaft, in der die Erwachsene von heute gegenwärtig ist, bereits etabliert sein, situieren wir, ausgehend von diesem, den Tresor irgendwo außerhalb des sicheren geschützten Ortes.

Das nachfolgende Fallbeispiel beschreibt einmal den biografischen Hintergrund der Patientin Lena und anschließend ihre Behandlung mithilfe des Tresormotivs. Lenas Schicksal und ihre Behandlung im Rahmen einer modifizierten analytischen Psychotherapie wird uns im Weiteren noch beschäftigen (→ auch Steiner 2018, 2019).

FALLBEISPIEL Biografischer Hintergrund der Patientin Lena

Lena, emotional und körperlich traumatisiert, wurde im Alter von vier Jahren von ihrer deutschen Mutter (Dolmetscherin), verheiratet mit einem spanischen Vater (Pilot), von Spanien nach Deutschland entführt. In der Folge wurde sie dann für ein Jahr bei den ihr zunächst fremden Großeltern (mütterlicherseits) von ihrer Mutter zurückgelassen und von ihr nur sporadisch besucht. Vor allem bei solchen Besuchen wurde sie vom Großvater in den dunklen Keller gesperrt, weil ihr verboten war, bei Tisch etwas zu sagen. Ihre Großmutter erlebte sie als sehr liebevoll und umsorgend. Nach einem Jahr bei den Großeltern verpflanzte Lenas Mutter sie in eine fremde Stadt, wo sie vormittags im Kindergarten und nachmittags bis 17 Uhr im Hort verblieb, auch über ihre gesamte Schulzeit hinweg. Als Grundschulkind musste sie bereits morgens um sieben Uhr alleine auf dem Schulhof, sommers wie winters, bis zum Schulbeginn um acht Uhr warten, da ihre Mutter sie dort vor ihrem Arbeitsbeginn absetzte. Lena wurde als Kind und heute noch vielfach von ihrer Mutter gedemütigt, bloßgestellt, für »blöd« erklärt und verantwortlich gemacht für deren Unglück. Sie machte ihr außerdem ihre Existenz zum Vorwurf und verdrehte ihr häufig ihre Wahrnehmung. Ab dem neunten Lebensjahr war Lena jede Nacht dem sexuellen Missbrauch durch den Stiefvater, einem Bäcker, ausgeliefert, schien ihre Mutter die knarrenden Dielen des Altbaus, in dem sie wohnten, nicht zu hören. Wiederkehrend wurde Lena außerdem von ihrer Mutter mit einem Kochlöffel geschlagen. Lena sagt, sie habe nie mit ihr gespielt, habe immer gesagt, sie sei zu müde, und habe am Wochenende nur depressiv auf der Couch gelegen. In ihrer *»jahrelangen Jammerdepression«* habe die Mutter immer wieder gesagt: *»Du darfst nicht spielen gehen, sonst sterbe ich.«* Sei sie doch spielen gegangen, habe sie fürchterliche Schuldgefühle gehabt. Ihr Vater habe sie noch einige Male besucht, doch habe ihre Mutter bei seinem letzten Besuchsversuch die Polizei wegen Hausfriedensbruch gerufen. Seither habe sie keinen Kontakt mehr. Auch den Kontakt zu ihrer Cousine und ihrer Tante (ältere Schwester ihrer Mutter) habe die Mutter unterbunden. Als ihre Cousine früh gestorben sei, habe ihre Mutter ihr, abends, bevor sie in eine Disco habe gehen wollen, gesagt: *»Übrigens, deine Cousine ist vor drei Wochen gestorben.«* So habe sie verhindert, dass sie zur Beerdigung habe gehen können. Sie habe ihrer Mutter nie etwas schenken dürfen. Blumen, die sie ihr zum Muttertag geschenkt habe, habe sie einfach in den Mülleimer geworfen und geschrien: *»Ich habe dir doch gesagt, ich will keine Blumen!«* Noch kürzlich habe ihr die Mutter Pralinen, die sie gerne esse, an Weihnachten einfach vor die Füße geworfen und geschrien, sie esse keine Pralinen. Nach ihrem Abitur, das sie trotz der ständigen nächtlichen sexuellen Belästigung geschafft habe, und nachdem sie in eine eigene Wohnung umgezogen sei, habe ihr Stiefvater sie mit nächtlichen Telefonstöhnanrufen verfolgt. Als die Patientin mit einem Partner zusammengezogen und endlich schwanger geworden war, erlitt sie nach schweren Demütigungen der Mutter eine Fehlgeburt. Außerdem musste sie die Krebserkrankung sowie den Tod ihres Partners miterleben, der zudem spielsüchtig gewesen war und kurz nach seinem Umzug zu ihr seine Firma aufgegeben und sein ganzes Vermögen an der Börse verzockt hatte.

Lena war bei Behandlungsbeginn hochdissoziativ. Während sie redete, zitterten ihre Beine und Hände massiv, ihre Augäpfel glitten zur Seite und sie reagierte erschrocken auf jedes Geräusch. Sie sprach über anhaltend starke körperliche Schmerzen mit dem Gefühl, als wäre ihr ganzer Körper – inklusive Augen, Ohren und Kopf – voller Ameisen. Wenn die Schmerzen stärker wurden, sei es so, als würde ihr jemand in den Körper stechen, in der Folge tue jede Bewegung weh. Ständig werde sie von Bildern des nachts in ihr Zimmer eindringenden Stiefvaters verfolgt. Sie fühle sich niedergeschlagen, nehme nicht mehr am sozialen Leben teil, habe ständig Angst und traue sich oft nicht aus dem Haus. Ganz schlimm werde es, wenn jemand hinter ihr gehe, dann beginne sie zu zittern, ihr Herz rase wie wild, sie fange an zu schwitzen.

Tresormotiv

Als Lena zu Beginn der Behandlung erneut über die intrusiven Bilder vom Stiefvater, der in ihr Zimmer eindringt, sprach, gab ich ihr das Motiv des Tresors vor, auf das sie sich sogleich einließ.

Lena: »Ich bin wieder in meinem schönen Turm. Wir sitzen alle im Kreis, meine Hunde, der Drache und die wunderbare Gini. Wir halten uns an den Händen und schauen uns an und lachen und nehmen uns gegenseitig in die Arme. Ich streichle mein Kind und es nimmt mich auch in den Arm und ich es auch und es ist alles ganz ruhig und friedlich.«

T: »Ja, nehmen Sie es intensiv wahr.«

Ich leite sie dann an, sich vorzustellen, dass es irgendwo, außerhalb des sicheren geschützten Ortes, einen Tresor gibt und sie überlegen soll, welche ihrer hilfreichen Begleiter sich mit ihr zusammen dorthin auf den Weg machen sollen.

Lena: »Der Drache und Gini.«

Ich weise sie an, sich dann auf den Weg zu machen, dorthin, wo sich der Tresor befindet. Lena schweigt eine Weile, sieht dabei aber relativ entspannt aus. Ich frage sie, ob sie mir mitteilen möge, was gerade bei ihr abläuft?

Lena: »Wir sind gerade in den Wald gegangen und es gibt dort Felsen, ganz viele Steine und einen der Steine kann man aufklappen und darin befindet sich ein Tresor.«

T: »Sehr gut, dann stellen Sie sich doch jetzt vor, dass sich die Tür dieses Tresors öffnen lässt und Sie all die Erinnerungen, die Sie loswerden wollen, auf eine oder mehrere DVDs gebrannt haben und diese nun in dem Tresor deponieren, geht das?«

Lena: »Ja.«

T: »Alles packen Sie in den Tresor, alles, was Sie los sein möchten. Stellen Sie sich vor, wie Sie alle verletzenden Erinnerungen in dem Tresor verstauen.«

Lena: »Ja.« Lena beginnt plötzlich heftig zu weinen.

Ich sage: »Es ist längst Vergangenheit, packen Sie das alles auf die DVD, niemand kann Ihnen mehr etwas antun, und spüren Sie, wie Gini an Ihrer Seite ist und der Drache – keiner kann Ihnen mehr etwas zufügen. Könnten Sie jetzt versuchen, alles auf die DVD zu packen?«

Lena schüttelt mit dem Kopf und sagt: »Ich kriege nicht alles drauf.«

T: »Stellen Sie sich dann bitte mehrere DVDs vor.«

Lena: »Nein, das ist es nicht, das eine geht nicht.«

Ich wiederhole: »Es ist längst Vergangenheit, lassen Sie es los – lassen Sie sich von dem Drachen und von Gini helfen, die wissen, wie das geht. – Lassen Sie sich helfen und packen sie alles hinein in den Tresor.«

Nach einer Weile, Lena sieht jetzt sichtlich entspannt aus, sage ich: »Dann schließen Sie jetzt die Tür.« Sie antwortet mit einem Ja.
Ich sage weiter: »Und der Stein schließt sich auch wieder und dann gehen Sie zurück an Ihren sicheren geschützten Ort.«
Wieder mit ihrer Aufmerksamkeit im Raum zurück, sage ich Lena, dass sie immer wieder, wenn unerträgliche Erinnerungen anfluten, diese wegschicken könne und dem Tresor im Felsen übergeben solle. Sie könne sie selbst dorthin bringen oder diese Aufgabe vom Drachen oder von Gini erledigen lassen, denn Gini sei ja jemand, der zaubern könne.

Kommentar: Mit der Beziehungsbotschaft an mich, »... *das eine geht nicht*«, versucht Lena, mir deutlich zu machen, wie überdimensional das Leid durch die jahrelange täglich erfahrene Qual des sexuellen Missbrauchs war, sodass es kognitiv und emotional nicht zu fassen ist und nicht bewältigbar erscheint. Jedoch führt meine Intervention, *»es ist längst Vergangenheit, lassen Sie es los – lassen Sie sich von dem Drachen und von Gini helfen, die wissen, wie das geht – lassen Sie sich helfen und packen Sie alles hinein in den Tresor«*, zu der entscheidenden Veränderung, ist das Sich-helfen-Lassen bedeutsam, nämlich die Unterstützung, die sie seinerzeit von ihrer Mutter nicht erfahren hatte. Meine Beziehungsbotschaft ist: Heute gibt es Hilfe! Die Zeit, wo es die nicht gab, gehört der Vergangenheit an.

MERKE

Generell bedeutet eine Tresorarbeit nicht, dass Patientinnen nun ein für alle Mal von Intrusionen verschont bleiben, wie manchmal angenommen wird. Aber sie erfahren, es gibt eine Möglichkeit, sie besser zu händeln, wenn es ihnen gelingt, in eine solche Imagination hineinzugehen, sich erneut zu entlasten und sich selbst auch immer wieder zu sagen, es ist vorbei, es ist Vergangenheit.

Neuropsychologisch gesprochen dient das Gesamt der Tresor- wie der Stabilisierungsarbeit der Affektregulation und wirkt sich hemmend auf die Aktivierung der Traumanetzwerke durch die Amygdala aus. Durch das vermittelte Mehr an Kontrolle und Sicherheit, durch die eintretende Beruhigung und die Atmosphäre einer Halt vermittelnden Bindung geschieht zumindest temporär ein Ausstieg aus dem Traumamodus von Kampf, Flucht, Unterwerfung (fight, flight, submit), Vermeidung und Totstellen. Es finden sozusagen ein Training sicherer Netzwerke und eine Stärkung des präfrontalen Kortex statt, der seinerseits wieder eine Beruhigung der durch die Amygdala aktivierten reflexhaften Impulse der Traumanetzwerke anbahnt. Da das Erleben und Erlernen von Selbstberuhigung und Selbsttröstung durch das Versagen der Eltern als »externe Affektregulatoren« der frühen Zeit fehlte, müssen diese Funktionen durch die »Bindung zu sich selbst«, die »Arbeit mit dem inneren Kind« und durch »Selbst-Beelterung« neu aufgebaut bzw. gestärkt werden, was wir durch die Basismotive und deren Trainieren bahnen.

3.5.2 Das Blumenmotiv

Viele Patientinnen kommen in die Praxis, ohne dass ihnen frühere Traumatisierungen überhaupt bewusst sind, oder sie meinen, sie seien nicht der Rede wert oder schämen sich, sie mitzuteilen. Vor allem dann, wenn eine Patientin nicht unter Intrusionen leidet, unspezifische Symptome aufweist, aber ihre szenische Gestaltung und ihre Mitteilungen Beziehungstraumata nahelegen, kann uns gerade zu Beginn einer Behandlung die Vorgabe, die Patientin möge eine Blume imaginieren, wichtige diagnostische Hinweise auf mögliche seelische und körperliche Verletzungen geben. Ihre Imagination kann dann unsere Traumahypothese weiter verifizieren oder auch falsifizieren. Denn das Motiv der Blume hat das Potenzial, auch verdrängte, abgespaltene psychische Verletzungen bildhaft zu symbolisieren.

Theoretische Fundierung Der diagnostische Einsatz des Blumenmotivs kommt aus der KIP und hat als initialer Tagtraum bei der Einleitung einer Behandlung einen festen Platz. Sein Einsatz ist vergleichbar einem projektiven Testverfahren, bei dem durch die Vorgabe von Bildtafeln, wie beim »Thematischen Apperzeptionstest« (TAT) oder beim unstrukturierten »Rohrschach-Test«, die Patientin angeregt wird, ihre intrapsychischen Konflikte, Beziehungserfahrungen und Übertragungsbereitschaften symbolisch zur Darstellung zu bringen und in Worte zu fassen. Gleiches beabsichtigen wir mit der Vorgabe des Blumenmotivs in der KIPT. Wir achten hier darauf, ob und wie die Patientin symbolisch verschlüsselt Verletzungen ihres Selbst und Versuche, sie zu verarbeiten, in ihrer Blumenimagination darstellt.

Unsere klinische Erfahrung hat uns Folgendes gelehrt: Die Ausgestaltung des Motivs liefert hochverdichtet bedeutsame Aspekte der Selbst-, Objekt- und Interaktionsrepräsentanzen der Patientin. Sie gibt uns Auskunft über ihr bewusstes, vor- und unbewusstes Selbsterleben und die bevorzugten Abwehr- und Schutzmechanismen sowie über ihre Konflikte um das Selbst. Eine Vielzahl von *Blumenimaginationen* machte uns über mindestens zweieinhalb Jahrzehnte einen empirischen Zusammenhang zwischen psychischer und körperlicher Beziehungstraumatisierung und folgenden Störungszeichen deutlich (vgl. Steiner & Krippner 2006):

- vereiste, verdörrte, erstarrte oder künstliche Blumen
- abgeschnittene Blumen in einer Vase
- Blumen mit einem viel zu langen und dünnen Stiel, der die Blüte nicht halten kann
- Blumen, die unter starker Angstentwicklung plötzlich zu schweben beginnen und in Schwarz untergehen
- Blumen, die in Verbindung zu einer bedrohlichen Szene in Erscheinung treten
- Blumen, die zertreten, zerrupft oder geköpft werden
- die Blume ist umschlungen von Stacheldraht, ihre Blätter sind ausgerissen, ihre Wurzeln abgeschnitten
- die Blume wird von einer anderen ganz erdrückt

Bei diesen Störungszeichen fällt auf, dass sie häufig Verarbeitungsmechanismen symbolisieren, wie sie im Rahmen der *biphasischen traumatischen Reaktion* als sog. *Konstriktions- und Dissoziationsphänomene* vorkommen (z.B. vereist oder erstarrt, wie schwebend), als direkte Zustände von Zerstörung des Lebendigen (z.B. verdörrt, zertreten, geköpft) und als depressive Reaktionen (im Schwarz untergehen), aber auch verleugnend (im Nebel, alles grau, nichts ist zu sehen). Diese Indizes korrelierten, so zeigt sich, mit weiteren lebensgeschichtlichen traumatischen Erfahrungen, die im Verlauf von Langzeittherapien über seelische Verletzungen des Selbst berichtet werden.

Generelles zur Technik beim Einsatz des Blumenmotivs Um die Patientin mit der Methode der Arbeit mit Imaginationen vertraut zu machen, teilen wir ihr vor der ersten Imagination Folgendes mit: *»Gerne würde ich Ihnen, wenn wir zusammen arbeiten sollten, auch Tagträume anbieten. Denn ihre hohe Wirksamkeit hat sich in vielen Therapien bewährt. Sie helfen, unsere Probleme und Konflikte, Wünsche und Bedürfnisse besser zu verstehen. Auch können sie helfen, neue Sichtweisen und Lösungsmöglichkeiten für Probleme zu finden. Mögen Sie einmal auszuprobieren, ob Ihnen das zusagen würde?«* (→ auch Bahrke & Nohr 2016)

Instruktion »Blumenmotiv« in der diagnostischen Phase Kann sich die Patientin auf die Imagination einlassen, folgt nach einer kurzen Entspannung die Instruktion zum Blumenmotiv: *»Stellen Sie sich nun eine Blume vor, irgendeine Blume, und warten Sie geduldig ab, bis sich eine solche einstellt. Auch wenn Ihnen etwas anderes in den Sinn kommen mag, lassen Sie es geschehen. Auch wenn etwas anderes kommen sollte, ist es recht. – Wenn Sie etwas vor Augen haben, auch wenn es Schwierigkeiten bereitet, teilen Sie mir doch bitte mit, was geschieht, damit ich Sie begleiten kann.«* Wenn eine längere Pause entsteht, kann ergänzt werden: *»Sollten es vorübergehend mehrere Blumen sein, warten Sie bitte, welche sich am Ende herauskristallisiert.«* (→ auch Leuner 1985) Wir bittet die Patientin, Einzelheiten der Blume möglichst genau zu beschreiben, ebenso die Farbe, und die Blume möglichst eingehend auf sich wirken zu lassen, um ihre gefühlsmäßige »Ausstrahlung« wahrzunehmen. Wir fragen die Patientin, ob sie sich vorstellen könne, die Blütenblätter mit einem Finger zu berühren und zu spüren, wie es sich anfühlt.

Beenden der ersten Imagination Nach etwa zehn Minuten fordern wir dazu auf, die Imagination zu beenden, die Vorstellungen langsam in den Hintergrund treten zu lassen und mit der Aufmerksamkeit ganz in den Raum zurückzukehren. Dann wird die Patientin stets gebeten, tief durchzuatmen und sich zu recken und zu strecken. Wichtig ist, ihr Zeit zum Wieder-Ankommen im Hier und Jetzt der Psychotherapiesituation zu lassen. Nach der Imagination fragen wir die Patientin, falls es uns angemessen erscheint, nach ihrer Befindlichkeit, danach, wie es ihr jetzt geht, was für sie bedeutsam war, ob es etwas gab, was sie störte.

Anhand eines Fallbeispiels der Patientin Larissa möchte ich verdeutlichen, wie wir das Blumenmotiv als qualitatives Diagnoseinstrument nutzen und wodurch es uns wichtige diagnostische Informationen geben kann. Dabei bildet unser tiefenpsychologisches Wissen die Basis der Entschlüsselung, um wichtige Hinweise auf Traumatisierungen und deren Verarbeitung zu gewinnen.

FALLBEISPIEL Larissa

Larissa, zu Beginn der Behandlung 30 Jahre, war zwischen dem 13. und 15. Lebensjahr an einer Anorexia nervosa erkrankt und wurde ein halbes Jahr stationär behandelt, was sie als »Misshandlung und als Brechen meiner Persönlichkeit« erlebte. Einige Jahre später traten Depressionen in unterschiedlicher Ausprägung sowie Zwangshandlungen auf, eine Zeit lang war sie bulimisch. Nachdem sie einen Nervenzusammenbruch erlitten hatte, kam sie zu mir in ambulante Behandlung.

Larissa kam als Zangengeburt zur Welt, der ein fünfwöchiger Krankenhausaufenthalt folgte, ohne Anwesenheit oder gar Besuche der Mutter. Die berufstätige Mutter überließ ihre Kinder, die ohne Vater aufwuchsen, Tageseltern. Der Tagesvater sei sehr streng und wenig freundlich zu ihr gewesen, was sie sehr belastet habe.

Nachdem sie sich auf das Blumenmotiv eingelassen hat, sagt sie: »Ich hab Schwierigkeiten mit der Blume. Ich sehe eine Rose, und die Dornen sind überdimensioniert.« (schweigt) »Die Blüte ist irisiert, kann sich aber nicht so entfalten, ist nicht so überzeugend, sie ist champagnerfarben. Ich bleibe an den Dornen hängen.«

T: »Wie sehen sie aus?«

Larissa: »Am Stiel sehr dick und nach oben hin gebogen.«

T: »Und die Blüte, können Sie sich die Blüte noch einmal genau anschauen?«

Larissa: »Sie ist noch halb geschlossen und flimmert.«

T: »Was löst das in Ihnen aus?«

Larissa: »Ich kann es nicht definieren, denke mehr an die Dornen, an denen hängen bleiben, dass es wie ein Busch ist, ganz viele, und die Blüte, da könnte man sagen, die will und kann nicht.«

T: »Können Sie ihren Duft riechen?«

Larissa: »Nein.«

T: »Wo steht die Rose? Können Sie sich das vorstellen?«

Larissa: »Nein. Die ist eher abgeschnitten im luftleeren Raum. Die ist immer hart an der Grenze, zum Stacheldrahtzaun zu werden oder so was in der Art.«

T: »Was können Sie sonst noch wahrnehmen, vielleicht wie das Wetter ist?«

Larissa: »Da ist kein Wetter. Es ist aber wie ein in sich abgeschlossener Raum, grau und düster.«

T: »Versuchen Sie vielleicht jetzt, wenn sie möchten, für eine Weile in Ihrer Vorstellung das zu tun, was Sie gerne tun möchten.«

Larissa: »Ich habe irgendwie den Zugang verloren, die Blume ist weg und der Raum ist noch da und ziemlich eng und ich versuchte gerade verbissen, den Ausgang zu suchen, und stellte fest, dass das alles so nicht geht, und dann habe ich versucht zu entspannen.«

Nach dem Tagtraum meint Larissa: »Ich habe fast gespürt, wie das ist, in einem Dornenbusch hängen zu bleiben. Als ich mich in dem engen Raum befand, überlegte ich

zwischendurch, ob ich die Tür überhaupt will. Doch, es war ein Loch in der Mauer und ein Baum und eine Quelle, aber all das war so weit weg. Der Baum war überhaupt eher da als die Blume, ich habe mich ablenken lassen.«
T: »Und dachten, Sie müssen brav das machen, was von mir vorgegeben wird.«

Tiefenpsychologische Interpretation
Ausgehend von der Hypothese, dass die Rose das Selbst der Patientin symbolisiert, macht Larissa als Erstes eine Aussage über die Schwierigkeiten mit sich selbst und durch massive Aggressionen bedingt. Sie drücken sich aus in den *»überdimensionierten Dornen«, »sehr dick und nach oben hin gebogen«* sowie in der Tendenz, ihre Aggressionskonflikte gegen die eigene Person zu wenden *»... an den Dornen hängen bleiben«*. Thematisch verdichtet ist darin gleichzeitig auch der Aspekt erfahrener Verwundung durch andere, symbolisiert im anwachsenden *»Dornenbusch«* und der Angst, sich immer wieder neu zu verwunden und zu leiden: *»Ich kann es nicht definieren, denke mehr an die Dornen, an denen hängen bleiben, dass es wie ein Busch ist, ganz viele, und die Blüte, da könnte man sagen, die will und kann nicht.«* Ihr Wunsch, die narzisstischen Verletzungen zu kompensieren und etwas Besonderes zu sein, ausgedrückt in *»... irisierte und champagnerfarbene Blüte«*, die sich entfalten möchte, *»... noch halb geschlossen«*. Dazu fühlt sie sich aber nicht in der Lage: *»nicht so überzeugend«, »... die will und kann nicht«*. Den differenzierten Zugang zu ihrer Emotionalität und Sinnlichkeit scheint sie verloren zu haben, unterstrichen durch die Verneinung der Frage nach dem Duft der Rose. Angriffe auf ihr Selbst verdichten sich in der Vorstellung von der *»eher abgeschnittenen, im luftleeren Raum«* schwebenden Rose. In diesem dissoziierten Zustand der Selbsterschütterung gibt es keinen Halt und es bleibt von der Rose wenig übrig, da sie sich der permanenten Gefahr der Verdinglichung ausgesetzt erlebt, *»... zum Stacheldrahtzaun«* werden, was mit tiefer Schamwut einhergehen muss. Diese Verdinglichung und die damit einhergehende Wut bedingen ihre Isolation und daraus folgend ihre Depression, was sie mit dem *»abgeschlossenen grauen und düsteren Raum«* zum Ausdruck bringt. Im narzisstischen Rückzug wird ihr der Stacheldrahtzaun dann zu dem, was sie leidvoll von der Welt isoliert und die Anderen von ihr abhält. In der Depression hat ihre Person aufgegeben, noch einen Ausweg aus dieser Situation zu suchen, und sie verliert schließlich den Zugang zu sich selbst: *»Ich habe irgendwie den Zugang verloren, die Blume ist weg.«* So bleibt sie Gefangene ihres Klaustrums: *»der Raum ist noch da und ziemlich eng«*. In den zu engen Raum, auch Hinweis auf ihre Zwangsstruktur, musste sich ihr Selbst zwängen, ohne dass es die Chance gehabt hätte, sich selbst zu finden. Schließlich zeigt die Patientin, dass sie merkt, dass ihr Verbissenheit keine Lösung bringen wird, sie stattdessen spürt, dass Entspannung, mit der die Imagination eingeleitet wurde, eine Alternative sein könnte: *»Ich versuchte gerade verbissen, den Ausgang zu suchen, und stellte fest, dass das alles so nicht geht, und dann habe ich versucht zu entspannen.«* Nach Beendigung des Tagtraums teilt mir die Patientin quasi wie zusammenfassend ihren durch erlittene Verwundungen bedingten narzisstischen depressiven Rückzug mit, der auch ihre Ambivalenz befeuert: *»Ich habe*

fast gespürt, wie das ist, in einem Dornenbusch hängen zu bleiben. Als ich mich in dem engen Raum befand, überlegte ich zwischendurch, ob ich die Tür überhaupt will.« Mit der Aussage: *»Doch, es war ein Loch in der Mauer und ein Baum und eine Quelle, aber all das war so weit weg«*, macht sie außerdem ihre Wünsche und Hoffnungen, die sie an die Psychotherapie knüpft, deutlich, auch wenn Freiheit, Baum und Quelle ihr noch weit entfernt erscheinen. Wie sehr sie sich in Gefahr erlebt, Eigenes aufzugeben und sich damit selbst zu verraten, steckt in ihrer Äußerung, dass sie sich von ihrem *»Baum«* habe *»ablenken lassen«*. Darin kommt auch ihre Übertragungsneigung zum Vorschein als Angst vor einer Einengung durch die Psychotherapeutin und vor Unterwerfung, erneut erleben zu müssen, sie werde weggeführt vom eigenen Wünschen und Wollen, der eigenen Lebensquelle. Tatsächlich lautet die Instruktion: *»Stellen Sie sich eine Blume vor oder was Ihnen sonst auch immer in den Sinn kommen mag.«* In dem Nicht-gestalten-Können ihrer Wahlfreiheit, im Wiederholungszwang, reinszeniert sich hochverdichtet in der Imagination die Tragik ihres unterworfenen Selbst.

Motiv des Baumes Dieses Baummotiv, von Leuner und seiner Arbeitsgruppe (1985, S. 374f.) in die KIP eingeführt, kann anstelle des Blumenmotivs verwendet und später auch als *»Baum, der alles hat, was er zum guten Gedeihen braucht«* modifiziert werden.

Instruktion »Blume, die alles hat, was sie zum guten Gedeihen braucht« Wenn sich während des Erstgesprächs oder im Verlauf der probatorischen Sitzungen bereits eindeutig herauskristallisiert hat, dass wir es mit einer traumatisierten Patientin zu tun haben, verzichten wir auf die Vorgabe des gerade beschriebenen Blumenmotivs, da es eine zu große psychische Belastung für die Patientin darstellen würde. Bei traumatisierten Patientinnen geben wir i. d. R. das Motiv »Blume, die alles hat, was sie zum guten Gedeihen braucht« vor. Auch hier beginnen wir mit einer Initialinstruktion, um die Patientin mit der Methode der Imagination vertraut zu machen: *»Wir haben gute Erfahrungen mit Imaginationen in der Traumaarbeit gemacht. Ihre hohe Wirksamkeit hat sich in vielen Therapien bewährt. Sie dienen zunächst dazu, Sie zu beruhigen, Ihr Ich zu stabilisieren und Ihnen darüber einen weniger ängstigenden Zugang zu sich und Ihrer Umwelt zu ermöglichen. Das wird Ihnen helfen, dass wir uns mit dem beschäftigen können, was Ihnen widerfahren ist. Gerne würde ich Sie zunächst mit einer Blume, die alles, was sie zum guten Gedeihen braucht, vertraut machen. Möchten Sie sich einmal auf eine solche Vorstellung einlassen?«* Stimmt die Patientin der Vorgabe dieses Motivs zu, folgt die entsprechende Instruktion, wie nachfolgend angeführt. Auch bei Patientinnen, die sich einfach nur eine Blume vorgestellt haben und für die die Imagination eine passagere Destabilisierung ihres Ich bedeutet hat, sind wir mittlerweile dazu übergegangen, noch in der gleichen Sitzung dieses Motiv anzubieten. Dabei sollte die Psychotherapeutin die zu Verfügung stehende Zeit gut im Auge behalten und einschließlich der Zeit für eine Entspannung i. d. R. mindestens 15–20 Minuten einplanen. Mit der zusätzlichen Motivvorgabe intendieren wir, der Patientin noch in der gleichen Sitzung eine Möglichkeit zur Stabilisierung und damit zur narzisstischen Restitution zu eröffnen.

Auf diese Weise erfährt sie, wie sie sich durch das Generieren entsprechender Vorstellungen selbst stabilisieren und ihren traumabedingten Ängsten und ihrer Tendenz zur Destabilisierung etwas entgegensetzen kann.

»Stellen Sie sich bitte eine Landschaft vor, die Ihnen gefällt, und darin einen Platz, an dem eine Blume wachsen kann, die all das hat, was sie zum guten Gedeihen braucht. Lassen Sie die Vorstellung deutlicher und immer deutlicher werden und teilen Sie mir dann mit, was Sie sich vorstellen, damit ich Sie weiter begleiten kann.« Sollte die Patientin Schwierigkeiten haben, sich diese Blume vorzustellen, wechseln wir in unserer Instruktion ganz in den Konjunktiv und sagen: *»Wenn Sie eine solche Blume hätten, die alles zum guten Gedeihen hätte, wie würde sie aussehen?«* Mit einer Konjunktivinstruktion gelingt diese Imagination erfahrungsgemäß ohne Probleme. Hat die Patientin zu sprechen begonnen, bitten wir sie, genauso wie beim klassischen Motiv der Blume, diese genauer zu beschreiben, u.a. auch ihre Farbe, und die Blume auf sich wirken zu lassen. Wir leiten sie weiter an, sich vorzustellen, wie die Blume gut im Boden verankert ist, das zu spüren, sich auch vorzustellen, wie die Wurzeln ins Erdreich wachsen und die Blume über die feinen Wurzeln all das aus dem Erdreich aufnimmt, was sie zum guten Gedeihen braucht. Wir fordern die Patientin auf, sich vorzustellen, wie diese Nährstoffe durch die feinen Kapillaren der Blume zu jeder Zelle der Blume aufsteigen und sie versorgen. Dann konzentrieren wir uns noch einmal auf das Außen und leiten die Patientin an, sich vorzustellen, wie angenehme Sonnenstrahlen auf die Blume fallen und sie ausreichend mit Wasser versorgt wird, um auch auf diese Weise ihr gutes Gedeihen zu fördern, und sagen: *»... und spüren Sie es.«* Insgesamt unterstützen wir die Mitteilungen der Patientin mit Interventionen, z.B. *»Ja, nehmen Sie diese Blume ... die Farbe ... dieses angenehme Gefühl intensiv wahr«* oder *»Lassen Sie diese Blume ... die Farbe ... das angenehme Gefühl ganz auf sich wirken«*.

Nach etwa 15–20 Minuten fordert die Psychotherapeutin dazu auf, die Imagination zu beenden und die Vorstellungen langsam in den Hintergrund treten zu lassen. *»Versuchen Sie jetzt bitte, in Ihrer Vorstellung langsam einen Abschluss zu finden, damit Sie mit Ihrer Aufmerksamkeit allmählich wieder ganz in diesen Raum zurückkehren können, aber wissend, dass Sie, wenn Sie das möchten, in Ihrer Vorstellung jederzeit wieder dorthin zurückkehren und all das wahrnehmen und spüren können, was an Angenehmem damit verbunden ist.«* Auch hier wird die Patientin immer am Ende einer Imagination gebeten, tief durchzuatmen und sich zu recken und zu strecken. Wichtig ist, ihr Zeit zum Ankommen im Hier und Jetzt der Psychotherapiesituation zu lassen. Dann warten wir ab, was die Patientin spontan mitteilt. Eventuell fragen wir, so wie nach Beenden der Imagination des klassischen Blumenmotivs, nach ihrer Befindlichkeit, wie es ihr ergangen ist, was bedeutsam und unterstützend war, ob etwas gestört hat.

Während der Imagination »Blume, die alles hat, was sie zum Gedeihen braucht« verstärken wir, wie in jeder anderen Imagination, alle positiven Wahrnehmungsqualitäten: *»und spüren Sie es intensiv«*, *»nehmen Sie es deutlich wahr«*, *»geben Sie dem angenehmen Gefühl viel Raum«*. Dieses Ressourcenmotiv kann im weiteren Verlauf zur Stabilisierung immer wieder vorgegeben und zu einem späteren Zeitpunkt imaginativ mit am sicheren, geschützten Ort situiert werden. Selbstverständlich ist auch in dieser

Blumenimagination das Selbst der Patientin symbolisch repräsentiert und es finden sich darin mehr oder weniger dezente Hinweise auf seelische und körperliche Verletzungen. Denn wir müssen davon ausgehen, die Patientin imaginiert hier und heute etwas, das immer ihre Verletzungen in irgendeiner Form beinhaltet, bei aller Stabilisierung. Auch im weiteren Therapieprozess, in allen stabilisierenden Imaginationen, kommt stets etwas von dem Traumatischen verdichtet zum Vorschein. Wichtig ist nur, dass die Psychotherapeutin davon weiß und sich nicht erschrecken lässt, sondern sich bewusst macht, dass schon viel geholfen ist, wenn überhaupt eine partielle Stabilisierung gelingt.

Insgesamt verweisen die Reaktionen der Patientinnen auf die Imagination auf die wachstumsfördernde Qualität dieses Motivs und seine Ich-stabilisierende Wirkung. Mit der angebotenen Motivinstruktion, die wir durchaus im Konjunktiv nutzen können: *»Wenn Sie eine Blume hätten, die all das hat, was sie zum guten Gedeihen braucht, wie sähe sie in Ihrer Vorstellung aus?«*, regen wir die Patientin an, auf unser positives Wachstumsangebot zu reagieren, das ihr vermittelt, potenziell in der Lage zu sein, sich zu entwickeln.

In der Praxis ist es immer wieder anrührend, mitzuerleben, mit welchem Ernst und welch großer Rührung Patientinnen eine solche Blume imaginieren. Sie spüren intuitiv, dass sie dabei sind, eine sie befriedigende Vorstellung ihres Selbst zu generieren, ein Wunschbild, für das es sich lohnen könnte, die Belastungen einer Psychotherapie auf sich zu nehmen. Außerdem spürt und erfährt die Patientin ebenfalls intuitiv etwas von der »regulatorischen Kraft der Phantasie« (Dornes 2004a, S. 187), mit der sie auf diese spielerische Weise vorsichtig in Kontakt kommt. Unser Anregungsmotiv mit dem in ihm enthaltenen metaphorischen Entwicklungsangebot vermittelt der Patientin zusätzlich, wohin sich der psychotherapeutische Prozess in Zukunft entfalten kann, verbunden mit unserem psychotherapeutischen Beziehungsangebot, die Patientin auf diesem Weg zu begleiten und zu unterstützen. Letztlich beinhaltet die Arbeit mit dem alternativen Blumenmotiv, ihr einen Möglichkeitsraum für potenzielle Selbstentfaltung und -entwicklung zu eröffnen und diese fortlaufend zu fördern. So wie es Winnicott einmal in einem Brief an Melanie Klein 1952 ausdrückte, als er Psychotherapeutinnen/Psychoanalytikerinnen metaphorisch mit einer Gärtnerin verglich, die eine Narzisse wachsen lassen und durch hinreichend gute Pflege der Zwiebel die Möglichkeit verschaffen, sich zu einer Narzisse zu entfalten (Winnicott 1987, S. 14, 70).

Motiv des Baumes Selbstverständlich können wir anstelle des Blumenmotivs auch mit dem Motiv des Baumes arbeiten und es entsprechend modifizieren.

3.5.3 Das gestufte Basismotiv

In der KIPT haben wir ein spezifisches Vorgehen entwickelt, das der Patientin dazu verhelfen kann, Angst und Erregung fortlaufend zu regulieren und sich immer wieder narzisstisch zu restituieren, sodass sie sich schließlich ohne allzu große Angst vor Retraumatisierung auf den Prozess der Traumabearbeitung einlassen kann. Denn wir gehen im späteren therapeutischen Prozess, wenn es um die imaginative Traumabearbeitung geht, stets von dem zuvor in der Stabilisierungsphase in drei Stufen erarbeiteten Basismotiv aus, begleitet von spezifischen supportiven und aktivierenden Interventionen. In der KIPT ist dieses gestufte Basismotiv, das betone ich hier noch einmal, Ausgangsbasis für die gesamte weitere imaginative Tagtraumarbeit und wird die Patientin ständig begleiten. Durch seine Internalisierung wird es intrapsychisch dauerhaft repräsentiert und kann seine stabilisierende Wirkung nachhaltig entfalten. An den entwickelten Basisort kehrt die Patientin am Ende jeder Imagination wieder zurück.

Bedeutsam ist in diesem Zusammenhang, der Patientin vor der Vorgabe dieses basalen Anregungsmotivs kognitiv zu vermitteln, was wir mit dieser Imagination beabsichtigen: Es geht darum, weitere Sicherheit und Halt vermittelnde Gegenvorstellungen gegen traumatische Erinnerungen zu entwickeln, die dabei helfen, eigene Affekte besser für sich regulieren zu können, wobei sich mit der Zeit damit verbundene neue neuronale Netzwerke gegen eingespurte etablieren und sich Kreativität gegen innere Fixierung freisetzen kann. Immer ist es uns wichtig, dass die Patientin versteht, worum es geht, und entscheiden kann, ob sie sich auf unsere Vorschläge einlassen möchte. Damit verstärken wir weiter das Erleben von Gleichmächtigkeit bzw. diese überhaupt erst einmal zu spüren und zu erfahren. Sie hat die Kontrolle über das, was in der psychotherapeutischen Begegnung geschieht – etwas, das ihr in traumatischen Situationen gänzlich verloren gegangen ist.

Erste Stufe des Basismotivs

Zur ersten Stufe des Basismotivs gehört die *imaginative Generierung eines sicheren, geschützten Ortes* in einer Landschaft, die gefällt, an dem die erwachsene Person von heute stets gegenwärtig ist. Auf diese Weise ermöglichen wir die so bedeutsame therapeutische Ich-Spaltung (Sterba 1934), in der die Erwachsene von heute in der Imagination als erlebender und die Patientin gleichzeitig als beobachtender Teil auf der Ebene der Arbeitsbeziehung präsent sind. Die Patientin ist in der Lage, mit der Psychotherapeutin die therapeutische Allianz aufrechtzuerhalten und als Erwachsene von heute in der Imagination zu starke Regression zu verhindern. Denn der regredierende Ich-Anteil ist der des inneren Kindes, dem die Erwachsene von heute sich langsam und empathisch annähert, ohne in einen Strudel der Affektregression und damit der Retraumatisierung zu geraten. Dass unsere Instruktion damit beginnt, sich zunächst eine Landschaft vorzustellen, beabsichtigt eine Erdung der Patientin, über die sie festen Halt gewinnen und in der Landschaft, quasi wie in einem sicheren Hafen, ankommen kann.

Das Motiv des *sicheren Ortes*, heute Standard in vielen Traumatherapien und von Reddemann & Sachsse (1997) in diesem Kontext bekannt gemacht, wurde erstmals von den KIP-Kollegen Jollet et al. (1997) im Zusammenhang mit der Behandlung von Borderline-Patientinnen beschrieben.

Instruktion zur ersten Stufe des Basismotivs: »Der sichere, geschützte Ort in einer Landschaft, die gefällt« Nach der Entspannungsinstruktion lautet die Instruktion: *»Stellen Sie sich nun eine Landschaft vor, die Ihnen gefällt, und in dieser Landschaft Ihren sicheren und geschützten Ort, an dem Sie als Erwachsene von heute gegenwärtig sind, wo Sie sich ganz wohl und ganz geborgen, ganz sicher und geschützt erleben und spüren Sie es. Sie sind völlig frei, alles so zu gestalten, wie Sie das möchten, wichtig ist dabei nur, dass Sie sich sicher und geschützt und wohl und geborgen erleben. – Wenn die Vorstellungen langsam deutlicher geworden sind und Sie möchten, dann teilen Sie mir doch bitte mit, was Sie sich vorstellen, damit ich Sie begleiten kann.«* Merken wir, dass die Patientin Schwierigkeiten hat, diesen Ort zu imaginieren, nutzen wir wieder eine Konjunktivintervention und sagen: *»Wie wäre dieser Ort, wenn Sie sich einen solchen vorstellen könnten? Wie würde er aussehen, wenn Sie sich diese Vorstellung erlauben dürften? Sie sind völlig frei, ihn ganz so zu gestalten, wie Sie das möchten, lassen Sie sich Zeit.«* Wenn die therapeutische Beziehung nicht von maligner Objektkonfusion getragen ist und wir deshalb nicht als Täterin assoziiert erlebt werden, gelingt die Imagination i. d. R. nach all unseren klinischen Erfahrungen mittels Konjunktivinterventionen problemlos. Jedoch unter der Voraussetzung, dass die Psychotherapeutin überzeugt ist von dem, was sie der Patientin anbietet, sonst überträgt sich die eigene Unsicherheit und die Imagination kann dann nicht tragend wirken. Kann sich die Patientin auf das Imaginieren einlassen, begleiten wir ihre Imagination fördernd und wohlwollend und verstärken mit entsprechenden Interventionen alles Positive. Wir reichern den Empfindungsraum der Patientin durch unsere begleitenden Interventionen an, wie z. B. durch einfaches Resonanzgeben (»Ja«, »Hm«). Auch regen wir an, positive Körper,- Selbst- und Außenwahrnehmungen zu vertiefen, indem wir beispielsweise sagen: *»Ja, spüren Sie dieses angenehme Gefühl, diese Ruhe, diese Rührung intensiv, nehmen Sie es/sie deutlich wahr. – Spüren Sie, wie Sie ganz sicher und geschützt sind.«*

Haben wir den Eindruck, die Patientin hat sich in ihrer Imagination ausreichend stabilisieren können, beenden wir die Imagination mit der Ausleitungsinstruktion: *»Versuchen Sie jetzt bitte in Ihrer Vorstellung langsam einen Abschluss zu finden, damit Sie mit Ihrer Aufmerksamkeit allmählich wieder ganz hierher zurückkehren können in diesen Raum, wissend aber, wenn Sie das möchten, dass Sie jederzeit wieder dorthin zurückkehren und all das wahrnehmen können, was an Angenehmem mit diesem Ort und allem, was dazugehört, verbunden ist.«*

In der Imagination geht es darum, dass die Patientin ihren Ort findet. Er muss nicht gefällig, schön und sicher im Sinn der Psychotherapeutin sein. Es geht darum, erst einmal die Freiheit zu spüren, sich einen solchen Ort kreieren zu können, so wie er an diesem Tag und in dieser Situation möglich ist, und als Psychotherapeutin diesen Prozess nicht unnötig zu stören mit verunsichernden Fragen wie: *»Ist der Ort auch wirklich sicher?«* Denn er ist so sicher, wie er es gerade sein kann. Nur wenn die Patientin äußert, er sei nicht sicher genug, dann intervenieren wir und sagen: *»Wie müsste dieser Ort sein, damit Sie, die erwachsene Person von heute, sich dort ganz sicher und geschützt und wohl und geborgen erleben können? Gestalten Sie ihn so, wie Sie ihn jetzt brauchen!«*

Nach der Imagination, wenn wir der Patientin ausreichend Zeit gelassen haben, wieder im Therapieraum anzukommen, fragen wir sie, wie es ihr jetzt geht. In der Regel fühlen sich die Patientinnen erleichtert und wesentlich besser als vorher und haben das Gefühl der Bereicherung, so einen Ort gefunden zu haben. Oft sind sie auch gerührt und haben schon während der Imagination geweint. Dieses Phänomen können wir so verstehen, dass das Auffinden eines solchen positiven Ortes, der zutiefst anrührt und oft auch beglückend erlebt wird, gleichzeitig die Trauer darüber enthält, so einen Ort der Sicherheit und Geborgenheit bisher nicht gehabt zu haben.

MERKE

Trauern über das, was die Patientin erdulden, worauf sie verzichten und was ihr an Leid und Schmerz zugefügt wurde, beginnt nicht erst in der letzten Phase der Psychotherapie, sondern die Trauerarbeit begleitet den gesamten therapeutischen Prozess.

So begegnen wir dem Phänomen der Rührung, gemischt mit Trauer, immer wieder. Psychotherapeutinnen sollten sich davon nicht erschrecken lassen, sondern diesen Gefühlsausdruck wohlwollend und verstehend begleiten. Über den gesamten therapeutischen Prozess legen wir der Patientin explizit nahe, immer da, wo sie das Bedürfnis hat, sich die stabilisierende Imagination vorzustellen und sich ihrer zu vergegenwärtigen. Denn auf diese Weise, auch das kommunizieren wir, verfestigen sich im Inneren die angenehmen und stärkenden Vorstellungen, vergleichbar dem Erlernen eines Instruments oder einer neuen Sprache. So kann sich durch Wiederholen positiv Erlebtes in der eigenen Seelenlandschaft verankern. Zusätzlich können wir der Patientin die Notwendigkeit zur Wiederholung mittels einer Straßenmetapher verdeutlichen: dass angenehme Vorstellungen sozusagen nach und nach in unserem Gehirn eine neue, besser begeh- oder befahrbare Straße bahnen, sodass die ausgefahrenen, beschädigten Straßen jetzt immer weniger befahren werden müssen.

Malen: Darüber hinaus machen wir die Patientin darauf aufmerksam, welche Vorteile mit dem Malen, Collagieren oder einer anderen Form des kreativen Ausdrucks ihrer Imagination verbunden sind, nämlich ebenfalls eine Verstärkung des Angenehmen unter Zuhilfenahme eines zusätzlichen Ausdruckmediums. Wir bitten darum, die Produkte dann mit in die Therapiesitzung zu bringen, um in unserer weiteren Arbeit auch daran anzuknüpfen. Wir machen jedoch deutlich, dass auch dies kein Muss ist, aber den eigenen therapeutischen Prozess fördern kann, dass nicht gegenständlich gemalt oder gezeichnet werden muss, sondern man einfach mit Farben und Bewegung Inneres ausdrücken kann.

Therapiebuch: Hilfreich kann auch die Anregung sein, sich ein Therapiebuch anzulegen, in dem die Imaginationen aufgeschrieben werden können, ergänzt durch Gezeichnetes, Gemaltes oder andere Ausdrucksmittel. Dies dient ebenfalls der Stabilisierung und damit der Unterstützung der Selbstwerdung in einem Prozess, der die neue entstehende Seelenlandschaft zusätzlich fassbar macht und Selbstreflexion fördert.

FALLBEISPIEL Lena

Lena: »Ich befinde mich in einer Burg, ziemlich weit oben in einem Turmzimmer, und habe einen großen Überblick über das Grün, die Berge, das Blau des Himmels.«

T: »Lassen Sie diesen weiten Überblick ganz auf sich wirken.«

Lena: »Wenn ich nach unten schaue, sehe ich schöne Blumen und Rosenbeete und es sind Hunde da, die aufpassen, dass niemand über den Burggraben kommt.«

T: »Nehmen Sie die Sicherheit, die damit verbunden ist, deutlich wahr und die Hunde an Ihrer Seite.«

Lena: »Ich bin ganz entspannt.«

T: »Ja. Lassen Sie die Entspannung ganz auf sich wirken und nehmen Sie sie intensiv wahr.« Lena schweigt länger und ich sage: »Mögen Sie mir sagen, was Sie sich gerade vorstellen?«

Lena: »Ich habe es geschafft, die Bilder wegzukriegen. Auf einmal war mir so, als schaue er [sie meint den Stiefvater] durch das Turmzimmer. Dann stellte ich mir vor, die Fenster sind nur von meiner Seite aus durchsichtig.«

T: »Sehr gut!«

Lena: »Doch dann kam er mit einem Mal wieder und dann wurde mein Drache ganz aktiv.«

T: »Ah, es ist Ihnen gelungen, ihn mithilfe des Drachens auf Ihre Weise wegzukriegen?«

Lena: »Ja.«

T: »Dann genießen Sie noch einen Moment Ihre effektive Lösung und kommen dann langsam und allmählich mit Ihrer Aufmerksamkeit wieder ganz hierher zurück in diesen Raum, wissend aber, dass Sie jederzeit, wenn Sie das möchten, wieder an Ihren sicheren, geschützten Ort zurückkehren können.«

Kommentar: Lena gelingt es eigenständig, mit Unterstützung eines spontan erschienenen Drachens, intrusive Bilder, die mit dem stiefväterlichen Missbraucher verbunden sind, abzuwehren, eine konstruktive Leistung mit Ich-stärkender Funktion. In Lenas Imagination begegnen wir erneut einem Phänomen, wie es bei schwer traumatisierten Patientinnen sehr häufig vorkommt, dass nämlich traumatisches Material in die Imagination eindringt. Psychotherapeutisch geht es dann vordringlich darum, Wege zu finden, das Eindringende handhabbar zu machen, damit die Patientin zunehmend realisiert, sie hat die Kontrolle über das, was in der Imagination geschieht, sie ist die Urheberin ihrer Imaginationen. Gleichzeitig kann sie erfahren, sie wird im Umgang damit von der Psychotherapeutin und ihren hilfreichen Gefährten unterstützt.

Zweite Stufe des Basismotivs

Hat die Patientin ihre Basislandschaft imaginativ generiert, regen wir sie an, falls nicht schon spontan geschehen, sich darin *hilfreiche Begleiter* vorzustellen, welche die Erwachsene von heute so begleiten, wie sie das jetzt braucht. Sie würden ihr all ihre Möglichkeiten und Fähigkeiten zur Verfügung stellen, sich feinfühlig auf sie einstellen und wahrnehmen, was sie brauche und ihr guttue. Die Imaginationsanregung, sich hilfreiche Begleiter/Gefährten vorzustellen, greift die Gedanken Leuners auf, wie vertrauenerweckende, hilfreiche Symbolgestalten im psychotherapeutischen Prozess gezielt eingesetzt werden sollten. Und zwar immer dort, »wo aus vitaler Bedrängnis schnell und besonders intensiv wirkende zielorientierte therapeutische Interventionen erforderlich sind« (Leuner 1985, S. 204; → auch Seithe 1989). Das Generieren hilfreicher Gestalten/Begleiter in der Basislandschaft ist ein wichtiger Bestandteil im Rahmen unseres imaginativen Stabilisierungsvorgehens. Darüber hinaus kommt ihnen eine besondere Funktion bei der späteren Phase der Traumabearbeitung und des Durcharbeitens zu. Die hilfreichen Begleiter werden in der Imagination als Wunschgestalten mit unterschiedlichen Qualitäten (z. B. Kraft, Wehrhaftigkeit, Übersicht, Güte, Weisheit und Heilkraft) imaginativ ausgestattet und ihre Resonanz- und Spiegelfunktion in Bezug auf die Erwachsene von heute betont. Die Imaginationen begleiten wir gezielt so, dass die hilfreichen Begleiter die Patientin je nach ihrer Bedürfnislage empathisch stützen und ihr all das bereitstellen, was sie aktuell an wie auch immer gearteter Hilfe und Unterstützung benötigt. In ihrer spiegelnden Resonanz ermöglichen sie der Patientin außerdem, zu spüren, was sie brauchen könnte, wohin ihre Wünsche sich entwickeln möchten. Neben der momentanen Wunscherfüllung vermitteln sie ihr eine Ahnung davon, wie sich ihr Leben in Richtung eines gelingenderen Lebens bewegen könnte. Je besser solche Imaginationen gedeihen *(»... wenn Sie hilfreiche Begleiter hätten, was würden Sie ihnen zur Verfügung stellen?«)*, desto regulierender wirken sie auf die Affekte und mindern Angst sowie Stress. Da diese evozierten Gefährten kontinuierlich in den psychotherapeutischen Prozess eingebunden werden, sind sie via Internalisierung langfristig intrapsychische Begleiter.

Theoretische Fundierung Ebenso wie der Einsatz des ersten Motivs der Basislandschaft zielt die Anregung, sich hilfreiche Begleiter vorzustellen, auf deren Ich-stärkende Wirkung. Sie fungieren als ein wirksames Gegengewicht zu den häufig flashbackartig auftretenden traumatischen Szenen mit Erinnerungen an schädigende Beziehungspersonen. Denn ihr wiederholtes Imaginieren lässt in der Patientin ein neues Reservoir an hilfreichen und unterstützenden Interaktionserfahrungen entstehen. Damit verhelfen sie, zusammen mit der korrigierenden Beziehungserfahrung in der Begegnung mit der Psychotherapeutin, dazu, den unsicheren, desorganisierten Bindungsmodus der beziehungstraumatisierten Patientin in einen sichereren Bindungsmodus zu verwandeln. Indem gemeinsam geschaffene Erfahrungen entstehen, in denen Gefühle der Bindung, der körperlichen Nähe, Geborgenheit und Sicherheit erlebt werden sowie eine sich fortsetzende Regulierung von Erregung und Affekten, kommt es zu einem ausgeglicheneren Selbstempfinden der Patientin. Die in der Imagination und mit der Psychotherapeutin gelebten Episoden, die Stern (1992) »Selbst in Gemeinschaft mit dem Anderen« nennt, werden unverzüglich im Gedächtnis gespeichert und durch Wiederholung zu generalisierten Episoden interaktiver Erfahrung, den sog. Repräsentationen generalisierter Interaktionen (RIGs). Genauso wie im Arbeitsmodell der RIGs betrachten wir die hilfreichen Begleiter als Bestandteil des Konstrukts des evozierten Gefährten, *gegenwärtig* als die aktive Erinnerung an einen das Selbst regulierenden Anderen. Diese Erinnerungen begleiten und unterstützen die Patientin innerlich in weiteren Begegnungen auch außerhalb der Psychotherapie und dienen ihr als neue Orientierung in der Gegenwart. Gelingt dies, eignet sich die Patientin ein Archiv wachsender positiver Erfahrungen an, die dann weiter zur Evaluierung positiver Erwartung beitragen und ihre negativen Interaktionserwartungen minimieren helfen. Über den gesamten weiteren Therapieprozess festigen die hilfreichen Begleiter ihre stabilisierende und regulierende Funktion für das Selbsterleben der Patientin. Durch die Erfahrung, die hilfreichen Begleiter in ihrer Ich-stärkenden Wirkung für sich zu nutzen, wirken sie auch als ideale Selbstobjekte und können sogar mit positiven Selbstobjekt-Anteilen aus der Kindheit amalgamiert werden. Damit stehen sie in spiegelnder, hilfreicher, unterstützender Bezogenheit zu ihrem Selbst und erfüllen dann genau das, was Kohut als bedeutsam für die narzisstische Restitution eines Menschen über das ganze Leben hinweg ansah: nämlich immer wieder die *Spiegelung seines Selbst durch die verinnerlichten Selbstobjekt-Aspekte seiner Liebesobjekte* (Kohut 1977 [1981], S. 163) zu erfahren. Darüber hinaus fungieren die hilfreichen Begleiter als evozierte Wunschvorstellung imaginierter idealer Liebesobjekte von in der Kindheit ambivalent erlebter Eltern-, Geschwister- oder Pflegeperson (Wurmser 1987, S. 292). Indem sie als ideale Liebesobjekte imaginiert werden, vergrößert sich intrapsychisch ihr positiver Einfluss, da sie als Schutzsystem wirken. Innerpsychisch zunehmend als solches repräsentiert, bilden sie wiederum ein wirksames Gegengewicht zu traumatogenen Repräsentanzen und Introjekten. Dadurch gelingt es, das traumatisch bedingte Angstsystem zunehmend in den Hintergrund zu drängen und ihm seinen Einfluss mehr und mehr zu entziehen.

Angemessenere Konfliktbalance Durch die korrigierenden, regulierenden, spiegelnden und Resonanz gebenden psychotherapeutischen sowie imaginativen Interaktionserfahrungen wächst langfristig bei der Patientin, so lässt sich klinisch beobachten, mehr Vertrauen anstelle von Misstrauen. Außerdem nehmen Vitalisierung gegen Gefügigkeit und Unterwerfung ebenso wie Wirkmächtigkeit gegen Hilflosigkeit und Ohnmacht zu, es löst sich der Konflikt um Sein versus Nichtsein mit der darin enthaltenen Todesangst zunehmend zugunsten von Leben-Dürfen und Selbstsein-Dürfen. Insgesamt können innere und äußere Konflikte langsam besser ausbalanciert werden, indem die Struktur der stabilisierenden Imaginationen der Patientin immer wieder Selbstwirksamkeit und Wirkmächtigkeit, Selbstkohärenz, -affektivität, ein Empfinden von Kontinuität und Intersubjektivität vermitteln. So bekommen auch auf neuronaler Ebene positives Erleben und Denken mehr Raum, was das Ausbalancieren von Konflikten unterstützt. Wenn alles gut läuft, gelingt es besser, die Angst vor Nähe und ihre Vermeidung Stück für Stück aufzugeben und Nähewünsche besser spüren und mit weniger Angst leben zu können. Die angemessenere Konfliktbalance ist auch daran abzulesen, dass bestehende innere und äußere Konflikte den Charakter des Entweder-oder verlieren. Insgesamt zeigt die klinische Praxis, dass das bessere Ausbalancieren von Konflikten und der an sie gebundenen Affekte der impliziten Konfliktverarbeitung im Kontext von Stabilisierung zu verdanken ist. Dieses Gesamt an neuen Beziehungserfahrungen wird im weiteren Prozess durch Instruktionen, die die spiegelnde, hilfreiche, unterstützende Bezogenheit und Resonanz zwischen den hilfreichen Begleitern und der Erwachsenen von heute betonen, maßgeblich gefördert. Zusätzlich vermitteln wir der Patientin, sich auch vorzustellen, wenn sie das möchte, in Alltagssituationen von ihren hilfreichen Begleitern unterstützenden Beistand zu erfahren. Dies verhilft ihr zu mehr Angstfreiheit und Mut, sich zu behaupten (Steiner 2018, 2019).

Instruktion zur zweiten Stufe des Basismotivs: »Hilfreiche Begleiter« Auch hier wird die Patientin an den einzelnen Therapieschritten beteiligt und erklärt, welches Motiv wir ihr vorgeben und welche Absicht wir damit verfolgen. Wir vermitteln ihr, in der Lage zu sein, in der Vorstellung verlässliche und hilfreiche Begleiter zu kreieren, die alle Voraussetzungen in sich vereinen, Hilfe und Unterstützung zu geben. In unserer Begleitung achten wir dann darauf, dass sich keine bedrohlichen oder indifferenten Gestalten in die Imagination einschleichen. Tun sie es doch, werden wir dies aktiv verhindern. Nach dem Einverständnis der Patientin zur Imagination erfolgt zunächst eine Entspannungsinstruktion. Danach geben wir die Instruktion zur ersten Stufe des Basismotivs vor. Hat die Patientin dazu ihre Vorstellung mitgeteilt, fahren wir fort: *»Und nun stellen Sie sich, wenn Sie das möchten, hilfreiche Begleiter vor, die Sie so unterstützen und begleiten, wie Sie das jetzt brauchen. Wie müssten diese Begleiter sein, welche Fähigkeiten und Möglichkeiten müssten Sie ihnen zur Verfügung stellen, damit Sie sich von ihnen unterstützt und gut begleitet erleben könnten?«* Hat die Patientin berichtet, welche Begleiter sie sich vorstellt, regen wir an, die gute Bezogenheit zu diesen zu spüren, deren Feinfühligkeit für die Erwachsene von heute mit ihren Wünschen und Bedürfnissen. In der Regel ergänzen wir: *»… die liebevoll und unterstützend sind, die wissen, was Sie brauchen, die Ihnen den Rücken stärken, die wissen, wie Sie wieder Hoffnung finden können«* oder *»… die wissen, was jetzt zu tun ist«* oder *»… die wissen, wie Sie dieses Problem lösen können«* oder *»… die wissen, wie Sie Ihren inneren Frieden finden können, und sie werden es Ihnen auf ihre Weise mitteilen.«*

Sollte eine Patientin aggressive Gestalten imaginieren, die sich ihr gegenüber indifferent verhalten, sie gar angreifen wollen, sagen wir ihr, dass es sich nicht um hilfreiche Gestalten handeln kann, sie möge sie entfernen und sich stattdessen hilfreiche Gefährten vorstellen. Dabei wählen wir wieder den Konjunktiv in unserer Intervention: *»Wenn Sie sich hilfreiche Begleiter vorstellen könnten, wie müssten diese sein?«* Sollte dennoch eine gefahrvolle Szene imaginiert werden, brechen wir diese ab und versuchen mit der Patientin zu klären, was hier geschieht und warum es ihr nicht gelingt, sich unterstützende Begleiter vorzustellen. Wichtig während der Imagination ist aber auf jeden Fall, uns nicht in die Inszenierung einer sadomasochistischen Szene involvieren zu lassen. Sonst würden wir in der Übertragung als beobachtender Dritter fungieren, der nicht einschreitet und zuschaut, wie der Imaginierenden Schmerz zugefügt wird oder werden soll. Jedoch versuchen wir anschließend, mit der Patientin diese Inszenierung vor dem Hintergrund ihrer Lebensgeschichte zu verstehen.

- **»Wehrhafte Gestalt/Begleiter«:** Bei der Etablierung der hilfreichen Begleiter lassen wir der Patientin viel Raum, sie spontan zu entwickeln, damit sie die kreieren kann, die momentan für sie wichtig sind. Falls nicht spontan geschehen, regen wir an, sich auch eine wehrhafte Gestalt vorzustellen. Dies deshalb, damit die regelhaft abgewehrte Aggression einen Ausdruck bekommen kann, was gerade im Traumakontext besonders bedeutsam ist. Das Motiv des starken, kräftigen, wehrhaften Tieres/Begleiters wird i.d.R. angstfrei aufgenommen. Eine solche Gestalt hilft, Wünsche, Impulse und Fantasien, sich zu wehren und nicht mehr hilflos zu sein, problemloser umzusetzen. Das Adjektiv *»wehrhaft«* vermittelt den zentralen Aspekt des Sich-wehren-Dürfens, vermindert Schuldgefühle und reduziert den Schuldkonflikt zwischen Sich-wehren-Wollen und dem Verbot, das zu tun. Im Anschluss an die Imagination sagen wir der Patientin auch, dass ein Sich-Wehren als Notwehr gesetzlich verbürgt ist, und zwar immer da, wo man angegriffen und verletzt wird. Eine solche Erklärung mindert zusätzlich Gefühle der Schuld. Die wehrhafte Gestalt wird bei der späteren Traumabearbeitung eine zentrale Funktion übernehmen.
- **»Weise, gütige, milde Gestalt«:** Als weise Gestalt auf einem Berg ursprünglich von Leuner (1985) angesiedelt und von Klaus Krippner (2001, 2002) in die KIP-Traumaarbeit übernommen, haben wir sie vor allem als Repräsentanz eines benignen Über-Ich konzipiert (Steiner & Krippner 2006). Wir fördern in der Imagination eine solche weise Gestalt als ein Gegengewicht zu selbstdestruktiven Tendenzen, die sie binden und ihnen vorbeugen helfen soll. Ihr wird gerade auch in der imaginativen Bearbeitung archaisch-toxischer Über-Ich-Introjekte besondere Bedeutung zukommen.
- **Lebende und verstorbene Bezugspersonen:** Wählt die Patientin als hilfreichen Begleiter neben Tieren, Fabelwesen oder Märchengestalten die Repräsentanz einer ihr bedeutsamen lebenden oder verstorbenen nahen Bezugsperson, lassen wir diese in der Imagination wirksam werden, wenn sie als gutes *inneres Objekt* innerpsychisch fungiert. Sollte es sich allerdings um eine Täter-assoziierte Repräsentanz handeln, würden wir anregen, sie als nicht hilfreich zurückzuweisen. Für uns ergäbe sich gleichzeitig ein weiterer Hinweis auf die Tendenz der Patientin zu sadomasochistischen Beziehungsgestaltungen, die wir für die weitere psychotherapeutische Bearbeitung im Blick behalten müssen.

Die abschließende Ausleitungsinstruktion lautet gleichbleibend: *»Versuchen Sie jetzt bitte, in Ihrer Vorstellung langsam einen Abschluss zu finden, damit Sie mit Ihrer Aufmerksamkeit allmählich wieder ganz hierher zurückkehren können in diesen Raum, wissend aber, wenn Sie das möchten, dass Sie jederzeit wieder an den sicheren, geschützten*

Ort zurückkehren und all das wahrnehmen können, was an Angenehmem damit verbunden ist.«

In der praktischen Arbeit ist es wichtig, sich für das Erarbeiten dieser zweiten Stufe des Basismotivs viel Zeit zu lassen.

FALLBEISPIEL Motiv »Erwachsene am sicheren, geschützten Ort mit hilfreichen Begleitern«

Lena sprach in der Sitzung darüber, wie »total ablehnend« und verurteilend ihre Mutter auf ihre Schwangerschaft reagierte und gesagt habe, sie wolle nichts mehr mit ihr zu tun haben, sie sei ja auch viel zu blöd, ein Kind zu erziehen, und wolle nur, dass sie es dann »an der Backe« habe. Dabei habe sie wieder fürchterlich geschrien.

T: »Das muss bitter gewesen sein.«

Lena: »Sie ist sogar am nächsten Tag zum Notar gegangen, um mich mal wieder zu enterben.« Wieder weint Lena viele mich anrührende Tränen und meint, sie habe das Vertrauen in alles verloren. »Nur von meinem Hund werde ich geliebt, in ihn habe ich Vertrauen. Herzlich ist meine Mutter nie gewesen. Eigentlich bin ich immer ihrer Liebe nachgerannt.«

T: »Ja, einer Mutter, die eigentlich nicht lieben kann.« Lena nickt. Ich frage Lena dann, um Sie in Kontakt mit einer mütterlichen Repräsentanz zu bringen, die sie auch in ihrer Oma seinerzeit gefunden hat: »Wenn Sie eine liebende, mütterliche Gestalt an Ihrer Seite hätten, wie wäre das für Sie?«

Als Antwort beruhigt sich Lena, lächelt und meint: »Sie würde zuhören, sie würde Ratschläge geben und nicht gleich verurteilen. Sie wäre gradlinig und hätte feste Regeln und wäre liebevoll und würde mich auch mal in den Arm nehmen und meine Nähe aushalten. Wenn ich meine Mutter berühre, zuckt sie zusammen oder geht weg.«

Ich frage Lena schließlich, ob sie sich in ihrer Vorstellung jetzt, an ihrem sicheren, geschützten Ort, auch eine liebevolle, mütterliche Gestalt vorstellen wolle? Dem stimmt sie wieder lächelnd zu.

Lena: »Ich sitze in meinem Turmzimmer mit Blick auf die Weinberge. Auf meinem Schoß sitzt mein kleiner Hund und rechts und links neben mir die beiden großen Hunde. Mein Drache sitzt am Fenster und schaut mal nach draußen und mal zu mir. Meine bezaubernde Gini hat sich in ihre Flasche verkrochen und schläft.«

T: »Nehmen Sie wahr, wie es sich anfühlt, solche hilfreichen Begleiter an Ihrer Seite zu haben, und stellen Sie sich jetzt vor, wenn Sie möchten, dass auch noch eine liebevolle mütterliche Gestalt zu Ihnen an den sicheren, geschützten Ort kommt und ganz für Sie da ist.«

Lena: »Sie setzt sich neben mich auf die Bank und nimmt meine Hände und streichelt sie und erzählt mir lustige Geschichten aus meiner Kindheit, was sie Schönes mit mir erlebt hat. Sie macht Vorschläge, was wir zusammen unternehmen wollen, und hört mir zu und geht auf meine Vorschläge ein. Wir lachen viel und schauen uns vertraut in die Augen.«

T: »Spüren Sie diese Vertrautheit deutlich und die Anwesenheit dieser liebevollen mütterlichen Gestalt.« Lena weint. Ich sage: »Die Sie auch tröstet und Ihnen liebevoll zur Seite steht.« Nach einer Weile des Schweigens frage ich: »Wie fühlt es sich an, so jemanden an seiner Seite zu haben?«

Lena: »Ein schönes Gefühl, ein beruhigendes, ein Gefühl, geliebt zu werden.«

T: »Geben Sie diesem Gefühl, geliebt zu werden, breiten Raum, spüren Sie es intensiv.«

Danach folgt allmählich die Ausleitungsinstruktion.

Kommentar: Diese Imagination macht deutlich, wie sehr eine Patientin von der imaginierten Begegnung mit hilfreichen Gefährten profitieren kann und wie sehr eine solche Erfahrung Entspannung und Wohlgefühle auslöst, bis hin zu einem Gefühl, geliebt zu werden. Bei Lena wurden gute Erfahrungen mit der Großmutter aktualisiert und wahrscheinlich auch frühe Erfahrungen mit einem liebenden Vater. Dass sie einen solchen hatte, wurde mir u. a. durch die wenigen zu einer Sitzung mitgebrachten Bilder deutlich, die die Patientin als Säugling und Kleinkind zeigen, und abbilden, wie liebevoll der Vater seinem Töchterchen zugewandt war.

Dritte Stufe des Basismotivs

Haben Patientin und Psychotherapeutin schließlich den Eindruck, dass die Stufen eins und zwei des Basismotivs gut präsent sind, kann zur Arbeit mit dem *inneren unverletzten Kind* übergegangen werden. Diese Motivvorgabe eines »unverletzten Kindes« bzw. eines »Wunschkindes« und damit eines Kindes, wie es die Patientin gerne gewesen wäre, ergänzt die basale Stabilisierungsarbeit (Steiner 2002), weil in der Imagination assoziativ sowohl Wunschvorstellungen eines unverletzten Kindes als auch ersehnte oder erlebte Szenen und Momente des Unverletztseins, der harmonischen Übereinstimmung mit der Beziehungsperson, von Geliebt- und Angenommensein, evoziert werden. Diese Motivvorgabe bietet also einerseits die Möglichkeit, auf eine ideale Selbstrepräsentanz zurückzugreifen, sie zusätzlich mit Wunschvorstellungen anzureichern, oder aber sie im Augenblick ihrer Entstehung imaginativ neu für sich zu generieren. Gelingt die Imagination – und auch hier können wir wieder mit dem Konjunktiv arbeiten (*»Wenn Sie sich ein unverletztes Kind vorstellen würden, wie sähe es aus, über welche Eigenschaften würde es verfügen?«*) –, ist damit i. d. R. ein Selbstempfinden von mehr Vollständigkeit, Ganzheit und Lebendigkeit verbunden, das meist mit großer Freude und Rührung intensiv von der Patientin erlebt wird. Wenn wir in der KIPT mit dem unverletzten inneren Kind bzw. dem Kind, das die Patientin gerne gewesen wäre, arbeiten, schließen wir an ein tatsächliches oder ersehntes Selbsterleben von Selbstbestimmung, Ganzheit und Lebendigkeit sowie einen geglückten Austausch zwischen Kind und Beziehungsperson, aber auch Tieren, Märchengestalten usw. an. Indem wir die Imagination im Rahmen des gestuften Basismotivs so anleiten, dass das »innere unverletzte Kind« und die »hilfreichen Gestalten/Begleiter« zusammen mit der Imago der Patientin von sich selbst interagieren, werden zusätzliche Möglichkeitsräume für gelungenere Interaktionen gebahnt und um zusätzliche positive innere Subjekt-Objekt-Interaktionen bereichert. Diese erweiterte Erfahrung, die eigene Fantasiewelt positiv und kreativ umgestalten zu können, beeinflusst gleichzeitig die Fähigkeit, äußere und innere Konflikte mehr in den Blick zu nehmen und schließlich auch zu bearbeiten. Unsere klinische Erfahrung zeigt uns, dass das Erleben empathischer Bezogenheit, das Erleben von Vollständigkeit und Lebendigkeit im Tagtraum die Patientin darin ermutigt, sich in einer späteren Phase auch der Begegnung mit dem traumatisierten Kind und weiteren traumatisierenden Erfahrungen zu stellen (Steiner & Krippner 2006, S. 175 ff.). Im Prozessgeschehen befinden wir uns, wenn wir die Begegnung mit dem unverletzten Kind oder Wunschkind erreicht haben, nun auf dem Weg hin zur direkteren Bearbeitung von Konflikten und der Auseinandersetzung bzw. Konfrontation mit traumatisch Erlebtem, ohne auf Stabilisierung zu verzichten. Die weitreichende Bedeutung der Arbeit mit dem »inneren Kind«, zu der auch die Imagination »verletzter Kinder« gehört, nimmt in der KIPT einen breiten Raum ein, wie ich später zeigen werde.

Theoretische Fundierung In der Jungschen Psychologie stößt man z. B. auf das Konzept des »inneren Kindes« bei Mara Sidoli (1994). Nach ihr tragen Erwachsene ihr inneres Kind ständig mit sich, ohne sich dessen wirklich bewusst zu sein. Sie verleugneten es eher und hielten sich für völlig erwachsen. Vom diesem »inneren Kind« gehe aber »emotionale Energie und Lebendigkeit aus«. Es sei deshalb in der analytischen Arbeit wichtig, diesen kindlichen Anteil der Patientin zugänglich zu machen und ihn zur Mitwirkung anzuregen und zu unterstützen. Indem der analytische Raum »Entwicklung, Wachstum und Freiraum für eigene Ausdrucksmöglichkeiten für das Kind« bereitstelle, könne die Patientin neue Erfahrungen mit sich selbst machen. Die Arbeit an der Übertragung-Gegenübertragung biete die Möglichkeit, die vernachlässigten Aspekte der Persönlichkeit zu integrieren, »indem frühere Beziehungen durch die Übertragung in einem sicheren Rahmen in der Gegenwart wieder inszeniert werden können« (Sidoli 1994, S. 5) und gleichzeitig der schöpferische Aspekt des Kindes als Drang, sich selber zu verwirklichen, gefördert werde. Ursula Wirtz betont, »Kindmotive können den Wunsch ausdrücken, sich zu erneuern und wieder lebendig zu werden. Dann lässt sich das Kind als Symbol des wahren Selbst verstehen« (Wirtz 1991, S. 225).

Instruktion zur dritten Stufe des Basismotivs: »Unverletztes Kind« Wir beginnen mit der ersten Stufe des Basismotivs. Hat die Patientin rückgemeldet, dass sie sich an diesem Ort befindet, führen wir die zweite Stufe ein und damit die hilfreichen Begleiter. Wieder warten wir auf das Feedback der Patientin. Danach sagen wir: *»Stellen Sie sich nun vor, dass Sie als erwachsene Person an diesem Ort zusammen mit Ihren hilfreichen Begleitern Ihrem inneren unverletzten Kind begegnen oder dem Kind, das Sie gerne gewesen wären. Lassen Sie Ihre Vorstellungen dazu deutlicher und immer deutlicher werden und teilen Sie mir doch mit, wenn Sie möchten, was Sie wahrnehmen und erleben, damit ich Sie begleiten kann.«* Sollte es der Patientin schwerfallen, sich ein unverletztes oder Wunschkind vorzustellen, wechseln wir wieder in den Konjunktiv. Immer lassen wir uns das Kind beschreiben und fördern, dass die hilfreichen Begleiter und die Erwachsene Kontakt und Bezogenheit zu ihm herstellen. Wir unterstützen die spontanen Impulse dieses Kindes, dass es all das in der Vorstellung tun kann, was es gerne möchte, und unterstützen die Patientin darin, an seiner Lebendigkeit und Spontanität, an seiner Neugierde und Lebensfreude teilzuhaben.

Im Folgenden werde ich zwei Fallbeispiele vorstellen: eines, in dem die Begegnung mit dem »unverletzten Kind« gelingt (→ auch Steiner & Krippner 2006, S. 180 ff.), und eines, das zeigt, wie schnell dieses Motiv Patientinnen, die an Intrusionen leiden und dissoziieren, u. U. in Berührung mit traumatischen Erfahrungen bringen kann.

FALLBEISPIEL Motiv »Unverletztes Kind« oder »Wunschkind«

Dorothea, in späterer Kindheit von einem älteren Cousin sexuell missbraucht, kam deprimiert und enttäuscht zur Stunde. Als wir über ihre Enttäuschung und ihr Deprimiertsein sprachen, bot ich ihr an, sich psychisch in der Imagination zu stärken. Sie könne darin ihrem inneren unverletzten Kind begegnen, das tun könne, was es gerne tun möchte, und dem so viel Freiraum eingeräumt werde, wie es braucht.

In der Imagination spazierte Dorothea dann im Wald, zusammen mit einem um sie tanzenden und springenden Kind. Sich freuend und zusammen lachend, tanzte Dorothea schließlich mit der Vierjährigen. Dabei erklang eine Fuge von Bach, die sie gerade übte. Ich regte an, dies intensiv wahrzunehmen. In der nächsten Sitzung berichtete Dorothea, wie gut die Imagination ihr getan habe. Sie sei gleich nach Hause gegangen und habe die Fuge geübt und danach gut ihre Gesangstexte lernen können. Dabei habe sie sich sehr ruhig gefühlt und später gut schlafen können. Das Wort »unverletzt« habe ihr sehr gut getan und habe sie sich lebendiger fühlen lassen.

Dorothea: »Bei den Tagträumen entdecke ich immer wieder, dass ich die Freude an der Musik immer wieder finde und die Pflicht mehr in den Hintergrund tritt. Ohne Vorschriften spielen war es, einfach aus mir heraus, und das kommt langsam zurück. Ich glaube, das steckt alles in dem Wort ›unverletzt‹ drin, und es tut gut, wenn das mehr Gewicht bekommt im Gegensatz zu ›verletzt‹«.

Um diesen Erlebenszustand zu stabilisieren, schlug ich ihr erneut vor, dem unverletzten Kind zu begegnen.

Dorothea: »Wir schwimmen wieder im See und es ist sehr befreiend und reinigend.« (schweigt) »Wir tauchen auch sehr viel. Wir sind da ganz alleine und können tun und lassen, was wir wollen, und das ist ein sehr schönes Gefühl.« (schweigt) »Wir gehen immer wieder raus und wärmen uns und dann gehen wir wieder ins Wasser.«

In der folgenden Sitzung meinte Dorothea: »Der Tagtraum war sehr erlösend für mich und zu Hause weinte ich und es war ein ganz erlösendes Weinen. Diese Bilder kommen immer wieder zurück und wenn meine Ängste kommen und Lampenfieberschübe, kann ich es mir zurückholen, um wieder ruhiger zu werden. In meinem Kopf entsteht Musik. Als ich am Freitag nach Hause kam, setzte ich mich ans Klavier und schrieb die Musik auf, die mir in den Kopf kam, und es war sehr beglückend. Das, was in mir an Beruhigung und Entspannung entsteht, setzt sich um in Musik. Es hat auch viel mit den Farben zu tun, die ich im Tagtraum sehe und die ich in Töne umsetze. Es ist ein Glücksgefühl in mir, dass es auch diese Seiten in mir gibt, was mir die Tagträume deutlich machen. Es ist ein Gegengewicht gegen die Traurigkeit, das spüre ich sehr stark, und dann gelingt es mir auch besser, mich auch dem, was damit verbunden ist, wieder zuzuwenden. Die Intensität der Gefühle lasse ich ja nie zu, schon gar nicht hier. Ich schäme mich für jedes Gefühl, möchte es gar nicht zeigen, bin verunsichert, es zu zeigen.«

FALLBEISPIEL Lena

Lena sieht sich wieder im Turmzimmer der Burg, von einem Wassergraben umgeben. Bei ihr sitzen zwei kleine Hunde und zwei größere. Am Fenster steht ein Drache, der Ausschau hält, ob sich auch niemand nähert, auch gibt es die wunderbare Gini mit magischen Eigenschaften. Lena sagt, die Erwachsene fühle sich wohl und geborgen. Ich frage sie, ob sie sich jetzt ein unverletztes Kind, ein Kind, das Sie gerne gewesen wäre, vorstellen wolle, das mit allen zusammen in ihrem Turmzimmer sei? Sie bejaht. Als ich dann anrege, in der Vorstellung Kontakt zu ihm aufzunehmen, beginnt Lena am ganzen Körper stark zu zittern.

T: »Versuchen Sie, dem Worte zu geben, was da jetzt in Ihnen abläuft.«

Lena: »Ich habe mir vorgestellt, wie es wäre, wenn sich dieses Kind gewehrt hätte, aber dann sind sofort die Bilder gekommen von dem Kind, das sich alles hat gefallen lassen.«

T: »Stellen Sie sich vor, dass jetzt der Drache und die Hunde da sind und Sie beschützen und der Täter unschädlich gemacht wird.«

Lena: »Ja.«

T: Ich wiederhole: »Alle sind da und beschützen Sie.« Lena wird langsam ruhiger. »Und stellen Sie sich vor, wie das verletzte Kind an den sicheren, geschützten Ort gebracht wird.«

Lena: »Ja.«

T: »Ist der Täter unschädlich gemacht?« Lena nickt. »Dann spüren Sie sich an Ihrem sicheren, geschützten Ort, zusammen mit den hilfreichen Begleitern und den Kindern, und versuchen Sie, sich zu erholen und zu beruhigen. Wie geht es Ihnen jetzt?«

Lena: »Viel besser, bin wieder entspannter.«

T: »Möchten Sie noch eine Weile an diesem Ort bleiben?«

Lena: »Ja, vielleicht noch eine kleine Weile.«

Kommentar: Nicht immer gelingt es einer Patientin, sich ein unverletztes Kind vorzustellen, wie hier bei Lena, bzw. verschwimmt es mit dem verletzten Kind. Erscheint das verletzte Kind, kümmern wir uns selbstverständlich um dieses und sorgen dafür, dass sich die Patientin in der Imagination wieder stabilisieren kann. Dass ich in dieser Imagination Lena ein Unschädlichmachen des Täters angeboten habe, hängt damit zusammen, dass ich ihr diese Instruktion schon bald zu Beginn der Therapie spontan anbot, als sie von entsprechenden sexuellen Missbrauchsvorstellungen durch ihren Stiefvater überflutet wurde und eine Arbeit mit dem Tresormotiv nicht anstand, stattdessen aber das Zulassen, massive Affekte abreagieren zu dürfen, zu einer Beruhigung und Angstminimierung führte.

ZUSAMMENFASSUNG

Wenn wir das gestufte Basismotiv mit der Patientin als Gegengewicht zu traumatischen Beziehungserfahrungen erarbeitet haben, wird es die Patientin über den weiteren imaginativen Prozess begleiten und Ausgangspunkt für alle weiteren Operationen sein, gerade auch für die spätere gezielte Traumabearbeitung. Neben den bereits hervorgehobenen Stabilisierungs- und Restitutionsaspekten fördert dieses Vorgehen in hohem Maße Vertrauen und Verlässlichkeit in die Eigengestaltung der inneren Seelenlandschaft und öffnet der Patientin Empfindungsräume jenseits von Leid und Schmerz. Neue Modelle von Bindung kennenzulernen, neue Selbstobjekt-Erfahrungen, und die eigenen Imaginationen immer umfassender selbst in Anwesenheit einer wohlwollenden und zuverlässigen Anderen gestalten zu können, untermauert und verstärkt das Gefühl, da sein zu dürfen, aufgehoben und gehalten zu sein und nicht mehr am Abgrund zu stehen.

3.5.4 Arbeiten mit zusätzlichen Ressourcenmotiven

Bevor ich die weitere Arbeit mit dem inneren Kind und ihre theoretische Begründung vorstelle, zeige ich auf, welche weitreichenden Möglichkeiten wir in der KIPT haben, weitere Ressourcenmotive zur Stabilisierung und narzisstischen Restitution einzusetzen.

Wir etablieren sie alle in einer *Landschaft am sicheren geschützten Ort* (Stufe 1 des Basismotivs), ob es sich um Szenen des Wohlbehagens, der unbedrohten narzisstischen Größe, der Beruhigung oder des inneren Ausgleichs handelt. Solche Szenen regen wir über Motive an, wie z. B. Blume oder Baum, die alles haben, was sie zum guten Gedeihen brauchen: heilende Sonnenstrahlen, Heilquelle, Schutzhüllen und -mäntel, den mythischen Vogel Phönix (Steiner & Krippner 2006), Tempel der Stille (Krippner 2002), Baden oder Schwimmen im Wasser eines Bachs oder eines Sees, Trinken des Wassers (Leuner 1985; Wilke 1990, 1996) oder ein Krafttier (Rosenberg 1998). Dabei betonen wir stets, dass die Patientin es sich in ihrer Vorstellung so einrichten möge, dass sie sich wohlfühlt, sie Sicherheit gewinnt und all das vorhanden ist, was sie in diesem Moment benötigt, und sie in ihrer Vorstellung jegliche Freiheit der Eigengestaltung genießt.

Dieser von uns geförderte Prozess der *Selbstvergewisserung* vertieft sich durch das Fokussieren positiven imaginativen Erlebens auf sinnlich Erfahrbares. Dieses verstärken und bekräftigen wir durch begleitende Interventionen immer da, wo positiv getöntes Erleben auftaucht, indem wir z. B. sagen: *»Spüren Sie es deutlich«, »Nehmen Sie es intensiv wahr«, »Geben Sie dem angenehmen Gefühl breiten Raum«*. Über solche Interventionen kann auch eingefrorenes Erleben langsam beginnen aufzutauen.

Fortlaufend legen wir Wert darauf, die Imagination so anzuleiten, dass sich die Patientin wohlfühlen kann, sie Gelegenheit hat, das zu tun, was sie gerne tun möchte, oder überlegen kann, was geschehen müsste, um eine angemessene Lösung für sich zu finden, und was generell geeignet ist, hilfreich zu sein. Die Verwendung des Konjunktivs ist auch hier, vergleichbar einer Wünschelrute, konstant zielführend. Die zusätzlichen Anregungsmotive fördern und ermutigen die Patientin auf ihrem langen Weg und helfen ihr immer wieder, sich narzisstisch zu restituieren und ihre ausgeschmückte *Seelenlandschaft* zunehmend als Ressource wahrzunehmen. Sich als Erwachsene wiederholt darin zu erleben, vermittelt ihr Konstanz, Kontinuität und Sicherheit. Indem wir die Patientin in der Imagination ermutigen, sich frei und selbstgestaltend zu bewegen und gleichzeitig zu kontrollieren, was dort geschieht, eröffnen wir ihr neue Freiheitsgrade und regen Fantasie und Kreativität an.

Nur wenn die Patientin etwas Selbstdestruktives, z. B. eine vergiftete Heilquelle, in ihrer Vorstellung generieren würde, würden wir einschreiten. Wir würden dann sagen: *»Das kann vorkommen, dass eine Heilquelle vergiftet wurde, versuchen Sie jedoch jetzt, sich eine Heilquelle vorzustellen, die ganz ihren Wünschen entspricht und ihre heilsame Wirkung für Sie entfalten kann.«* Mit einer solchen Intervention machen wir der Patientin auch ein Beziehungsangebot. Wir zeigen ihr, dass wir ihre Imagination, die ja eine Botschaft an uns enthält, ernst nehmen, es aber auch möglich ist, das in dieser Botschaft Enthaltene zu transformieren und sich auf das Heilsame zu konzentrieren. Die Botschaft der vergifteten Heilquelle würden wir zunächst erst einmal containen und zum passenden Zeitpunkt darauf zurückkommen, um mit der Patientin deren lebensgeschichtliche Bedeutung zu verstehen.

FALLBEISPIEL Lena in einer Grotte an ihrem sicheren, geschützten Ort

Lena begleitete ihre Mutter, die sie darum gebeten hatte, beim Einkauf eines neuen Teppichbodens. Während des Betrachtens verschiedener Teppichproben war Lena von einer goldfarbenen entzückt und sagte das auch. Sofort habe die Mutter geschrien: *»Das ist nicht Gold, das ist Curry«*, und dann später noch in einem verächtlichen Ton zur Verkäuferin gemeint: *»Stellen Sie sich vor, ich wollte eine neue Tür kaufen und meine Tochter schlug mir eine weiße oder eine silberfarbene Tür vor. So was kommt doch überhaupt nicht für mich infrage!«* Am nächsten Tag beklagte sie sich bei Lena, sie habe ihr den Teppichboden aufgedrängt. Lena reagiert darauf deprimiert und weint in unserer Sitzung bittere Tränen. Ihre Mutter quäle sie immer und immer wieder und nehme gar nicht ihre Unterstützung wahr. Immer, wenn sie sich über etwas freue oder ihr etwas gefalle, mache die Mutter sie nieder.

Ich spreche mit Lena über die Ablehnung und das sadistische Verhalten ihrer Mutter und wie sehr sie trotz des zugefügten Leides doch fortwährend versuche, irgendwie die Liebe der Mutter zu gewinnen. Sie meint, unsere Gespräche machten ihr das, was sie so lange nicht habe sehen können, zunehmend deutlicher. Sie möchte dann gerne zu ihrer Beruhigung zu ihrer Grotte gehen. Diese hatte sie spontan für sich entdeckt, als ich ihr zur Linderung ihrer starken Schmerzen das Motiv *»Bad in einer Heilquelle«* vorgegeben hatte. Nach einer kurzen Entspannung und der Vorgabe des gestuften Basismotivs begleite ich Lena zu ihrer Grotte.

Lena: »Ich gehe von meinem Turm jetzt hinunter zu der Grotte und es ist auch eine Heilerin da, die nehme ich mit. Die Heilerin ist ein ganz sanftes Wesen, sie trägt ein langes Gewand und hat einen Blumenkranz im Haar. Ich bin jetzt in der Grotte und die Heilerin legt mir ihre Hände auf mein Haupt.«

T: »Ja, spüren Sie es.«

Lena: »Das Heilwasser fließt über meinen ganzen Körper und die Heilerin schickt mir heilende Kräfte.«

T: »Nehmen Sie diese heilenden Kräfte ganz in sich auf.«

Die Versenkung Lenas in diese Vorstellung vermittelt sich mir deutlich. Ich sage ihr, sie möge sich Zeit lassen, alles ganz intensiv wahrzunehmen. Nach einer Weile fordere ich sie auf, langsam mit ihrer Aufmerksamkeit wieder ganz zurückzukehren in den Praxisraum, wissend, dass sie aber immer wieder, wenn sie das möchte, hin zu dieser Grotte in ihrer Vorstellung gehen kann, um das Heilwasser und die heilenden Kräfte zu genießen.

Kommentar: Diese Imagination vermittelt, wie eigenständig Lena bereits mit den Imaginationen umgehen kann und ganz offensichtlich spürt, was ihr guttut. Auch in der Realität gelang es ihr schon bald nach Beginn der modifizierten analytischen Psychotherapie, den Kontakt zur Mutter, die sie bis dahin täglich aufgesucht hatte, sukzessiv zu reduzieren und sie oftmals tagelang nicht mehr zu sehen. Die Bearbeitung ihrer masochistischen Neigung, auch Freundinnen und Männern gegenüber, war zunehmend erfolgreicher, sodass es ihr gelang, diese Beziehungen zu beenden.

Weitere Ressourcenmotive und Instruktion Als Ressourcenmotive können wir auch die Motive der klassischen KIP, wie z. B. Wiese, Bach, Haus, Berg, modifiziert verwenden. Wir geben dann beispielsweise vor, die Patientin möge sich eine Wiese vorstellen in der Landschaft, die ihr gefalle, ganz so, wie sie sie gerne hätte, und dort als Erwachsene von heute das tun, was Sie gerne tun möchte. Ich gebe jetzt beispielhaft an, wie wir die Instruktion für das Motiv des Bachs und Bergs fassen.

Motiv Bach: *»Und nun versuchen Sie sich wieder eine Landschaft vorzustellen, die Ihnen gefällt und in der Sie sich als Erwachsene von heute an Ihrem sicheren, geschützten Ort wohl, sicher und aufgehoben erleben. Nehmen Sie diese Landschaft mit all Ihren Sinnen wahr und stellen Sie sich darin eine Wiese vor, durch die ungehindert ein Bach fließt. Stellen Sie sich diesen Bach genau vor und erkunden Sie ihn.«* Später kann der Patientin aufgegeben werden, den Bachlauf zu verfolgen, hin zum Meer oder hin zu einer Quelle.

Motiv Berg mit Betonung auf Überblick und weite Sicht: *»Stellen Sie sich vor, wie Sie nach einer langen Wanderung auf einem Berggipfel angekommen sind und Sie nun einen wunderbaren Überblick über die Landschaft haben. Wenn Sie möchten, schauen Sie sich nach allen Seiten um und genießen Sie den Überblick über die Landschaft und die weite Sicht und nehmen Sie all das mit all Ihren Sinnen wahr.«*

3.6 Bearbeitung von Beziehungstraumata mit Imaginationen

Wenn die Patientin ausreichend stabil ist und wir auch als Psychotherapeutin das so einschätzen, können wir zur Bearbeitung der Beziehungstraumata übergehen. Auch in der Imagination kümmern wir uns dann um verletzte Kinder, verhelfen der Patientin dazu, sich mit Täteranteilen naher Beziehungspersonen auseinanderzusetzen, mit toxischen Über-Ich-Introjekten und verstärkt mit ihren Affekten. Besonders in dieser Phase, aber auch von Psychotherapiebeginn an, ist es wichtig, die verschiedenen Formen traumatischer Übertragung und Gegenübertragung im Blick zu haben und die daraus resultierenden Phänomene verstehend in die Behandlung einfließen zu lassen. Tun wir das nicht, laufen wir Gefahr, uns im Übertragungsgeschehen zu verhaken, und riskieren tiefgreifende Verwicklungen und mannigfaltiges Agieren auf beiden Seiten bis hin zu Retraumatisierung und Abbrüchen der Behandlung. Das bedeutet aber nicht, auf vorschnelle Übertragungsdeutung zu setzen; sie haben in der KIPT keinen Platz.

Wir orientieren uns an Anna Freuds und Joseph Sandlers Auffassung von der »ursprünglichen Idee von der Übertragung, die etwas sei, das der Patient in sich vorgehen fühlt, nicht etwas, das durch den Analytiker hereingezerrt wird« (Sandler & Freud 1985 [1972/1973], S. 89; → auch Wurmser 1993, S. 37). Vor allem setzen wir insgesamt auf die verändernde Kraft der korrektiven Erfahrung mit einem »neuen Objekt«, »das als Subjekt wirksam wird«. Und wir deuten »Übertragung als Wiederholung« nur dort, wo es zwingend nötig ist (Thomä 2004, S. 151). Ich möchte hier an die besondere Bedeutung des szenischen Verstehens als Instrument erinnern (→ Kap. 3.1), gerade auch traumatisierende Übertragungsphänomene zu erkennen.

3.6.1 Formen traumatischer Übertragung und Gegenübertragung

Unerkannte traumaassoziierte Übertragungen beschädigen nicht nur die therapeutische Beziehung, sondern sie zerstören vor allem auch andere bestehende Beziehungen. Nicht zuletzt aus diesem Grund ist es unverzichtbar, mit der Patientin die Übertragungsdynamik zu beleuchten und ihr einen Weg aus dem Teufelskreis sadomasochistischer Verwicklungen zu bahnen. Was kann uns helfen, in diesem Übertragung-Gegenübertragung-Geschehen die Orientierung zu behalten? Hier ist hilfreich, sich drei Formen von traumaassoziierter Übertragung zu vergegenwärtigen. Denn in allen dreien versucht die Patientin, in der therapeutischen Beziehung genauso wie in Alltagsbeziehungen, unbewusst eine Täter-Opfer-Beziehung zu reinszenieren:

1. als traumatisierende Opfer-Übertragung
2. als traumatisierende Täter-Übertragung
3. als traumatisierende Über-Ich-Übertragung

Traumatisierende Opfer-Übertragung In der traumatisierenden Opfer-Übertragung wird die Psychotherapeutin unbewusst in die Rolle des traumatisierten Kindes hineinmanövriert. Sie soll sich genauso hilflos, verzweifelt, wütend, verwirrt oder desorientiert erleben, wie sich die Patientin selbst als Kind fühlte. Und tatsächlich erlebt dann die Psychotherapeutin hautnah, »von welchen inneren unbewussten Szenarien, Introjekten und Affekten« sich die Patientin bedroht fühlt (Holderegger 1993, S. 19) und überfordert ist.

> **MERKE**
> Unbewusst vertraut »der Patient dem Analytiker das bedrohte innere Kind an [...] damit er dieses halte und vor Übergriffen bzw. vor einer psychischen Vernichtung beschütze, dessen Gefühle ausspreche und sich an seiner Stelle auf die Gefahr einlasse, die sich durch die Neuinszenierung des Traumas ergibt« (Holderegger 1993, S. 24 f.).

Diese Gefahr besteht »vor allem auch in der Konfrontation mit dem inneren Verfolger, dem Introjekt des Patienten, das die ursprünglich traumatisierende Affektentwicklung ausgelöst hat und weiterhin auszulösen droht« (Holderegger 1993, S. 24 f.). Kann die Psychotherapeutin die bedrohlichen Gefühle von tiefer Hilflosigkeit, Ohnmacht und Irritation bewusst zulassen, erlebt ihr Ich dieselbe Überforderung, der das hilflose Kind damals ausgeliefert war. Genauso erlebt sie die in der traumatischen Situation enthaltene destruktive Aggression und die reaktive hilflose Wut der Traumatisierten.

Im eigenen hautnahen Spüren und Verstehen dieser traumatisierenden Opfer-Übertragung liegt die Chance, uns einfühlsam dem traumatisierten inneren Kind der Patientin zuzuwenden und das Geschehen sowohl deutend als auch imaginativ einzubinden. Im Dialog können wir beispielsweise sagen: *»Lassen Sie uns miteinander schauen, was momentan zwischen uns abläuft. Ich habe gerade den Eindruck, Sie versuchen, ohne dass es Ihnen bewusst ist, mich in die Rolle des gequälten oder gedemütigten Kindes zu bringen, damit ich spüre, wie sehr Sie als Kind gelitten haben (... voll Angst, voll Wut, Scham, Orientierungslosigkeit etc. waren). Könnten Sie sich vorstellen, dass das gerade zwischen uns abläuft?«* Auf diese Weise bieten wir einen Verstehensrahmen für das momentane Geschehen und regen die Patientin zur Selbstreflexion an. Imaginativ können wir im Folgenden der Patientin eine Auseinandersetzung mit dem verletzten Kind und später auch mit der Repräsentanz des Schädigers oder dem traumatogenen

Über-Ich-Introjekt anbieten. Auf diese Weise können die unintegrierten Gefühle der Patientin doch noch zu einem Teil ihres Selbst werden.

Phänomene der Rollenumkehr bei der traumatisierenden Opfer-Übertragung können sich manifestieren in manipulativem Zuspätkommen oder Wegbleiben (Psychotherapeutin soll sich nun verlassen und im Stich gelassen erleben), in unaufhörlichem, eindringlichem und manchmal verwirrendem Sprechen, Anschreien und Bedrohen der Psychotherapeutin, verzerrter Wiedergabe ihrer Aussagen, in unerwartetem Gekränktsein und Infragestellen der gemeinsamen Arbeit, durch latente und direkte Abbruchdrohungen (Holderegger 1993, S. 20), in Versuchen, die Psychotherapeutin zur Verzweiflung zu bringen, sie in Wut zu versetzen, sie in verschiedene äußere Konflikte zu verwickeln, die Beziehung zu »entmenschlichen« (Wurmser 1993).

Traumatisierende Täter-Übertragung Diese zweite Form der Übertragung nenne ich deshalb Täter-Übertragung, da in ihr die Psychotherapeutin im Erleben der Patientin mit der traumatisierenden Beziehungsperson kontaminiert bzw. gleichgesetzt wird. Dies versetzt die Patientin in einen Zustand der kognitiven und emotionalen Konfusion, sich so erlebend wie als Kind in der Traumaszene. Beispielsweise so, als würde die Psychotherapeutin ihr nicht glauben, ihre Wahrnehmung anzweifeln, arrogant über sie triumphieren, ihre Autonomie einschränken, sie sexuell und emotional ausbeuten und manipulieren, sie beschämen, beschuldigen, demütigen wollen, so wie das ehemals demütigende, hassende Liebesobjekt ihrer Kindheit. Deuten wir der Patientin diese Übertragungsdynamik, kann sie diese meist augenblicklich nachvollziehen und es tritt atmosphärisch eine deutlich wahrnehmbare Entspannung in der psychotherapeutischen Beziehung ein.

Für die Auflösung dieser bewusstseinsnäheren Übertragungen gilt, genauso wie für die traumatisierende Opfer-Übertragung und Über-Ich-Übertragung, sie sollte immer da, wo sie sich bemerkbar macht, angesprochen werden. Denn nur so kann sich die Konfusion klären und erneut eine Grenzsetzung und Differenzierung zwischen vergangenen traumatischen Erfahrungen und den an sie gebundenen Affekten und der gegenwärtigen Beziehungssituation entwickeln. Als Psychotherapeutin kann man z. B. sagen: *»Könnte es sein, dass Sie sich jetzt wieder so fühlen wie damals als Kind, als Sie spürten, wie die Mutter Ihre Wahrnehmung verzerrte, und mich nun so erleben, als sei das auch meine Absicht? Lassen Sie uns zusammen ergründen, was zu dieser Einschätzung geführt hat.«* Oder bezogen auf Partnerinnen: *»Mir kommt es so vor, als erlebten Sie Ihren Partner wie den sexuellen Missbraucher in Ihrer Kindheit, als seien Sie wieder das Kind von damals. Wenn Sie als Erwachsene von heute die Szene mit Ihrem Partner noch einmal anschauen, wie erleben Sie ihn dann?«* Gerade bei Traumatisierung durch nahe Bezugspersonen in der Kindheit ist es entscheidend, psychotherapeutisch so zu intervenieren, dass wir »einen stabilen Bezugspunkt jenseits des konfundierten Freund/Feind-Konzeptes« (Fischer 1989, S. 84) setzen. Denn nur so kann die Patientin überprüfen, dass sich die Psychotherapeutin wirklich anders verhält, als es ihre frühen Beziehungspersonen taten. Dann erst kann sie beginnen zu beobachten, wie diese traumatischen Beziehungserfahrungen versuchen, sich in der Übertragung zu reinszenieren.

MERKE

Sobald wiederholt erfahrbar wird, dass sich die Psychotherapeutin wirklich anders als das traumatisierende Objekt verhält, kann die Patientin ihre Vorannahme revidieren und gewinnt festen Halt jenseits der traumatisierenden Täter-Übertragung.

Diese Übertragungsform möchte ich nun anhand eines Fallbeispiels verdeutlichen. Sie manifestierte sich vehement zu Beginn der Behandlung mit Lena und machte mir blitzartig erfahrbar, wie schnell sie in den Strudel dieser traumatisierenden Täter-Übertragung geriet.

FALLBEISPIEL Lena

Ich hatte Lena gebeten, mir mitzuteilen, welche Psychopharmaka sie einnehme. Da sie es nicht so genau wusste, vereinbarten wir, es mir demnächst mitzuteilen. Zwei Tage später rief sie in meiner Praxis an und erzählte meiner Sekretärin, verzweifelt weinend, sie habe völlig vergessen, mir die Namen der Medikamente zu nennen. Nach entsprechender Information durch meine Sekretärin rief ich Lena noch am gleichen Tag an, wissend, dass jeder Anruf sie sehr belastet (wegen der Telefonstöhnanrufe, mit denen ihr Stiefvater sie nächtlich verfolgt hatte). Ich versuchte, sie zu beruhigen, ihr zu sagen, sie habe nichts getan, wofür sie sich entschuldigen müsse, wir sollten in der nächsten Stunde darüber sprechen, warum sie so in Panik über diese Angelegenheit gerate. Als sie zur nächsten Stunde weinend erschien und sich erneut entschuldigte, formulierte ich folgende Deutung:

T: »Könnte es sein, dass Sie sich jetzt mit mir so erleben wie so oft als Kind bei Ihrer Mutter und noch heute wohl viele Male mit ihr erleben, dass Sie für Nichtiges angeschrien werden und befürchten, noch den letzten Zipfel an neutraler Zuwendung zu verlieren und jetzt Angst haben, ich könnte Sie genauso vernichtend behandeln wie ihre Mutter?«

Lena nickte, immer noch weinend, schien sich aber verstanden zu fühlen und konnte sich kurze Zeit später auf die Imagination *»Als Erwachsene am sicheren, geschützten Ort«* einlassen. Diese führte ich so ein:

T: »Nach all der Aufregung denke ich, es wäre gut, ich würde Sie in eine Imagination begleiten, die Sie schon kennen und wo Sie als Erwachsene – in einer Landschaft, die Ihnen gefällt, an Ihrem sicheren, geschützten Ort – Trost, Unterstützung und liebende Zuwendung von Ihren hilfreichen Begleitern erfahren.«

Dem folgte sie gerne und konnte sich im Imaginationsgeschehen dann gut narzisstisch restituieren.

Zu einem späteren Termin hatte sich Lena, die immer pünktlich zu den Sitzungen kam, wenige Minuten verspätet. Sie erschien zitternd, nervös, den Tränen nahe, in gebückter Haltung, voll Angst und sich immer wieder entschuldigend. Ich wies sogleich auf die Verbindung zu ihrer Mutter hin, die tatsächlich bei geringster Verspätung sehr ärgerlich wurde. Lena berichtete dann über die immense Angst ihrer Mutter vor Gewittern. Sie habe schon als kleines Kind mit ihr runter in den Keller gehen müssen und sei zu diesem Zweck auch mitten in der Nacht geweckt worden. Meine Frage, ob ihre Mutter Bombenangriffe erlebt habe, beantworte Lena mit Ja und ergänzte, ihre Mutter habe immer gesagt, Gewitter erinnere sie an Krieg. Gleichzeitig erinnerte sich Lena, sie habe einmal Hausarrest bekommen, weil sie sich um eine halbe Stunde verspätet habe – dass sie sich wegen eines Unwetters untergestellt habe, habe nicht gegolten.

Traumatisierende Über-Ich-Übertragung Diese Übertragungsform, vor allem dem Bereich impliziter Erinnerung angehörend, erschließt sich der Patientin nur langsam. Konglomerate kumulative traumatische Erfahrungen, die sich im Über-Ich als *archaisch traumatogene Introjekte* abgelagert haben und Strukturanteile des »falschen Selbst« beinhalten, verwoben mit eigener hilfloser Wut, Scham und Schuld, dem namenlosen Gefühl des Ungeliebtseins und Haltlosen, werden externalisiert und gefürchtet. Dies bewirkt, dass wir als Behandler als strenge, anspruchsvolle Verbieter, gnadenlose Richter, unheimliche Verfolger, verächtliche Moralisten oder Henker, mitleidlose Missbraucher oder Parasiten in der Übertragung erlebt werden. Die Patientin nimmt dann an, die Psychotherapeutin bzw. jedes Gegenüber wolle alle Individualität, alle eigenen Gefühle und Regungen niedermachen, darüber richten und sie als schlecht und nichtswürdig entlarven, wolle alle Gefühle, gerade auch Neid, Eifersucht und Rivalität, sowie Wünsche, zu rebellieren und zu trotzen oder gar Rache zu üben, verurteilen und bestrafen. Auch wolle sie Verschmelzungswünsche auf der einen Seite und Separationswünsche auf der anderen als etwas Unmögliches verbieten und schlecht machen.

Auch hier deuten wir, indem wir den Konjunktiv benutzen, da wir ja keine letzten Wahrheiten verkünden, sondern ein Denkangebot machen, an dem wir weiter arbeiten können: *»Könnte es sein, dass Sie jetzt meinen, auch ich sei so, wie Ihr innerer Richter (Verurteiler, Demütiger etc.) mit Ihnen umgeht, und wolle Sie für ein vermeintliches Vergehen schwer bestrafen oder Sie verlassen und nichts mehr mit Ihnen zu tun haben wollen?«* Insgesamt haben wir gute Erfahrungen gemacht, diese Übertragung gerade da, wo Beziehungspartner partiell oder global als gnadenloser Richter oder Verurteiler erlebt werden, auch als solche zu benennen und die psychodynamische Bedeutung von Trotz und Rebellion anzusprechen. Dabei betonen wir sowohl den zentralen Aspekt der Selbstbehauptung als auch den Versuch, beim Gegenüber herauszulocken, es möge seine Macht gebieten, weil man glaubt, nur der, der die Macht gebiete, könne einen auch heilen. Zusätzlich analysieren wir solche Mechanismen und Strukturen, mit denen der Andere so behandelt wird, wie die Patientin es als traumatisiertes Kind erlebte.

Bevor wir Übertragungen auf uns, auf Partner oder andere für die Patientin bedeutsame Menschen deuten, erklären wir ihr erst einmal diese Dynamik. Denn nur wenn sie auch kognitiv einzuordnen weiß, worüber wir reden, ist eine dialogische Verständigung möglich. So gehen wir auch vor, wenn traumatisierende Übertragungen die weitere Arbeit behindern. »Gerade Deutungen dessen, was in Gegenwartsbeziehungen abläuft [...], haben eine emotionale Dringlichkeit, die sie ideal zur Erkennung und Bearbeitung unbewusster Konflikte macht« (Wurmser 2004, S. 9).

Konflikt um Macht und Ohnmacht

In allen drei Formen der traumaassoziierten Übertragung sind das *traumatisierende Introjekt* und die *Täterrepräsentanz* auf Kosten des inneren traumatisierten Kindes aktiv. Diese Übertragungsformen bedingen einander und können leicht einen Teufelskreis der Verstrickung in Gang setzen. Ihn können wir durchbrechen, wenn wir die Übertragung erkennen und angemessen deuten, bei parallel laufender ausreichender Stabilisierungsarbeit. Der möglichst baldige Beginn des Bergens des traumatisierten Kindes aus Traumasituationen, des Unschädlichmachens der Täterrepräsentanz und des Über-Ich-Introjektes tragen zur weiteren Klärung der Konflikte um Macht und Ohnmacht bei. Denn die Konflikte werden in der Übertragung agiert und darum gekämpft, wer Täter und wer Opfer ist. Diese Dynamik stets sowohl bezogen auf die Regression in die Kind-Position als auch in die traumatische Beziehungssituation von damals zu reflektieren, trägt zur Klärung bei. Wir machen deutlich, wie jetzt die unbewusste Reinszenierung den alten traumatischen Konflikt als Neuauflage einer früheren sadomasochistischen Beziehungsstruktur in Szene setzt. Wir weisen auf die Tragik hin, die in dieser Reinszenierung liegt, Zuneigung und Liebe bei einem feindseligen *Liebesobjekt* zu suchen.

In der Imaginationsarbeit bieten wir anschließend i. d. R. eine dazu passende Szene an oder erschließen sie direkt aus dem aktuellen Geschehen. Beispielsweise können wir der Patientin empfehlen, das geschlagene, erniedrigte, verratene Kind, das Kind, das in Loyalitätskonflikte gedrängt wurde, in der Traumaszene aufzusuchen und an den sicheren, geschützten Ort zu bringen und den schädigen Täteranteil z. B. der Mutter unschädlich zu machen.

Gefahr einer Retraumatisierung

Die Gefahr einer Retraumatisierung besteht dann, wenn die Übertragungen nicht oder zu spät erkannt werden und die Patientin in einer masochistischen Position stecken bleibt oder selbst zur Sadistin wird. Es kann dann leicht zu einer negativen therapeutischen Reaktion kommen, weil die Patientin auf ihrer Opfer-Position bestehen muss und gleichzeitig die Psychotherapeutin an sich scheitern lassen will und muss, damit diese das gleiche Scheitern und Versagen erlebt, unter dem sie leidet.

MERKE
Traumatisierende Übertragungen, welche die Psychotherapeutin in der Opferrolle festzurren, können zu Reaktionen führen, die Patientin loswerden zu wollen, sie möglichst schnell in eine Klinik zu überweisen, eine Kollegin als geeigneter zu empfehlen oder die Psychotherapie nicht zu verlängern.

Kommt es zu keinem Abbruch der Behandlung und konnten Übertragung und Gegenübertragung erkannt werden, erweist es sich als ausgesprochen hilfreich, das Trauma, das sich in der Grausamkeit und Unerbittlichkeit des Über-Ichs verewigt hat, und die teils absoluten inneren Konflikte, die damit einhergehen, durch das Tor des Über-Ichs zu betreten und vor allem auch Loyalitäts-, Scham- und Schuldkonflikte, wie Wurmser (z.B. 1990, 1999, 2003) sagt, aus dieser Perspektive zu beleuchten. Auch aus diesem Grund sensibilisieren wir die Patientin in der Psychotherapie von Beginn an für die Stimme des inneren Verfolgers und gnadenlosen Richters.

Denn erst das Wahrnehmen der *inneren Stimme*, die einen niedermacht, demütigt und keinen Spielraum lässt, oder das Wahrnehmen des verfolgenden inneren Auges lassen die Patientin erkennen, welcher Konflikt in ihrem Inneren tobt. Dadurch kann sie erkennen, dass sie diesen inneren Konflikt in die Psychotherapeutin-Patientin-Beziehung verschiebt. Auf diese Weise wird der innere Konflikt, der ehemals ein äußerer war, wieder zu einem äußeren, in der unbewussten Hoffnung, dass er nun einer guten Lösung zugeführt wird.

Bei aller andrängenden traumaassoziierten Übertragungsneigung muss in der Behandlung traumatisierter Menschen darauf geachtet werden, dass sich die psychotherapeutischen Beziehungserfahrungen genügend von pathogenen Vorerfahrungen abheben. Sonst werden alle inhaltlichen Äußerungen, therapeutischen Techniken (Fischer & Riedesser 1999) und Imaginationen den negativen Vorerfahrungen zugerechnet. Auch deshalb legen wir großen Wert auf die Etablierung eines tragfähigen und vertrauensvollen Arbeitsbündnisses, das Sicherheit, Halt und Stabilität vermittelt. Dies ist eine Vorbedingung dafür, dass sich die aktuelle psychotherapeutische Beziehungserfahrung ausreichend von pathogenen Vorerfahrungen abheben, die Patientin uns als gutes Objekt erleben und sich eine verlässliche Arbeitsbeziehung anbahnen kann. Erst eine solche verhilft ihr zur nötigen therapeutischen Ich-Spaltung. Sie ist Voraussetzung dafür, dass das beobachtende Ich überhaupt zwischen Hier und Heute und Dort und Damals der traumatischen Erfahrung unterscheiden kann, zwischen erwachsener Position und der Regression in eine kindliche und selbstverständlich auch zwischen Übertragung und realer Beziehung.

Gegenübertragung

Gegenübertragung aktualisiert in uns konkordante und komplementäre seelische Erlebnisse und damit einhergehende Fantasien und Gefühle. Oft werden affektive Resonanzprozesse wachgerufen, die tief im Körperlichen wurzeln. Als Behandlerin muss man auf oft heftige, teils extreme Reaktionen des Ekels, der Abscheu, der Scham und Schuld, der mörderischen Wut, der Rache und des Hasses gefasst sein, auf eigenartige sexualisierte Gefühle und erschreckend perverse Fantasien, auf lähmende Gefühle von Ohnmacht und Hilflosigkeit, von Starre und Leblosigkeit und extremer Müdigkeit.

Fischer & Riedesser (1999, S. 189 ff.) machen in Anlehnung an Wilson (1989) auf vier *Grundtypen ungünstiger Gegenübertragungsreaktionen* aufmerksam. Mindestens diese vier in der therapeutischen Arbeit selbstreflexiv wahrzunehmen, hilft, sich nicht in unkontrollierten Gegenübertragungen zu verstricken:

1. Überidentifizierung bringt die empathischen Bemühungen aus dem Gleichgewicht. Unsicherheit, Verletzlichkeit und unmodulierte Affekte (oft Ärger, Wut und

Furcht sowie emotionale Anästhesie und Vermeidungsreaktionen) beherrschen die Situation und letztlich das Handeln.
2. Bei Vermeidung zieht sich die Psychotherapeutin aus der empathischen Verständigung mit der Patientin zurück, reagiert mit fassadenhaftem Verhalten, Intellektualisieren und Fehlwahrnehmung der Beziehungsdynamik.
3. Eine an therapeutischen Normen orientierte Haltung verdrängt Empathie mit Rückzugsverhalten, Verleugnung und Distanzierung.
4. Eine rein persönliche Haltung verursacht Grenzvermischung mit Überengagement und gegenseitiger Abhängigkeit.

Es gibt viele Formen, die eigene durch die Traumatisierung der Patientin bedingte Erschütterung zu vermeiden und die emotionale Balance auf Kosten der Patientin wieder herzustellen. Beispielsweise kann »der Einsatz von Psychopharmaka«, mit denen die Gefühle der Patienten reguliert werden sollen, »einem abgewehrten Gegenübertragungsgefühl, besonders der Angst vor Verlust der eigenen emotionalen Balance entsprechen« (Fischer & Riedesser 1999, S. 191). *Schuldgefühle* spielen in der Gegenübertragung eine nicht unerhebliche Rolle. Sie können motiviert sein durch sekundäre Überlebensschuld, selbst von der traumatischen Erfahrung verschont geblieben zu sein, durch unbewusste Selbstvorwürfe, das Trauma nicht verhindert zu haben, auch durch enttäuschte bewusste oder unbewusste Wünsche, der therapeutische Erholungsprozess möge rasch zum Erfolg führen (Fischer & Riedesser 1999, S. 190). Die mit der Über-Ich-Übertragung verbundenen Affekte können besonders zu Gegenübertragungskonstellationen führen, bei denen sich die Psychotherapeutin mit dem Opfer-Selbst der Patientin überidentifiziert, das gegenüber einem quälenden, vorwurfsvollen Über-Ich und dessen äußeren Repräsentanzen massiv leidet. »So kann es dann leicht zu einem Ausagieren des Aufstands gegen das eigene Über-Ich durch den Analytiker kommen« (Wurmser 1999, S. 306).

Findet dagegen eine Überidentifizierung mit dem Über-Ich-Introjekt statt, kommt es leicht zu einem Ausspielen der Über-Ich-Gegenübertragung: sich aufspielen als allwissende, orakelähnliche Autorität und durch Übernahme der Schuld- und Schamprojektionen der Patientin. Die Psychotherapeutin wird dann zum Beschämer durch verstecktes Moralisieren, lähmendes Schweigen, feines Verspotten, durch ungehaltenes Korrigieren und ärgerliches Konfrontieren mit der Realität. Auf diese Weise schafft man in der Realität eine masochistische Beziehung, was dann nicht mehr Übertragung ist (Wurmser 1990, 1993).

Um ein *Gegenübertragungsagieren* so gering wie möglich zu halten, müssen wir unsere eigene Gegenübertragung sorgfältig reflektieren, auch unsere eigenen Anteile, die in unsere Reaktionen auf die Übertragung der Patientin hineinwirken. Letztlich hängt der Ausgang der Behandlung weitgehend von der Fähigkeit der Psychotherapeutin ab, ihre positive Gegenübertragung über alle Schicksale der Übertragung und Gegenübertragung hinweg aufrechtzuerhalten, »sie aus allem Schaden, den sie erlitten haben mag, wieder unverletzt hervorgehen zu lassen, so wie der mythische Vogel Phönix immer wieder aus der eigenen Asche aufersteht« (Racker 1959 [1982], S. 42).

3.6.2 Arbeiten mit dem inneren Kind

Bist du nicht
Bist du nicht
das Mädchen
mit trotzigen Locken
im roten Album

Bauten wir nicht
gemeinsam
Schlösser aus Luft
in der Fliederallee
hinterm Maikäferbaum
wo wir am
Knusperhäuschen
naschten

Die Hexe verfolgte uns
bis in den Feuertraum

Nicht wahr
du bist meine
Phönixgespielin
mit trotzigen Locken
im roten Album
Rose Ausländer (1984)

Bei Patientinnen, die als Kinder Beziehungstraumata erlitten haben, ist die Arbeit mit dem inneren Kind auch imaginativ von besonderer Bedeutung. Denn durch sie wird die Auseinandersetzung mit dem leidenden inneren Kind in hohem Maße gefördert, darf dieses Leiden, trotz all damit einhergehender Scham, gesehen und kann zusammen mit der Psychotherapeutin getragen werden. Indem es gelingt, sich mit den leidvollen seelischen und körperlichen Verletzungen der Kindheit und den Konflikten, die daraus entstanden sind, auseinanderzusetzen und sie durchzuarbeiten, kann eine veränderte, zufriedenere Weise der Art, mit sich selbst und anderen umzugehen, entstehen und sich festigen.

Das Konzept des inneren Kindes verbindet sich in der klassischen KIP mit der *spontanen* oder *induzierten Altersregression* und hatte dort schon früh einen festen Platz (Leuner 1985). In der KIPT arbeiten wir gezielt mit dem Konzept des inneren Kindes im Rahmen der *induzierten Altersregression*. Dabei leiten wir die Patientin stets so an, dass sie sich als erwachsene Person und damit als teilnehmende Beobachterin des Kindes in unterschiedlichen Altersstufen, Szenen und Erlebniszuständen wahrnehmen kann. Darüber hinaus wird sie als die aktiv fühlende, verstehende, handelnde Erwachsene, die Veränderungen initiieren kann, in der Imagination angesprochen.

Wir differenzieren das Konzept des inneren Kindes nach drei Aspekten, die wir imaginativ nacheinander induzieren und Gestalt annehmen lassen:

1. Die stabilisierende Motivvorgabe des *»inneren unverletzten Kindes«* oder *»Wunschkindes«* habe ich bereits im Rahmen des gestuften Basismotivs vorgestellt (→Kap. 3.5.3).
2. Die Motivvorgabe *»Ein Kind, das Sie einmal waren«* hebt verstärkt auf die »empirische« Selbstrepräsentanz ab, die verdichtet das Gesamt an Kindheitserfahrungen einer spezifischen Altersstufe umfassen kann.
3. Die Motivvorgabe *»Verletztes inneres Kind«* – das misshandelte, missbrauchte, vernachlässigte, gedemütigte Kind – fokussiert auf die traumatisierte Selbstrepräsentanz mit historischen Beziehungserfahrungen und Fantasien darüber.

Theoretische Konzepte zum inneren Kind

Insgesamt steht der Begriff *inneres Kind* symbolisch für unterschiedliche psychische Zustände und Funktionen oder wird metaphorisch verwendet. So hat Freud (1900 [1971]) ein *Kind im Nachttraum* als Subjektrepräsentanz verstanden, die Infantilität, ein Festgefahrensein im infantilen Stadium oder einer kindlichen Entwicklungsstufe bedeutet. In der Arbeit mit dem inneren Kind begegnet uns auch das Bild des *idealen Kindes*, Bestandteil des Ich-Ideals, mit dem sich Wurmser beschäftigt hat. Dieses ideale Kind ist Bestandteil einer globalen Gestalt von elterlichen Idealerwartungen und -vorstellungen an ihr reales Kind. Sie übermitteln sich ihm durch die Art und Weise, wie in seiner Familie Dinge, Welt, Personen wahrgenommen und wie miteinander kommuniziert wird. Je unrealistischer nun die Erwartungen der Eltern und je mehr sie die emotionale Realität des realen Kindes verleugnen, umso größer wird die Diskrepanz zwischen idealem und realem Kind, dem es zunehmend unmöglich wird, den überhöhten Erwartungen zu genügen (Wurmser 1990, S. 133), und mehr und mehr das *falsche Selbst* in den Vordergrund tritt. Die Schwere der daraus resultierenden Scham-, Schuld- und Über-Ich-Konflikte sind die Folge von Strafmaßnahmen, die eingesetzt werden, entspricht das Kind nicht den Idealerwartungen der Eltern.

Alice Balint (1935 [1981]) hat sich mit dem *feinfühligen Kind* beschäftigt, das in der psychotherapeutischen Arbeit wahrzunehmen sie als bedeutsam erachtet. Denn es lässt die Patientin hochsensibel für einen Mangel an Authentizität der Psychotherapeutin sein. Dies ist ein besonders wichtiger Aspekt für Patientinnen, die mit dem Fassadären, Verlogenen und Verräterischen ihrer Beziehungspersonen zu kämpfen hatten. Besonders geeignet für unsere Arbeit erweist sich auch das Konzept des inneren Kindes, das Sandler in Anlehnung an Michael Balint (1959 [1960], S. 90) formulierte und Ermann (1999, S. 260) wieder aufgriffen hat. Sandler schreibt, in der Übertragung werde das Bedürfnis der Patientin nach äußeren Repräsentanten der »inneren Objekte« deutlich erkennbar. Diesen Drang sollten wir »als die unbewussten Impulse des erwachsenen Patienten betrachten, sich so zu verhalten, als befände er sich noch in einer früheren Phase seiner Entwicklung – so, als ob er noch ein Kind sei« (Sandler 1989a, S. 229). In der Folge treffe die Patientin umso massivere Abwehrmaßnahmen gegen Bedrohungen, von denen sie unbewusst annimmt, sie würden ihr auch von der Psychotherapeutin drohen. Wenn wir dann das Konzept des »inneren Kindes« zur Erleichterung der Kommunikation mit der Patientin nutzen und konkretisieren, nimmt es sozusagen Gestalt an. So kann der Patientin aufgezeigt werden, dass ihr »inneres Kind« eine Kindheitswelt mit sich trägt, die es versucht, in der Gegenwart zu externalisieren und zu aktualisieren (mit sämtlichen dazugehörigen Fantasien) und es hat eine Geschichte früherer Konflikte und Anpassungen (Sandler 1989a, S. 232).

Dieses Kind, und dies ist für unseren Kontext bedeutsam, hat auch eine beziehungstraumatische Geschichte, die sich in der Gegenwart aktualisiert und externalisiert.

MERKE
Unsere Aufgabe ist es, der Patientin dabei zu helfen, ihr inneres Drama umzugestalten und neue Wege zu finden, um aus alten Inszenierungsmustern herauszufinden. Dazu initiieren wir mit dem erwachsenen Anteil der Patientin einen Dialog, indem wir gemeinsam über das *unbewusste Kind* in ihr nachsinnen und beobachten, wie es sich in der analytischen Beziehung (Ermann 1999, S. 260) und in entsprechenden Imaginationen entfaltet.

Dabei verbünden wir uns mit den erwachsenen Ich-Anteilen der Patientin. Auf diese Weise gelingt die therapeutische Ich-Spaltung (Sterba 1934) als Voraussetzung für das Zustandekommen eines guten Arbeitsbündnisses zwischen der Erwachsenen, die zur Reflexion und Veränderung fähig ist. Der gerade beschriebene Dialog mit dem erwachsenen Ich-Anteil der Patientin erweist sich in der klinischen Arbeit als ausgesprochen hilfreich, ganz besonders auch dort, wo es darum geht, der Patientin ihre Übertragungen nahezubringen, etwa folgendermaßen: *»Könnte es sein, dass Sie mich gerade so erleben, wie damals als Kind Ihren Sie demütigenden Vater?«* Auch beziehen wir die Träume unserer Patientinnen in unsere Bearbeitung ein und achten dabei sorgfältig auf das Kindmotiv. Ob es sich etwa um ein verlassenes, im Wald ausgesetztes Kind handelt, ein im Supermarkt im Korb versehentlich liegen gelassenes Kind, eines, das in einer Schublade oder im Keller vergessen wurde (Wirtz 1991, S. 161).

Ein Kind, das Sie einmal waren

Wenn der sichere, geschützte Ort und der Zugang zu hilfreichen Begleitern imaginativ gut etabliert sind, die Patientin einen Zugang zu ihrem inneren, unverletzten Kind gefunden hat und diese Imaginationen ihre entängstigende und damit stabilisierende Funktion entfalten können, gehen wir zur weiteren Arbeit mit dem inneren Kind über. Mit der Motivvorgabe fokussieren wir jetzt zunehmend auf traumatisierendes Beziehungserleben. Inhaltlich initiieren wir in der Imagination zusammen mit dem erwachsenen Anteil der Patientin (beobachtendes Ich: Erwachsene von heute) einen Dialog mit dem inneren Kind. Dabei beobachten wir, wie sich das innere Kind in der therapeutischen Beziehung und auch in der imaginativen Darstellung entfaltet. Insgesamt regen wir, so unsere Annahme, letztlich eine aktive Modifikation fixierter Bindungsrepräsentationen an. Unser Ziel ist es, den *»Drang nach Wiederherstellung unserer Beziehungen zu inneren oder verinnerlichten Objekten vermittels ihrer Neuschaffung in der Außenwelt«* bewusst zu machen und schrittweise aufzulösen.

Hat die Patientin ihr *unverletztes Kind* kennengelernt und sich von seiner Unbeschwertheit und Lebendigkeit bereichern lassen, leiten wir allmählich eine Auseinandersetzung mit traumatischen Erfahrungen ein. Um die Patientin schonend darauf vorzubereiten, gehen wir vom gestuften Basismotiv aus und regen dann in der Imagination eine Begegnung der erwachsenen Patientin mit einem »Kind, das Sie einmal waren« an. Mit dieser eher allgemeinen Motivvorgabe setzt implizit eine vorsichtige Bezugnahme auf das *verletzte innere Kind* ein. Denn thematisch ist damit auch dieses verletzte innere Kind assoziiert, ohne explizit angesprochen zu sein.

Warum gehen wir so vor? Wir beabsichtigen mit der unspezifischeren Motivvorgabe, die Begegnung mit dem verletzten Kind noch in der Schwebe zu halten. Wir regen und fördern in der Konkretisierung »Ein Kind, das Sie einmal waren« einen liebevollen, fürsorglichen, beschützenden und tröstenden Umgang der Patientin mit diesem Kind in der Imagination. Die Motivvorgabe lässt völlig offen, welches Kind in der Vorstellung repräsentiert wird. Sollte es das verletzte Kind sein, intervenieren wir so, dass eine Annahme des Kindes erreicht wird. Dies gelingt i. d. R. vor allem mithilfe der *hilfreichen Begleiter* und des *unverletzten Kindes*. Eine *gute mütterliche Gestalt*, die wir bereits in der zweiten Stufe des Basismotivs als hilfreichen Begleiter erarbeitet haben, erweist sich dabei als sehr unterstützend, ebenso wie eine *gute väterliche Gestalt* (→ Kap. 3.5.3). Manchmal kommt es vor, dass die Erwachsene von heute in der Identifikation mit ablehnenden Beziehungspersonen der Kindheit das Kind ablehnen muss. Hier bewähren sich ebenfalls wieder die hilfreichen Begleiter und das unverletzte Kind als wesentliche Unterstützer und Beschützer, von der Psychotherapeutin am besten im Konjunktiv angeboten (Steiner & Krippner 2006).

Instruktion »Ein Kind, das Sie einmal waren« Wir beginnen die Instruktion mit der ersten und zweiten Stufe des Basismotivs und ergänzen: *»Stellen Sie sich weiter vor, wie Ihre hilfreichen und unterstützenden Gestalten, auch Ihr unverletztes Kind, gegenwärtig sind und Sie darin unterstützen, dass Sie ganz aufgehoben, sicher und geborgen sind. Stellen Sie sich nun vor, dass Sie an diesem Ort zusammen mit all Ihren hilfreichen Gestalten und dem wehrhaften Tier einem Kind begegnen, das Sie einmal waren. Schauen Sie es sich genau an und versuchen Sie, als erwachsene Person Kontakt zu ihm aufzunehmen und zu spüren, was dieses Kind braucht und was ihm guttun könnte.«*

Theoretische Begründung Unsere Modellvorstellung ist folgende: Durch den psychotherapeutischen Dialog, den wir mit der erwachsenen Patientin über das innere Kind auch im imaginativen Raum initiieren, wird es allmählich möglich, sich traumatischen Szenen zu nähern. Im *Als-ob der Imagination* kann dann langsam damit begonnen werden, das innere Drama umzugestalten und neue Wege aus alten Inszenierungen zu finden. Wenn wir das Motiv »Ein Kind, das Sie einmal waren« vorgeben, wird »genau wie Freud dies beobachtet hatte [...] aus dem Hof [...] aller in einem Gedankengang assoziierten Begriffe ein Bild (bzw. bildliche Szenarien) konstruiert oder komponiert, das dann auf den begrifflichen Zusammenhang verweist. Das gesamte, jeweils aktuelle psychische Simultangeschehen speist dann die Bildproduktion der Patientin, zurückgreifend auf alle Elemente, die in Form psychischer Repräsentanzen gespeichert sind. Sie wird dabei vermutlich insbesondere auf jene zurückgreifen, die schon von vorneherein im Schnittpunkt verschiedener intensionaler Bestimmungen liegen« (Soldt 2005, S. 196 f.). Das heißt, mit dem induzierten Anregungsmotiv komponiert und konstruiert die Patientin bildliche Szenen, die dann auf dieses Anregungsmotiv verweisen, gespeist von dem aktuellen psychischen Simultangeschehen. Dies scheint generell für die Bildproduktion zu gelten, soll aber an dieser Stelle nachvollziehbar machen, wieso in der Motivvorgabe »Ein Kind, das Sie einmal waren« immer auch das traumatisierte Kind implizit enthalten ist.

Das verletzte innere Kind

Ist dieser eben genannte Schritt im psychotherapeutischen Prozess möglich geworden und die Patientin ausreichend stabil, beginnen wir die gezielte imaginative Auseinandersetzung mit traumatischen Erfahrungen. In der Imagination kann sich die traumatisierte kindliche Selbstrepräsentanz mit ihren historischen Beziehungen und Fantasien darstellen.

> **MERKE**
> Das »Bergen« des verletzten inneren Kindes setzt voraus, die Patientin ist während des psychotherapeutischen Prozesses im Dialog mit uns immer wieder mit dem Themenkreis traumatischer Kindheitssituationen beschäftigt. Diese werden von uns aufgegriffen, in der Imagination konkretisiert und in spezifischer Weise in Als-ob der Fantasie modifiziert.

Unser Vorgehen ist so aufgebaut, dass ein spontanes Hineingleiten in traumatische Szenen mit der Gefahr der Retraumatisierung verhindert wird und es zu keiner Affektüberflutung kommt, die ja die ursprüngliche traumatische Situation kennzeichnet. Dazu sind ein klar strukturiertes Vorgehen und eine gute Einstimmung mit der Patientin nötig, sodass sie sich auf eine Konfrontation mit vergangenen traumatischen Erfahrungen einlassen kann. Wir erläutern deshalb ausführlich, wie wir vorgehen wollen, und holen ihr Einverständnis ein.

Wir besprechen zunächst, welches Kind hier und heute aus welcher vergangenen traumatischen Situation geborgen werden soll: Soll es z. B. das geschlagene oder missbrauchte Kind sein, das Kind, dem die Wahrnehmung verdreht wurde, das zutiefst gedemütigte Kind oder das Kind, das mit ansehen musste, wie die Mutter oder ein Geschwister misshandelt wurde? Wenn die Patientin erneut über das häufig geschlagene und/oder gedemütigte Kind gesprochen hat, können wir z. B. sagen: *»Was halten*

Sie davon, wenn ich Sie jetzt in einer Imagination an den sicheren, geschützten Ort begleite, Sie sich dort erst einmal all dessen vergewissern, was diesen Ort ausmacht, und die Erwachsene von heute, zusammen mit hilfreichen Begleitern, die sie mitnehmen möchte, sich auf den Weg macht, hin zu dem geschlagenen vierjährigen Kind, und es aus der schlimmen Situation mit der Mutter an den sicheren, geschützten Ort holt?« Wenn die Patientin dies bejaht und eine Entspannung wünscht, geben wir danach folgende Instruktion vor:

Instruktion I »Verletztes inneren Kind« Nachdem das gestufte Basismotiv mit seinen Inhalten wieder eingestellt ist, betonen wir, die Erwachsene von heute möge sich auch besonders der Gegenwart der wehrhaften Begleiter, z. B. eines wehrhaften Tieres, versichern. Außerdem erwähnen wir das unverletzte Kind und das Kind, das die Patientin einmal war, die gut versorgt mit am sicheren, geschützten Ort sind. Wieder sagen wir: *»Teilen Sie mir bitte mit, was Sie sich vorstellen, damit ich Sie weiter begleiten kann.«* Danach lautet die weitere Instruktion: *»Gehen Sie nun zusammen mit den hilfreichen Gestalten und, wenn Sie möchten, auch den inneren Kindern hin zu dem verletzten Kind.«* Bei dem imaginären Wechsel in die Traumasituation unterstützen wir die Patientin bei einer angemessenen Distanzregulation und einem ihr passenden Tempo der Annäherung, entsprechend ihrem Angstniveau. Wir ermutigen sie, den gesamten Ablauf imaginativ so zu gestalten, wie sie das braucht. Wir sagen der Patientin auch: *»Sie können als ›Erwachsene von heute‹ die Szene jederzeit stoppen, so wie man einen Film anhalten kann. Denken Sie auch daran, dass es hier und heute um eine Umgestaltung einer Szene von damals in der Vorstellung geht, die Sie jetzt nach Ihren Wünschen und Ihrem Belieben verändern können.«* Ist die Patientin in der Traumaszene angekommen, fordern wir sie auf, das Kind vor dem Täter – falls dieser anwesend ist – durch die Erwachsene von heute und die hilfreichen Begleiter abgrenzen und abschirmen zu lassen. Auch solle sie schauen, in welchem Zustand sich das Kind befindet, was ihm geschehen ist, was es jetzt braucht, ob eine Notfallversorgung nötig ist. Danach fordern wir die Patientin auf, sich vorzustellen, dass nun die Erwachsene und die hilfreichen Begleiter das Kind aus der unerträglichen Situation herausholen und an den sicheren, geschützten Ort bringen. Dort soll ihm dann all das zuteilwerden, was es jetzt braucht.

Unsere Interventionen zielen nun auf eine optimale körperliche und seelische Versorgung des *verletzten Kindes*, je nach seiner Bedürfnislage. Klinisch ist zu beobachten, dass meist die *hilfreichen Begleiter* und das *unverletzte Kind* spontan diese Aufgabe übernehmen. Oft braucht es Zeit, bis sich die *Erwachsene von heute* mit dem Kind anfreunden kann, vor allem wenn sie noch zu sehr mit dem Täter identifiziert ist und sie das Kind ablehnen muss, zumindest hochambivalent ihm gegenüber eingestellt ist. Auf jeden Fall achten wir in der Imagination darauf und intervenieren entsprechend, der Erwachsenen von heute ebenfalls Zuwendung und gute Versorgung zukommen zu lassen. Auf diese Weise können Neid- und Eifersuchtsgefühle und Ablehnung gegenüber dem jetzt gut versorgten Kind gemildert werden.

Immer da, wo es in der Imagination um einen Wechsel vom Basismotiv hin zu traumatischen Szenen, Auseinandersetzungen mit Täterrepräsentanzen, Über-Ich-Introjekten und traumatogenen Affekten geht und die Erwachsene von heute vor der Entscheidung steht, welche hilfreichen Begleiter sie zu ihrer Unterstützung mitnehmen möchte und welche bei den Kindern bleiben sollen, bieten wir der Patientin auch an, wenn nötig diese Gestalten zu *doppeln*. So kann dann beispielsweise ein Löwe bei den Kindern bleiben und der gedoppelte die Erwachsene begleiten.

Umgang mit Amnesien in der Imagination Mitunter leidet eine Patientin unter Amnesie oder äußert Vermutungen, sie könne z. B. sexuell traumatisiert sein, ohne eine klare Vorstellung zu haben. In der Regel haben wir bereits verschiedene Indikatoren, die auf Kindheitstraumata verweisen, wie aktuelle hochbelastende Beziehungen, meist sadomasochistischer Prägung, massive Symptome, wie *Impulsdurchbrüche*, Süchte, auch Magersucht, massive Zwänge, ausgeprägte Selbstwertprobleme, ein hohes *Angstniveau* und die Art, wie die Patientin mit der Psychotherapeutin umgeht (z. B. ausgesprochen gefügig und »brav« oder hochmisstrauisch), sowie auffallende Störungszeichen bei der Imagination einer Blume. Diese Patientinnen sagen oft, sie könnten sich an Früher nicht erinnern, meinen auch irgendwie diffus, ihre Kindheit sei recht normal und glücklich gewesen.

MERKE

Aber das fehlende Erinnerungsvermögen, die heutige Symptomatik, das Verhalten und das hohe Angstniveau lassen »stark auf ein hohes Angstniveau in der Kindheit schließen, das gegen die Verfestigung einer Langzeiterinnerung gewirkt hat. Es weist auch auf die Möglichkeit hin, dass dissoziative Abwehrmechanismen eingesetzt wurden, um sich gegen den fehlregulierenden Einfluss früherer Umstände zu schützen« (Cozolino 2006, S. 165).

Auch wenn wir bei fehlendem Erinnerungsvermögen niemals eine klare Aussage darüber machen können, was genau der Patientin in ihrer Kindheit widerfahren ist und wir nur spekulieren können, so ist es doch immer ein Hinweis auf eine belastende Kindheit. Wir versuchen, ein fehlendes Erinnerungsvermögen auch im Rahmen von Imaginationen zu untersuchen, unter der Voraussetzung, dass die Patientin bereit ist, ihre eigene Geschichte mit unserer psychotherapeutischen Hilfe zu rekonstruieren. Gewinnen wir schließlich im psychotherapeutischen Prozess den Eindruck, es wäre an der Zeit, die Rekonstruktion kindlicher Erfahrungen zu vertiefen, schlagen wir der Patientin vor, sich in der Imagination, mit unserer Unterstützung, auf den Weg zu machen und das *verletzte innere Kind* zu suchen und zu finden. Wenn sie nach der Erklärung des Prozedere dazu bereit ist, begleiten wir sie nach einer Entspannung und der Stabilisierung im Rahmen des gestuften Basismotivs.

Instruktion II »Verletztes inneres Kind« bei Amnesie Ausgehend vom gestuften Basismotiv sagen wir: *»Versuchen Sie sich jetzt bitte vorzustellen, wie Sie, die erwachsene Person von heute, zusammen mit den hilfreichen Begleitern, die Sie unterstützen, sich von Ihrem sicheren geschützten Ort aus auf die Suche nach Ihrem verletzten Kind machen,* *dem Sie bald begegnen werden. Ihre anderen Kinder bleiben gut versorgt von einem hilfreichen Begleiter, den Sie für diese Aufgabe bestimmen, am sicheren, geschützten Ort.«* Wir unterstützen dann die Suche der Patientin nach einem verletzten Kind.

Wir können auch folgende Formulierung verwenden: *»Machen Sie sich auf die Suche nach Ihrem inneren Kind und gehen Sie durch Raum und Zeit und Sie werden es an irgendeinem Ort in irgendeiner Zeit finden und wenn da etwas deutlich wird, beschreiben Sie es bitte.«*[28]

Wenn das verletzte Kind gefunden wurde, leiten wir die Patientin an, ähnlich wie bei der Instruktion I, zu schauen, in welchem Zustand sich das Kind befindet, wie es aussieht, und versuchen zu erkennen, was ihm widerfahren ist und was für das Kind getan werden muss. Wird eine Notfallversorgung gebraucht, leiten wir diese entsprechend an. Schließlich sagen wird der Patientin, sie möge zusammen mit ihren hilfreichen Begleitern das Kind an den sicheren, geschützten Ort bringen, wo ihm all das zuteilwird, was es nun braucht (→ Instruktion I), und die hilfreichen Begleiter würden sie dabei unterstützen.

FALLBEISPIEL Verletztes inneres Kind

Ich möchte nun zeigen, wie sich bei Lena eine Begegnung mit dem »verletzten inneren Kind« in der Imagination gestaltete.

Lena war es von früh an verboten, bei Tisch etwas zu fragen, wenn sich die Erwachsenen unterhielten. Fragte sie doch etwas, veranlasste ihre Mutter sofort ihre Bestrafung, vom Großvater in den dunklen Keller gesperrt zu werden. In unserer Sitzung klagte Lena unter Tränen, wie schrecklich das für sie gewesen sei. Nachdem ich ihr das einfühlsam bestätigt hatte, bot ich ihr an, als Erwachsene von heute zusammen mit hilfreichen Begleitern in den Keller zu gehen, dort dieses Kind von damals zu bergen und an den sicheren geschützten Ort zu bringen, sodass sie sich heute um dieses innere Kind kümmern könne, was Lena sofort bereitwillig annahm.

In der Imagination ist dann die Erwachsene von heute mit den hilfreichen Begleitern in ihrem Turmzimmer, der Drache hält am Turmfenster Wacht und die wunderbare Gini liest der Erwachsenen Märchen vor. Alles ist ganz ruhig, betont Lena, freundlich und liebevoll. Alle lächelten sich zu. Ich markiere das, indem ich sage, sie möge das alles deutlich wahrnehmen. Als ich sie frage, wen von ihren hilfreichen Begleitern sie mit zu dem Haus der Großeltern nehmen möchte, entscheidet sie sich für den Drachen und Gini. Die Hunde sollen im Turm bei den Kindern bleiben. Nachdem ich Lena aufgefordert habe, sich nun auf den Weg hin zum Haus der Großeltern zu machen, kommt sie dem nach und bleibt zunächst am Gartentor stehen. Ich sage, sie möge das Gartentor jetzt aufmachen, hin zur Haustür gehen und runter in den Keller zu dem Kind und mir alles mitteilen, was sie sich vorstelle, damit ich sie gut begleiten könne.

---

28 Diese Instruktion stammt von meiner Kollegin Dr. med. Gabriele Löw, die zusammen mit Dipl.-Psych. Irmgard Künzl-Daldorf und mir unsere Traumakurse in Darmstadt leitet.

Bewegt sagt Lena: »Ich stelle mir vor, wie wir die Kellertür aufmachen, den Lichtschalter an und die Kellertreppe hinuntergehen. In einer Ecke sitzt das kleine Kind und weint.« – Gerührt fährt sie fort: »Und jetzt kommt die Gini, beugt sich runter zu ihm und sagt, dass es keine Angst haben muss. Und der Drache kommt auch und umarmt es. Sie nehmen es rechts und links an der Hand, gehen durch das Garagentor und nicht mehr über die Treppe und machen Spaß dabei.«

T: »Ja, führen Sie das Kind hinaus aus dem Haus und an den sicheren geschützten Ort.« Sie schweigt, wirkt aber schon entspannter. »Und achten Sie dort darauf, dass das Kind alles bekommt, was es jetzt braucht.« Die Patientin wirkt ganz in sich gekehrt, schweigt und kämpft mit den Tränen. Ich frage sie: »Wo sind Sie jetzt?«

Lena: »Im Turmzimmer, aber der Drache ist noch einmal zurückgegangen und hat jedem, Opa, Oma und meiner Mutter, mit dem Schwanz eine runtergehauen.«

T: »Ja, das hat er gut gemacht.« Sie weint. »Was braucht die erwachsene Frau jetzt?«

Lena: »Frieden, eine liebevolle Umarmung und liebevolle Menschen.«

T: »Ja. Und wie geht es Ihnen jetzt am sicheren geschützten Ort?«

Lena: »Gini sitzt vor mir und drückt mir ganz fest die Hände und es ist jetzt alles gut. Die Hunde sind auch da und legen mir ihre Köpfe auf die Beine. Der Drache ist auch zurück und liegt ganz entspannt auf der Fensterbank.«

T: »Und das Kind, was braucht das Kind?«

Lena: »Liebe und Zuversicht, dass alles gut wird.«

T: »Wer kann ihm das vermitteln?«

Lena: »Ich weiß es gar nicht.«

T: »Sie wissen es gar nicht«, wiederhole ich freundlich und frage, ob jemand von den hilfreichen Gestalten das vermitteln könnte.

Lena: »Wenn, dann der Drache.«

T: »Ja, und wie könnte der das machen?«

Lena: »Er sagt, dass alles gut wird, weil er alles, was mir schadet, und jeden, der mir wehtut, aus dem Weg räumt.«

T: »Wie ist es für das Mädchen, wenn es das hört?«

Lena: »Schön.«

T: »Ja ... und wie geht es der erwachsenen Frau jetzt?«

Lena: »Sie ist sehr erschöpft.«

T: »Was bräuchte sie jetzt?«

Lena: »Ganz viel Ruhe und Liebe und Zuversicht.«

T: »Dann versuchen Sie es in Ihrer Vorstellung so einzurichten, dass das möglich wird.«

Lena schweigt. Ich frage sie, ob das gehe. Sie bejaht. Ich bitte sie, sie möge auch noch einmal danach schauen, was mit der Erwachsenen von heute ist, und dafür sorgen, dass sie alles hat, was sie jetzt braucht.

Schließlich fordere ich Lena auf, mit ihrer Aufmerksamkeit wieder ganz in den Therapieraum zurückzukehren, mit dem Wissen aber, immer wieder, wenn sie das brauche und wolle, an den sicheren, geschützten Ort mit allem, was ihn ausmache, zurückkehren zu können. Nach der Imagination, nachdem sie sich gereckt und gestreckt und tief durchgeatmet hat und Zeit hatte, wieder anzukommen, frage ich Lena, ob es sehr anstrengend gewesen sei.

Lena: »Ja, total. Und ich bin total erschöpft und die Erinnerung hat mich ganz eingeholt: Als ich als Kind die Treppe runtergeschickt wurde, habe ich mir immer vorgestellt, ich stürze hinunter und bin tot und dann tut es ihnen leid, was sie angerichtet haben. Oder ich habe mir vorgestellt, ich flüchte durch das Garagentor, was ich mir jetzt auch vorgestellt habe, und dann suchen sie mich und ich bin weg, und das hat es jetzt auch so lustig gemacht.«

T: »Und jetzt braucht das Kind von damals neben der Freude über die gelungene Flucht auch ganz viel Trost und die erwachsene Frau von heute auch.«

Lena: »Man weiß doch; dass ein Kind ganz viel Angst in so einem dunklen Keller hat. Es hätte doch gelangt, wenn man mich aufs Zimmer geschickt hätte.«

T: »Ja, dabei wäre auch das unnötig gewesen, denn Sie haben ja nichts Schlimmes getan.«

Lena: »Ich habe meinen Opa immer entschuldigt, dass er so was gemacht hat, dass er durch den Krieg so geworden ist. Aber meine Mutter – dass sie es zugelassen hat. Sie hat immer alle Schuld auf mich geladen. Es ist doch auch eine Schadensbegrenzung, wenn man Schuld mal selbst auf sich nimmt.«

T: »Ja, das ist ganz wichtig.«

Lena: »Meine Mutter hatte immer eine Ausrede parat, gesagt, sie wäre angewiesen gewesen auf die Eltern, dass sie mich in den Ferien zu sich nehmen. Ich weiß nicht, wie man so kalt sein kann.«

T: »Ja.«

Lena: »Meine Mutter nimmt bis heute keinen Anteil an mir. Sie fragt nichts, auch jetzt nicht nach meiner Blasenspiegelung. Immer ist sie anteilslos.«

Kommentar: Wenn erstmals das verletzte Kind geborgen wurde, ebenso wie nach allen weiteren Rettungen, schließt sich imaginativ eine ausgedehnte Phase erneuter Stabilisierung im Rahmen des gestuften Basismotivs an. Die Kinder sind am sicheren, geschützten Ort, sind gleichzeitig in einem geborgenen Miteinander mit den hilfreichen Gefährten und der Erwachsenen versammelt. Falls nötig, bedarf es der weiteren Anleitung zur Annahme und Aufnahme des verletzten Kindes. Dies geschieht in einem Prozess, in dem auch im Dialog mit der Patientin die biografischen Hintergründe für die ablehnende Haltung gegenüber dem verletzten Kind heute angesprochen und rekonstruiert werden. Erst danach ist in einem weiteren Schritt ein Unschädlichmachen von Schädigern angezeigt. Es kann aber auch sein, dass Schädiger spontan von der Patientin in der Traumaszene unschädlich gemacht werden. Das bedeutet aber nicht, beim weiteren Durcharbeiten darauf zu verzichten. Dies sollte sich im weiteren Prozessgeschehen mit einem erneuten Stabilisieren abwechseln und mit einem i. d. R. weiteren notwendigen Bergen zusätzlicher traumatisierter innerer Kinder. Bei Lena war der Druck der mörderischen Wut auf den Missbraucher so immens, dass ein Unschädlichmachen bereits vor dem Bergen des inneren Kindes indiziert war.

Theoretische Fundierung Wie können wir modellhaft verstehen, was in der imaginativen Traumabearbeitung geschieht? Bezug nehmend auf Fonagy et al. (2002) ermöglicht uns der induzierte Tagtraum der Patientin, die Realität des verletzten inneren Kindes in einem Als-ob-Modus zu erleben. Das bedeutet, die Imagination erlaubt, und das ist für einen traumatisierten Menschen entscheidend, die imaginierte Szene aktiv zu kontrollieren, zu gestalten und hier und heute nach Belieben zu modifizieren. Dadurch können die Affekte nun anders als in realen Situationen der Traumatisierung erlebt werden, probeweise oder abgeschwächt. Während die Patientin ursprünglich der traumatischen Erfahrung hilflos-passiv und ohnmächtig ausgeliefert war und sich angesichts dieses realen, im Gedächtnis repräsentierten Vorgangs als hilfloses Subjekt erlebte und weiterhin erlebt, wird sie in der psychotherapeutisch begleiteten imaginativen Reinszenierung zur aktiv Handelnden, die den Verlauf der *Als-ob-Episode* kontrolliert. Eine solche qualitativ transformierte Reinszenierung im sicheren *Als-ob-Modus* einer fiktiven repräsentationalen Welt ermöglicht eine emotional korrigierende Erfahrung, da sie positive Affekte der Urheberschaft und Wiedervereinigung (hier mit den hilfreichen Begleitern, die viele positive Selbstobjekt-Anteile repräsentieren) erzeugt. Diese positiven Affekte und Vorstellungen wirken der negativen Erinnerung, wie sie mit dem Originalvorgang assoziiert ist, entgegen (Fonagy et al. 2002, S. 300 f.). So können im *Als-ob der Imagination* das innere Drama umgestaltet und neue Wege aus alten Inszenierungen gefunden werden. Dies gilt für die gesamte Traumabearbeitung, die darauf zielt, im Als-ob der Imagination das innere Drama der Patientin umzugestalten, im Prozess der Transformation Distanz zu diesem zu schaffen sowie Kreativität und Selbstwirksamkeit freizusetzen. Dabei geht es uns immer darum, in der Imagination eine aktive individuelle Problemlösung zu fördern und zu unterstützen. Das schließt auch ein, eine ehemals unterbrochene Handlung nun im *Als-ob der Fantasie* wunschgemäß zu Ende zu führen, ein Vorgang, dem Fischer & Riedesser (1999) große Bedeutung für die Traumaintegration beimessen.

Fortsetzung der Arbeit mit dem inneren Kind In der weiteren Beschäftigung mit dem traumatisierten Kind befassen wir uns zusätzlich mit dem abhängigen, unterworfenen, erniedrigten, schuldig gesprochenen, beschämten, parentifizierten, ausgebeuteten, leidenden, gedemütigten und verlassenen Kind oder auch mit dem kranken Kind, das im Krankenhaus liegt. Außerdem kann ebenfalls eine Begegnung mit dem geliebten, respektierten, geachteten Kind in der Imagination angeleitet werden.

3.6.3 Unschädlichmachen einer schädigenden Repräsentanz

Das Unschädlichmachen als eine weitere zentrale konfrontative KIPT-Technik zielt auf die Bearbeitung der weitreichenden traumabedingten Aggressions-, Scham- und Schuldkonflikte. Meist gehen sie mit einer ausgeprägten Tendenz zur *Selbstschädigung* und *Selbstverletzung* einher. Da die kindliche, mit Scham und Schuld beladene reaktive

Wut nicht gegen die Beziehungspersonen, von denen das Kind überlebensnotwendig abhängig ist, gerichtet werden darf, wendet sie das Kind (und später der Erwachsene) unbewusst gegen die eigene Person. Oft identifiziert es sich unbewusst mit dem Aggressor, erleidet u. U. sogar früh eine Intropression seiner Aggression.

Mithilfe der Technik des Unschädlichmachens versuchen wir in der Behandlung, die innere Amalgamierung von Selbstrepräsentanz und Täterrepräsentanz langsam rückgängig zu machen, sie bestenfalls ganz aufzulösen und aus dem psychischen Raum »auszuscheiden«. Den Begriff der Täterrepräsentanz verstehen wir als eine bewusst erinnerbare schädigende Person aus einer erlebten Traumaszene, die verinnerlicht wurde, damit die Beziehungsperson im Außen *gut* bleiben konnte. Unter Zuhilfenahme der Imagination heben wir langsam die stattgefundene Spaltung und die Übernahme der Schuld auf.

MERKE

Behandlungspraktisch setzt ein Unschädlichmachen eine eindeutige Klärung der Traumaszene, ihrer Erinnerung daran und der damit einhergehenden Fantasien voraus. Deshalb lassen wir uns von der Patientin schildern, welcher traumatischen Szene sie mit welchem Schädiger ausgesetzt war oder um welche schädigenden Anteile, z. B. dem unter Wutausbrüchen leidenden Vater, es sich handelt.

Genauso gehen wir vor, wenn sich bei der Besprechung von Nachfolgekonflikten im Leben der Patientin weitere traumatogene Szenen rekonstruieren lassen, die einschließlich der Schädiger im Gespräch klar ermittelt werden können. Immer aber ist eine eindeutige Klärung unabdingbar, um welche Täter oder Täteranteile es sich handelt. Geschieht dies nicht, kann das zu einem verhängnisvollen Geschehen führen und wäre ein psychotherapeutischer Kunstfehler. Denn die täteridentifizierte Patientin würde dann u. U. einen bedeutsamen, aber abgelehnten Teil ihres Selbst in der Imagination mit nicht absehbaren Folgen destruieren. Deshalb ist bei der *Auseinandersetzung mit einer Täterrepräsentanz* Folgendes zu bedenken (Steiner 2018, 2019; Steiner & Krippner 2006):

- Bei nahen Beziehungspersonen betonen wir stets, dass es um deren schädigende Anteile aus der Vergangenheit gehe, welche die Patientin in ihr Inneres aufgenommen habe, die noch heute dort ihr Unwesen treiben und deshalb innerlich unschädlich gemacht werden sollen. Wir betonen, dass die liebevollen, zugewandten Anteile ihr aber innerseelisch in ihrer unterstützenden Bedeutung erhalten bleiben und wertvoll sind.
- Wir heben hervor, dass es hier und heute darum geht, sich von etwas zu trennen, das bis dato innerlich eine schädigende Wirkung entfaltet und dass es hilfreich ist, sich in der Imagination davon nach und nach zu distanzieren und letztlich zu befreien.
- Wir ergänzen, dass heutige Beziehungen, z. B. zum Vater, durch solche Vorstellungen nicht negativ tangiert werden, sich u. U. sogar verbessern, da die angestaute Wut eine Abfuhr erfahren hat.

- Bei explizitem Wunsch der Patientin kann evtl. ein Prozess des Verzeihens und der Versöhnung in Gang kommen. Dazu sollte aber die betreffende Person, soweit sie noch lebt, grundsätzlich ihren Beitrag leisten sowie ihre reale Schuld anerkennen und auf sich nehmen.

Die Technik des Unschädlichmachens umfasst zwei Ansätze:
1. Unschädlichmachen des Täters in der traumatischen Situation
2. dem Täter all das sagen, was die Patientin ihm schon immer sagen wollte

Instruktion »Unschädlichmachen des Täters in der traumatischen Situation« Nachdem das beabsichtigte Vorgehen in der Imagination besprochen und die explizite Einwilligung der Patientin eingeholt wurde und die Entspannung erfolgte, beginnen wir als Erstes in der Instruktion mit dem gestuften Basismotiv. Hat die Patientin sich in ihrer Imagination stabilisierend eingerichtet und sich ihrer hilfreichen Begleiter vergewissert, leiten wir sie an, hilfreiche Begleiter zu bestimmen, mit denen sie einen Ortswechsel vornehmen möchte, hin in die gerade in der Sitzung angesprochene traumatische Situation. Da für das Vorhaben des Unschädlichmachens besonders die *wehrhaften Begleiter* von Bedeutung sind, fördern wir ihre aktive Präsenz nachhaltig. Hat die Patientin entschieden, welche Begleiter sie mitnehmen möchte, sagen wir: *»Stellen Sie sich nun weiter vor, wie sich die erwachsene Person von heute zusammen mit den hilfreichen Begleitern, die sie sich gewählt hat, hin in die vorhin angesprochene traumatische Situation begibt. Denken Sie daran, dass Sie das Tempo der Annäherung bestimmen, auch wie viel Distanz Sie brauchen.«* Wenn die Bereitschaft der Patientin klar zutage tritt, jetzt den Täter oder den schädigenden Anteil unschädlich zu machen, lautet die weitere Instruktion: *»Machen Sie nun, wie Sie sich das vorgenommen haben, den Schädiger/schädigenden Anteil unschädlich. Denken Sie daran, dass in Ihrer Vorstellung jedes Mittel in Ordnung ist und es darum geht, sich von etwas Schädigendem in Ihrem Inneren zu befreien, und die hilfreichen Begleiter Sie dabei unterstützen oder das für sie tun.«*

Nachdem das Unschädlichmachen erfolgt ist, leiten wir die Patientin an, in ihrer Vorstellung wieder an den sicheren, geschützten Ort zurückzukehren. Regelmäßig werden die Heimkehrenden in der Imagination spontan anerkennend für die Befreiung gewürdigt und gefeiert.

Als Psychotherapeutin würdigen wir im Nachgespräch ebenfalls die Patientin für das Gelingen, sich mit etwas Schädigendem auseinandergesetzt zu haben, von dem sie sich als Erwachsene heute nicht mehr beherrschen lassen möchte.

FALLBEISPIEL Unschädlichmachen eines Schädigers

In der Behandlung von Lena nahm das Unschädlichmachen von schädigenden Anteilen, besonders des Stiefvaters, aber auch ihrer Mutter, einen breiten Raum ein. Nachdem ich Lena das erste Mal das Unschädlichmachen des schädigenden Stiefvaters angeboten hatte, wurde diese Imagination – später vor allem auf Wunsch Lenas – wiederkehrend vollzogen. Der Stiefvater, ein Bäcker, hatte sie jahrelang jeden Morgen, bevor er zur Arbeit ging, sexuell missbraucht, während die Mutter in einem vom Ehemann getrennten Zimmer schlief und die knarrenden Dielen der Altbauwohnung ignorierte.

Nach Besprechung des Imaginationsvorhabens und des Ziels, heute etwas unschädlich zu machen, was in Lena immer noch seine schädigende Wirkung entfalte, ihrer Einwilligung und einer Entspannung stellt sie sich vor, sie sei wieder in ihrem hohen Turm in einer sanft hügeligen Weinberglandschaft. Mit ihr seien ihre drei Hunde, der Drache und die bezaubernde Fee Gini. Sie betont, dass alles ganz friedlich ist und auf weiten Feldern Rehe und Hasen seien. Als ich frage, welche hilfreichen Begleiter sie für die anvisierte Aufgabe mitnehmen möchte, antwortet sie: »Den Drachen! Und im Burggraben sind Krokodile, da nehme ich auch eines mit.«

T: »Gut, dann stellen Sie sich jetzt vor, wie Sie, die Erwachsene von heute, der Drache und das Krokodil zu dem Haus gehen, in dem Sie den Schädiger von damals finden werden.« Sogleich beginnt Lena stark zu zittern und zu weinen. »Stellen Sie sich vor, wie die hilfreichen Begleiter vorangehen, Ihnen kann nichts geschehen.«

Lena: »Ich bleibe unten stehen, sie gehen hoch in den dritten Stock und ich bin immer eine Treppe hinter ihnen.«

T: »Das ist sehr gut.«

Lena: »Ja.«

T: »Stellen Sie sich dann vor, dass jetzt der Drache und das Krokodil die Tür zur Wohnung aufmachen und hin zu dem Schädiger gehen und ihn unschädlich machen.« Lena weint. »Versuchen Sie, es sich vorzustellen.«

Lena: »Es fällt mir ein bisschen schwer.«

T: »Stellen Sie sich vor, dass Sie, die Erwachsene von heute, immer im Hintergrund ist – Drache und Krokodil machen ihn unschädlich, Sie müssen gar nichts tun.« Es vergeht etwas Zeit und ich frage, ob das geht.

Lena: »Nicht so richtig. Ich sehe die Wohnung ganz deutlich vor mir. Meine Mutter schläft und ich höre ihn zu mir ins Zimmer kommen.«

T: »Das Kind von damals ist dort nicht mehr. Es ist längst am sicheren, geschützten Ort.« Die Patientin beruhigt sich langsam. Das hilflose Schluchzen hört auf. »Was könnten der Drache und das Krokodil jetzt tun?«

Lena: »Der Drache speit schon die ganze Zeit Feuer. Er [der Stiefvater] will immer noch rüber in das Zimmer gehen, aber der Drache speit Feuer und er fängt schon Feuer und der Drache haut ihm rechts und links eine runter und das Krokodil beißt ihm was ab.«

T: »Ja, machen Sie ihn ganz unschädlich in sich.« Schließlich berichtet Lena, dass er verkohlt am Boden liegt.

Auf meine Frage, was Sie noch gerne tun möchte, sagt sie: »Zur Sicherheit dieses Teil noch zersägen.«

Darin bestätige ich sie, genauso wie darin, dass sie »die einzelnen Teile noch in die Toilette« wirft.

Lena: »Ja, jetzt ist es durch.«

T: »Ist alles entsorgt?«

Lena: »Ja.«

T: »Geschafft! Und wie geht es Ihnen jetzt?«

Lena: »Sehr erschöpft, aber zufrieden.«

Ich leite sie dann an, als erwachsene Frau von heute mit ihren hilfreichen Begleitern wieder zurück in ihre Basislandschaft zu gehen, wo das unverletzte und das verletzte Kind sind und die anderen hilfreichen Begleiter.

Lena: »Die wunderbare Gini klatscht Beifall und es ist jetzt ganz entspannend.«

T: »Tun Sie jetzt einfach das, was Sie noch gerne tun möchten an Ihrem sicheren, geschützten Ort, und schauen Sie, was die Erwachsene von heute jetzt braucht, was ihr guttut.«

Lena: »Sie weint und dann kommt die wunderbare Gini und nimmt sie in den Arm und streichelt ihr über den Kopf.«

T: »Spüren Sie das intensiv, wie sie Sie im Arm hält, Ihnen über den Kopf streichelt und Sie beruhigt und bestätigt in dem, was Sie vollbracht haben und dass der Spuk jetzt ein Ende hat.«

Ich lasse ihr noch einen Moment Zeit und leite sie dann mit den üblichen Instruktionen an, wieder mit ihrer Aufmerksamkeit langsam zurückzukehren in den Therapieraum, wissend aber, dass sie jederzeit, wenn sie das möchte, in ihrer Vorstellung zurückkehren kann in die Landschaft, die ihr gefällt, mit allem, was dazugehört.

Wieder mit ihrer Aufmerksamkeit in den Therapieraum zurückgekehrt, meint Lena: »Ich bin fix und fertig.«

T: »Ja, es war auch schwere Arbeit, die Sie geleistet haben.«

Kommentar: Übrigens berichten Patientinnen immer wieder nach dieser anstrengenden Arbeit der Traumakonfrontation, wie viel Kraft diese sie koste. Auf expliziten Wunsch Lenas wurde das Prozedere des Unschädlichmachens des Missbrauchers oft wiederholt und lief in ganz ähnlicher Weise ab, wie gerade geschildert. Dabei zitterte sie zu Beginn am ganzen Leib und nachdem schließlich am Ende von der Täterrepräsentanz nichts übrig geblieben war, trat jedes Mal eine deutliche Beruhigung ein. Danach konnte sie sich in der Imagination, zurückgekehrt in ihre Basislandschaft, entspannt und zufrieden erleben und die Zuwendung ihrer hilfreichen Gefährten genießen (später kam noch eine liebevolle Großmutter hinzu).

Dieses Fallbeispiel verdeutlicht, wie es Lena im Als-ob der Fantasie gelingt, symbolisch ihre angestaute Wut, die in ihre Beine in Form stechender Schmerzen konvertiert ist, »wie Pfeilspitzen, die sich ins Fleisch bohren«, mittels der Figur des Drachens und Krokodils abzureagieren. Dabei unterstützen sie die hilfreichen Gefährten, die Wendung der Aggression gegen die eigene Person abzuwehren und die Position der hilflos Ohnmächtigen zu verlassen, stattdessen zu einer aktiv Handelnden zu werden und die Szene nach ihren Vorstellungen zu kontrollieren und umzugestalten. Ihre allmähliche Loslösung aus ihrer Gefügigkeitshaltung manifestiert sich nach einiger Zeit u. a. in einem Nachlassen der Symptomatik, in der zunehmenden Fähigkeit, ihre bisher von masochistischer Unterwerfung gekennzeichneten Männerbeziehungen zu reflektieren, eine begonnene zu beenden und dabei ihren *Nähe-Distanz-Konflikt* klar zu benennen. Er speist sich aus der ungestillten Sehnsucht nach einer liebevoll bezogenen Bindung, die sie so anfällig macht für missbräuchliche Beziehungen, sowie ihre gleichzeitige Angst davor. Auch auf der Übertragungsebene kommen ihre heftigen aggressiven Impulse, trotz verbalisierter Scham- und auch Schuldgefühle, zum Vorschein. Fast ein Jahr nach dieser ersten Imagination des Unschädlichmachens spricht Lena über ihr jahrelanges intensives Joggen, das sie bis zum Ausbruch der Schmerzsymptomatik in den Beinen betrieb. Sie habe sich dabei immer das Gesicht des Stiefvaters vorgestellt, auf das sie mit jedem Schritt fest getreten habe.

FALLBEISPIEL Unschädlichmachen eines schädigenden Mutteranteils

Genauso wie Lena vor allem im ersten Jahr der Behandlung den schädigenden Anteil des missbrauchenden Stiefvaters unschädlich machen wollte, äußert sie nun verstärkt das Bedürfnis, auch ihre Mutter unschädlich zu machen. Bis dato hatte sie häufig über die Wahrnehmungsverzerrungen, Entwertungen und Demütigungen ihrer Mutter gesprochen, die von mir ebenfalls immer wieder als solche benannt wurden. Auch habe ich angesprochen, was ein solches Verhalten im Erleben eines Menschen an Wut und Trauer, aber auch an zutiefst verbotenen Rachefantasien auslöst, für die man sich schuldig fühlt und schämt. Ich betone, wie hilfreich es ist, all das in sich wahrzunehmen und in der Vorstellung zuzulassen, ohne es in der Realität zu agieren. Beispielsweise teilte Lena mit, ihre Mutter habe ihr viele Male alles Mögliche versprochen und dann gesagt: *»Wie kommst du denn darauf, das habe ich nie gesagt«* oder *»Das habe ich dir nicht versprochen, das bildest du dir mal wieder ein«*. Auch habe die Mutter sie angeschrien, wenn sie ihr Geschenke gemacht habe: *»Ich will keine Geschenke von dir.«*

Für die Begegnung mit diesem Mutteranteil wählt Lena in der Imagination ihren Drachen, der mit einem Kochlöffel auf diesen Mutteranteil einschlägt und sie in den dunklen Keller treibt. Dort haut der Drache der Mutter, obwohl sie schreit und weint, rechts und links auf die Backen. Er hört auch dann nicht auf, wenn sie etwas sagen will. Nach der Imagination Tagtraum erfahre ich von Lena, dass ihre Mutter sie des Öfteren mit dem Kochlöffel auf den nackten Hintern geschlagen habe. Dazu habe sie sich aufs Bett legen müssen. Einmal sei dabei der Mutter der Kochlöffel zerbrochen und dann habe sie noch ärger draufgeschlagen. *»So habe ich mir vorgestellt, dass der Drache das jetzt auch tut.«*

Kommentar: In dieser kurzen Sequenz zeigen sich erneut die symbolische Delegation der eigenen Aggression in die Figur des Drachens und die szenische Umkehr des passiv Erlebten ins Aktive. Das heißt, sie tut der Mutter das an, was diese ihr angetan hat. Sie wird in den dunklen Keller getrieben, wohin Lena als Kind vom Großvater, in Gegenwart der Mutter, immer dann gesperrt wurde, wenn sie bei Tisch etwas sagen wollte, was ihr verboten war: *»Kinder haben den Mund zu halten.«* Jetzt trifft in der Imagination genau das die Mutter immer dann, wenn diese den Mund aufmachen will.

Instruktion »Der Täterin oder den Eltern all das sagen, was man ihr oder ihnen immer schon sagen wollte« Zur Auseinandersetzung mit Täterrepräsentanzen gehört auch, ihnen all das zu sagen, was man ihnen schon immer sagen wollte. Dadurch wird die direkte Versprachlichung dessen möglich, was der Patientin auf der Seele liegt und sie belastet. Das in der Gegenwart einer anteilnehmenden, nicht verbietenden und moralisierenden Psychotherapeutin tun zu können, vermittelt verstärkt das Gefühl, sich zeigen zu dürfen und zugefügtes Leid teilen zu können. Wir unterscheiden zwei Instruktionsvarianten:

1. der Täterin/dem Täter all das sagen, was man ihr/ihm immer schon sagen wollte
2. einem Elternteil oder den Eltern all das sagen, was man ihm oder ihnen schon immer sagen wollte

Wir können selbstverständlich auch ganz gezielt den Namen der Person nennen, mit der eine Begegnung in der Imagination stattfinden soll.

Instruktion 1 »Der Täterin oder dem Täter all das sagen, was man ihr oder ihm schon immer sagen wollte« Wieder ausgehend vom gestuften Basismotiv leiten wir an: *»Stellen Sie sich einen Platz außerhalb Ihres sicheren, geschützten Ortes vor, wo Sie und die Täterin sitzen. Platzieren Sie sich so, dass Sie der Täterin gegenübersitzen. Sie darf sich nicht äußern, sie soll Ihnen jetzt nur zuhören. Sie können ihr jetzt all das sagen, was Sie ihr immer schon sagen wollten. Sagen Sie ihr insbesondere, was sie Ihnen angetan hat und was das für Sie bedeutet.«*

Instruktion 2 »Einem Elternteil oder den Eltern all das sagen, was man ihm oder ihnen schon immer sagen wollte« Auch hier gehen wir wieder vom gestuften Basismotiv aus und sagen dann: *»Stellen Sie sich bitte vor, wie Sie an einem Ort, den Sie aussuchen, Ihrer Mutter oder Ihrem Vater oder beiden begegnen. Platzieren Sie sie so, wie Sie das möchten, sodass Sie ihnen all das sagen können, was Sie wollen, und sie hören Ihnen zu. Und stellen Sie sich vor, wenn Sie möchten, dass Ihre hilfreichen Begleiter Sie unterstützen. Sagen Sie ihnen, wie Ihr Leben ausgesehen hätte, wenn Sie nicht so verletzt, sondern stattdessen so unterstützt worden wären, wie Sie es gebraucht hätten.«*

FALLBEISPIEL Einem Elternteil all das sagen, was man ihm schon immer sagen wollte

In einer Begegnung am Waldrand sagt Lena ihrer Mutter, dass sie nie liebevoll und zärtlich zu ihr gewesen sei, sie nie in den Arm genommen und einmal gedrückt habe. Dass sie immer alles in ihrem Sinn durchgeführt habe – sie erst aus Spanien weggerissen habe und dann schließlich auch noch von den Großeltern. Auch dass sie sie nie geschützt habe. Die Mutter schreie aber nur frech zurück, woraufhin sie die Mutter in einen *»tiefen, tiefen Brunnen«* stoße, der am Waldrand stehe. Daraus schreie sie aber immer noch ganz frech. Sie wache zusammen mit dem Drachen, bis kein Ton mehr aus dem Brunnen aufsteige.
Danach fühlte Lena sich erleichtert. Später, zurück am sicheren, geschützten Ort

angekommen, weint sie. Ich verweise auf die hilfreichen Begleiter, die sie jetzt trösten, und frage, was ihr jetzt guttäte. Sie stellt sich vor, wieder zu ihrer Grotte zu gehen und sich dort zu reinigen, indem das Wasser alles von ihr abspüle. Sie beginnt erneut zu weinen und erzählt mir, dass Bilder von früher gekommen seien, wie sie immer wieder in den Keller gesperrt worden sei. Dann von diesem »schlechten Typen«, der sie jahrelang mit Telefonstöhnanrufen verfolgt habe und ihre Mutter das doch eigentlich habe merken müssen.

An dieser Stelle bemerke ich: *»Es ist jetzt vorbei, es liegt hinter Ihnen, Sie sind jetzt hier in Sicherheit und Ihre hilfreichen Begleiter spenden Ihnen Trost und Verständnis.«*

Im Nachgespräch wiederholt Lena noch einmal, die Mutter hätte doch merken müssen, dass der Typ jede Nacht zu ihr ins Zimmer gegangen sei. *»Sie hat große Schuld auf sich geladen.«* Das bestätige ich.

3.6.4 Unschädlichmachen destruktiver Über-Ich-Introjekte

»Spontan sah ich einen Schatten mit Sense, es war der Tod, er löste Vernichtungsangst in mir aus.« »Eine Henkerin mit Beil. Man kann sie nicht anschauen, sie löst Vernichtungsangst aus.« »Ein Sklaventreiber mit Peitsche, der derb und unbeteiligt wirkte.« »Es erschien ein aufgepeitschtes Meer und dann ein Steingesicht, es war das der Medusa. Ich hatte das Gefühl, es nicht zu überleben, würde ich sie anschauen.« (Assoziationen in einem Seminar zum »Richter Gnadenlos«)

Die Introjektarbeit im Rahmen der KIPT beabsichtigt, die Inbesitznahme der Patientin durch einen inneren Verfolger, Demütiger, Entwerter, Richter etc. bewusst zu machen, indem wir sie dort, wo sie sich offenbaren, in metaphorischer Weise ansprechen und bewusst machen. Später beginnen wir in einem zeitintensiven Prozess mithilfe von Imaginationen, diese Quäler aus dem seelischen Organismus »auszuscheiden«. Begleitend achten wir auf die traumatisierende Über-Ich-Übertragung und entsprechende Gegenübertragung, die wir, wenn nötig, in die therapeutische Arbeit klärend einbeziehen. Da Über-Ich-Introjekte geradezu Wiedergänger der Schädiger sind, sind die Täteranteile ebenfalls darin repräsentiert.

Zunächst sind die Über-Ich-Introjekte der Patientin völlig unbewusst. Deshalb sensibilisieren wir sie von Beginn der Therapie an für ihre Präsenz. Dort, wo diese Introjekte manifest werden, zeigen wir dies der Patientin auf, z. B. sagen wir: *»Sie haben gerade so kritisch und abwertend über sich gesprochen, könnte es sein, dass diese Kritik und diese Abwertung von einer inneren Stimme herrühren, die zu einem inneren Kritiker und Entwerter gehört, dem Sie als Kind immer wieder begegnet sind?«*

DEFINITION

Konzeptionell verstehen wir die *Symbolisierung eines Über-Ich-Introjekts* in Abgrenzung von einer Täterrepräsentanz folgendermaßen: Zu einer Täterrepräsentanz hat das Ich bewussten Zugang im Gegensatz zum archaischen

Über-Ich-Introjekt, das im impliziten Gedächtnis aufgehoben ist (Cozolino 2006). Es wird gebildet aus einem Konglomerat unbewusster, vielfach geschichteter, introjizierter Täteranteile (Moser 2001) einschließlich der gegen sie gerichteten eigenen Aggressionen, die zur intrapsychischen Struktur werden.

Sie müssen in einem zeitintensiven Prozess bewusst und Ich-dyston gemacht werden. Denn bei Beziehungstraumatisierten spielen vor allem archaische Über-Ich-Konflikte, Erbe verinnerlichter Traumaerfahrungen, eine große Rolle. Sie äußern sich in massiven Scham- und Schuldgefühlen, die wiederum mit entsprechenden Konflikten einhergehen. Sie sind an Verbote gebunden, überhaupt über erlittene Qual zu sprechen, und sich dafür zu schämen, so viel Leid erlebt und ertragen zu haben. Gleichzeitig ruft das Sprechen darüber Loyalitätskonflikte sowie Schuldgefühle gegenüber einem Elternteil hervor. Ganz im Zentrum steht, sich immer wieder schuldig zu fühlen, sich als schlecht und hassenswert statt liebenswert zu erleben, als schwach und minderwertig. All das geht auf das Konto eines *erbarmungslosen inneren Richters*, der das Ich in eine masochistische Position zwingt, die Patientin anklagt und schuldig spricht, was dann u. U. schnell zu verschiedensten Arten der Selbstschädigung führt, um den inneren Richter zu besänftigen und versöhnlich zu stimmen.

Folgende Behandlungsschritte sollten dem Unschädlichmachen von Über-Ich-Introjekten vorausgehen:

- Sensibilisierung der Patientin für die Manifestationen des »inneren gnadenlosen Richters«; aufzeigen, wie und in welchen Zusammenhängen er sich bemerkbar macht, welche Gefühle er auslöst, mit welcher inneren Stimme er spricht, welches Bild sich dazu spontan zeigt
- Namenssuche für diese Manifestationen, um ihn auch in der Instruktion dezidiert zu verwenden, beispielsweise als »Sargnagel«, »Hexe«, »Zerstörer«, »Goebbels«, »Hitler«, »Mörder, der sich von hinten anschleicht«, wie er nicht selten zum Ausdruck kommt
- vor Beginn der Introjektarbeit bringen wir verstärkt die Patientin mit ihrer »weisen, gütigen und milden Begleiterin« in Kontakt, um ein Gegengewicht zu ihren archaisch vernichtenden Über-Ich-Introjekten herzustellen

Nach diesen Vorbereitungsschritten beginnen wir mit der *Symbolkonfrontation*, einer von Leuner (1985) dargestellten Technik, die wir in traumaspezifischer Modifikation anwenden.

Instruktion »Unschädlichmachen destruktiver Über-Ich-Introjekte« Ausgehend vom gestuften Basismotiv leiten wir die Patientin an: *»Gehen Sie nun, Sie, die erwachsene Person von heute und Ihre hilfreichen Begleiter, die Sie sich ausgesucht haben, und Ihre weise, gütige und milde Begleiterin in Ihrer Vorstellung über eine Wiese hin zu einem Waldrand. Dort werden Sie, deutlich abgegrenzt von diesem, sich wieder einen sicheren und geschützten Platz einrichten.«* Ist die Patientin dort angekommen, fahren wir fort: *»Richten Sie in*

Ihrer Vorstellung alles so ein, dass Sie klar abgegrenzt und gut geschützt sind. Stellen Sie sich nun bitte vor, wie aus dem Inneren des Waldes z. B. der ›Seelentöter‹ an den Waldrand kommt. Schauen Sie ihn sich an und beschreiben Sie mir diese Gestalt ganz genau.« Wir fragen nach Einzelheiten des Verhaltens, der Mimik und des Augenausdrucks, wie die Augen schauen, ob z. B. aggressiv, indifferent oder freundlich. Außerdem fragen wir nach der emotionalen Gestimmtheit der beobachtenden Erwachsenen. Wenn die Situation für die Patientin erträglich ist und sie sich gut unterstützt von ihren hilfreichen Begleitern erlebt, sagen wir: *»Versuchen Sie, die Erwachsene von heute, nun die Augen der Gestalt hartnäckig zu fixieren, gleichsam als wollten Sie sie mit dem Blick bannen und der Gestalt Ihre Macht gebieten.«* Besonders wenn der freigesetzte Affekt seinem Höhepunkt zusteuert, ist die Blickfixierung nachhaltig zu fördern: *»Versuchen Sie weiter ganz hartnäckig, die Augen des Seelentöters zu fixieren, gebieten Sie ihm Ihre Macht, zeigen Sie ihm selbstbewusst Ihre Wirkmächtigkeit, zeigen Sie, dass Sie als Erwachsene von heute nicht mehr einzuschüchtern sind. Sie können sich dabei selbstverständlich auch von Ihren hilfreichen Gefährten unterstützen lassen.«*

Diese Technik der sog. *Augenprobe* führt i. d. R. zur Einschüchterung der Symbolgestalt. Wenn es gelingt, die Symbolgestalt mit dem Blick zu bannen und schrumpfen zu lassen, wird die Erwachsene aufgefordert, diese wegzuschicken oder in anderer Form unschädlich zu machen. Sollte das Bannen mit dem Blick nicht gelingen, schlagen wir vor, sich vorzustellen, die hilfreichen Begleiter würden in einer Weise tätig werden, die die Macht der Symbolgestalt begrenzt, sie in irgendeiner Weise unschädlich macht, ihr deutlich ihre Grenzen zeigt und ihren Einfluss einschränkt, am besten ganz aufhebt. Wir achten darauf, den Akt der begonnenen Konfrontation so lange fortzusetzen, bis die Symbolgestalt unschädlich gemacht wurde, sich in irgendeiner Weise entscheidend wandelt oder spontan verschwindet und die Patientin in sich ein Gefühl nachhaltiger Befreiung von diesen Quälgeistern erlebt.

Das Unschädlichmachen gelingt in der Regel gut, wenn die Therapeutin die Patientin darin unterstützt, den drängenden Impulsen und Affekten im Fantasiemodus freien Lauf zu lassen.

MERKE
Ziel ist, die zur Struktur geronnenen intrapsychischen Selbstbestrafungs- und Erniedrigungsmechanismen mithilfe der imaginativen Bearbeitung zu verändern und der Patientin die Möglichkeit zu geben, angestaute, meist gegen die eigene Person gerichtete, oft mörderische Aggressionen hier und heute zielgerichtet zu kanalisieren und abzureagieren.

Dies hilft dabei, ihre Affekte und Aggressionskonflikte besser zu regulieren und auszubalancieren. Da diese Technik und damit das Ausleben von Wut, neben Scham, sich mit seiner mörderischen Wut zu zeigen, meist mit starken Schuldgefühlen einhergeht, gilt es, der Patientin den Kreislauf von Aggression und die Gefahr der Wendung gegen die eigene Person im Gespräch aufzuzeigen und mögliche symptomatische Reaktionen als Selbstbestrafungsreaktionen ansprechen. Dies und die wichtige Übertragungsarbeit unterstützen die hierzu nötigen Mentalisierungsschritte, wirken weiterhin der Amalgamierung von Selbst, Schädigerin und Introjekt entgegen. Denn es ist diese Amalgamierung, die zu Externalisierung/Projektion und der projektiven Identifikation führt und heftige traumatische Übertragungs- und Gegenübertragungsgefühle auslöst.

Theoretischer Hintergrund Freud (1923 [1971]) beschrieb Introjektion und damit Introjekte im Rahmen der Über-Ich-Bildung in Verbindung zum Ödipuskonflikt. *Introjektion* bezeichnet allgemein einen Vorgang, bei dem Objektbeziehungen internalisiert werden und sich einerseits die feindlichen, aber andererseits auch die orientierenden Beziehungserfahrungen im Über-Ich festsetzten und nach und nach als zum Selbst zugehörig erlebt werden. Ferenczi (1909 [1984]) war es schließlich, der den Begriff des traumatischen Introjekts prägte, ebenso wie den der Identifikation mit dem Aggressor. Sandler (1989a, S. 52) beschrieb, wie durch Introjektion innerlich ein freundlicher oder unfreundlicher Begleiter (Introjekt) etabliert wird, mit dem ein unbewusster Austausch bestehen kann, diese Introjekte aber nicht Teil der Selbstrepräsentation sind. Erst durch Identifikation werden sie Ich-synton und verändern das Selbst. Loch (1968) beschreibt noch einmal die Vorgänge, auf die bereits Ferenczi aufmerksam machte, nämlich dass die Introjektion böser, unbefriedigender Objekte bewirkt, dass das Subjekt im Gleichgewichtszustand mit seiner Umwelt bleibt. Das »Böse« ist nun innen, wirkt von dort und die Umwelt wird gut und sicher. Auch Arno Gruen (2000) spricht von der Identifikation mit der Grausamkeit der Eltern und der Übernahme ihrer Schuld, ganz im Sinne Ferenczis. Denn das Kind kann seine Eltern nur unter der Voraussetzung als liebevoll erleben, wenn es ihre Grausamkeit als Reaktion auf sein eigenes Wesen interpretiert. Somit übernimmt es die lieblose elterliche Haltung sich selbst gegenüber und muss in der Folge alles Eigene ablehnen und stets aufs Neue als etwas Fremdes verwerfen. Es ist das, was Winnicott (1965 [1974]) mit dem Konzept des *falschen Selbst* beschrieben hat, bei dem das implantierte Fremde immer mehr an innerpsychischem Raum gewinnt. Es macht im Extrem aus dem Kind eine Marionette, einen Automaten, ein Ding, über das man beliebig verfügen kann. Durch einen Mangel an Spiegelung während der frühen Kindheit entstehen, so die Säuglingsforschung, unassimilierte Introjekte. Bei Misshandlung findet sogar eine gewaltsame Intropression der elterlichen Affektzustände statt, die die Bildung guter Repräsentanzen, sog. assimilierter Introjekte, behindert. Diese kumulativen, chronisch unpassenden affektiven und kognitiven Stellungnahmen führen zu einem *fremden Selbst*, das ein Gefühl von Fremdheit vermittelt, sowie der Vorstellung, ein fremder Anderer kolonisiert das Selbst (Dornes 2004a; Fonagy et al. 2002). Für Hirsch (1987, 1997, 2004), der sich ebenfalls auf Ferenczi und die Säuglingsforschung bezieht, wird äußere Gewalt in Form eines fremd-körperartigen Introjekts im Selbst implantiert als eine aktive psychische Abwehrleistung des Opfers, um zu überleben. Auf diese Weise kann das Introjekt in der Folge auf das übrige Selbst ähnlich einwirken, wie ursprünglich der Täter auf das Opfer, sein Erleben und Verhalten steuernd, wie ein fremdes Programm einen Automaten. Von innen verursacht es dann Schuldgefühle, Selbstwerterniedrigung und Dissoziationsphänomene.

MERKE
Bleibt das traumatische Introjekt, obwohl es im Wiederholungszwang ans Tageslicht tritt, unerkannt, lähmt es Kreativität und Ich-Funktionen und führt zu Gefühlen der Leere, des mangelnden Selbstwerts, der »grundlosen« Depression.

Neuropsychologisch betrachtet ist unser Über-Ich »auf einer tieferen emotionalen Ebene«, »unsere frühere implizite Erinnerung an die Art, wie unsere Eltern uns erlebt haben« (Cozolino 2006, S. 167). Fortdauernde Fehlregulierung setzt sich sodann in den Netzwerken des sensorischen, motorischen und emotionalen Gedächtnisses fest, verschlüsselt als implizite Erinnerungen an negative Zustände, und führt zum Überwiegen böser innerer Objekte.

Psychotherapeutisch bekommen wir einen Zugang zu sehr frühen Erfahrungen der Patientin, indem wir beobachten, was im Selbstwertgefühl aufscheint, wie sie mit sich selbst umgeht, wie sie andere behandelt und sich von anderen behandeln lässt. Tilman Moser (2001) ergänzt die Konzeption der *traumatischen Introjekte* und beschreibt Über-Ich-Strukturen bei Menschen, die in einer Diktatur leben oder gelebt haben, als »dämonische Figuren«. In solcher Form bekommen wir es »mit schwer auffindbaren oder klassifizierbaren Deponien von Gehorsam, Idealisierung, Ichaufblähung und Ichauflösung, Panik, Straferinnerungen und so weiter zu tun« (Moser 2001, S. 29).

Nach Wurmser (1990) wird durch Introjektion und Identifikation allmählich die äußere kritisierende Autorität zum selbstkritischen Über-Ich-Anteil, gepaart mit der eigenen unterdrückten Aggression. In der Folge erniedrigt, verurteilt, verachtet und demütigt man sich selbst oder stellt sich bloß. Man führt z. B. seine Schande oder sein Unglück/Versagen selbst herbei und büßt für seine verpönten Aggressionen. Aggressionsarten, die das Über-Ich gegenüber dem Ich einsetzt, haben ihre genetischen Vorläufer immer in äußeren Objekten. Bei der Externalisierung werden sie wieder an äußere Objekte delegiert, z. B. in der Über-Ich-Übertragung. Verinnerlichte Aggressionsarten symbolisieren sich oft als inneres verfolgendes Auge. Externalisiert kann es als ständiges Beobachtetwerden und mit dem Blick verfolgt, bis hin zum Verfolgungswahn, oder als vernichtender Blick (wenn Blicke töten könnten) erlebt werden. Als Stimme des Gewissens nimmt diese bei einem »Richter Gnadenlos« vernichtende Tönung an, lässt kein gutes Haar an der Person, macht alles nieder und will vernichten, sodass nur noch Selbstvernichtung als Lösung zugelassen wird. Was in einem erbarmungslosen Gewissen wiederkehrt, sind der strafende Blick, der verächtliche Ausdruck, die demütigenden Worte, der spöttische Ton, das hämische Kichern, die zurückweisende Geste, das Naserümpfen, das Verhöhnen und Auslachen. Entscheidend beim Prozess der Introjektion ist stets der erlebte affektive Ton der Verurteilung und Kritik. Wenn bei Bestrafung Verachtung eingesetzt wird, beinhaltet das für ein Kind immer Liebes- und Respektverlust und geht mit dem Verlust an Selbstliebe und mit massiver Scham und Schuld einher (Wurmser 1990).

FALLBEISPIEL Unschädlichmachen eines Über-Ich-Introjektes

Lena kam niedergeschlagen zur Sitzung und sprach erneut über Selbstmordgedanken. Sie müsse daran denken, wie ihre Mutter sie wieder und wieder entwertet, für dumm erklärt und tief beschämt habe. Irgendwie habe sie ja auch recht, denn wie oft fühle sie sich unfähig, die einfachsten Dinge zu tun, wisse sie nicht, was sie sagen solle, falle ihr nicht einmal mehr ihr Geburtsdatum ein – wie solle sie sich da selbst wertschätzen?

Ich erklärte Lena zunächst, wie Stress und Angst die Gehirntätigkeit lähmen und der Mensch dann tatsächlich keinen Zugang mehr zu seinem Denken habe, da dieses Denken buchstäblich einfriere. So habe dann, im übertragenen Sinn, der verinnerlichte Dummmacher Macht über einen. Ich könne mir vorstellen, dass es hilfreich sein könnte, jetzt zu versuchen, in der Imagination diesen inneren Dummmacher, niedermachenden Kritiker und Entwerter mithilfe ihrer hilfreichen Begleiter unschädlich zu machen, was halte sie davon?

Lena ist bereit, sich darauf einzulassen, und so beginnen wir nach einer Entspannung wieder mit dem gestuften Basismotiv.

In ihrem Turm richtet sie es sich gemütlich mit allen Begleitern und den Kindern ein. Für das Vorhaben des Unschädlichmachens nimmt sie lediglich ihren »feuerspeienden Drachen« mit.

Am Waldrand angekommen, wo sie sich gut abgegrenzt von diesem einen sicheren Platz einrichtet, sagt sie: »Ich bin am Waldrand und hinter mir sind die Weinberge und alles ist offen und doch geschützt durch die Weinberge und vor mir ist der dunkle Wald. Der Drache steht neben mir.«

T: »Fühlen Sie sich jetzt bereit, sich vorzustellen, dass aus dem Inneren des Waldes an den Waldrand Ihr innerer Entwerter, Ihr Kritiker, der Sie für dumm erklären will, tritt?«

Lena: »Es ist eine alte Frau in Hexengestalt mit einem Buckel und lauter hässlichen Warzen im Gesicht und sie ist ganz böse und lacht nur böse. Die Hexe steht vor mir und will mich wieder beleidigen und immer, wenn sie den Mund aufmachen will, speit mein Drache Feuer und ihr Hut brennt und sie lacht nur und wieder speit mein Drache Feuer und ihr Arm beginnt zu brennen. Dann will sie mich wieder beleidigen und er speit wieder Feuer und auch ihr anderer Arm brennt, aber sie macht weiter und weiter.«

T: »Wie reagiert die Hexe?«

Lena: »Sie guckt zu mir, aber sie traut sich nichts zu sagen oder hämisch zu lachen.«

T: »Fixieren Sie sie hartnäckig mit Ihren Augen, den Augen dieser Hexe versuchen Sie mit Ihrem Blick Ihre Macht zu gebieten und versuchen Sie, sie mit Ihrem Blick zu bannen. Geht das?«

Lena: »Ja.« Sie lächelt leicht.

T: »Was passiert?«

Lena: »Sie guckt manchmal zur Seite, dann mich wieder an.«

T: »Fixieren Sie sie hartnäckig mit Ihrem Blick.«

Lena: »Ja.«

T: »Gebieten Sie ihr Ihre Macht, machen Sie sie unschädlich und teilen Sie mir mit, was geschieht.«

Lena: »Ich zünde eine lange Fackel an und laufe auf die Hexe zu. Sie geht ein bisschen rückwärts und ich erwische sie trotzdem am Ärmel, am Mantel, am Hut. Überall kann ich Feuer anzünden und dann fängt sie an zu schreien und verbrennt ganz langsam. Sie ruft, dass es ihr leid tut, alles tut ihr leid, aber es ist zu spät, sie brennt.«

T: »Und wie ist es jetzt?«

Lena: »Es liegt nur noch ein Häufchen Asche da.«

T: »Was ist weiter wichtig für Sie?«

Lena: »Dass die Asche auch wegkommt, nichts mehr übrig bleiben kann, deshalb grabe ich ein Loch in den Boden und mache die Asche hinein und dann die Erde obendrauf und trample darauf herum, dass sie auch ganz fest wird und das Loch zu ist.«

T: »Möchten Sie noch etwas tun?«

Lena: »Ja, wieder an meinen Ort gehen, zu meinem Turm, mit dem Drachen.«

T: »Dann tun Sie das.«

Lena: »Wir freuen uns und essen Plätzchen.« Sie weint, schluchzt.

T: »Warum müssen Sie weinen?«

Lena: »Ich habe an meine Oma gedacht, sie hat immer zu Weihnachten Plätzchen gebacken.«

T: »Dann stellen Sie sich doch vor, wie Sie die leckeren Plätzchen essen.«

Im Nachgespräch bemerkt Lena: »Das ist ein gutes Gefühl, dass sie mich angefleht hat, sie mich mal anflehen musste und ich nicht diejenige war, die immer betteln musste.«

Kommentar: Dieses Fallbeispiel verdeutlicht, wie sehr ein Über-Ich-Introjekt geradezu ein Wiedergänger einer schädigenden Repräsentanz ist und wie die fortwährende Entwertung bei Lena dazu geführt hat, dass sie bei Anforderungen, in Gegenwart anderer Menschen oder am Telefon massive Denkblockaden erleidet, da sie unter Angst und Stress gerät. In solchen Zusammenhängen ist es dann wieder ganz entscheidend, mit der Patientin darüber zu sprechen, was hier neurobiologisch abläuft, damit sie verstehen und damit mentalisieren kann, warum sie in solche Zustände gerät. So kann sie durch das Verstehen dieser Zusammenhänge größere Kontrolle über ihre Affekte und ihr Handeln gewinnen.

3.6.5 Gezieltes Bearbeiten von Affekten und ihre Abreaktion

Neurobiologisch betrachtet werden regulierte und nicht regulierte affektive Erfahrungen mit Beziehungspersonen im sich früh bildenden prozeduralen, impliziten Gedächtnis des orbitalen präfrontalen Systems und seiner kortikalen und subkortikalen

Verbindungen unterbewusst und automatisch als interaktive Repräsentationen sowohl eingeprägt als auch aufbewahrt. Dieser nonverbale, unbewusste Kern unseres Selbst ist eingebettet in die Matrix der Affektregulation. Diese ist bei Traumatisierung gestört, sodass Affektdysregulation als bestimmender Mechanismus im Vordergrund steht. Es ist ein zentraler Aspekt der gesamten Psychotherapie, im psychotherapeutischen Prozess Möglichkeiten bereitzustellen, damit es zu einer Verbesserung der Affektregulation kommt und zunehmend ein Mehr an Fähigkeit zur emotionalen Selbstregulation gewonnen wird.

Kinder, die von früh an physische und/oder psychische Brutalität oder sie verunsichernde kumulative Traumatisierung erfahren haben, sind unheimlichen, nicht benennbaren Gefühlen ausgeliefert, die von der Täterin und von Co-Täterinnen ausgehen. Oft werden sie vor dem Kind verborgen, wabern aber sozusagen wie eine dunkle Wolke im Raum (dicke Luft, es liegt etwas Unheimliches in der Luft, alles wird unter den Teppich gekehrt) oder werden schreiend, wütend, demütigend, schikanös an das Kind herangetragen. Immer aber lösen die herangetragenen Gefühle im Inneren des Kindes gewaltige Gefühle aus und wachsen zu überwältigenden Ängsten an, denen sich das Kind hilflos ausgeliefert erlebt. Als Dämonen und furchterregende Figuren bedrohen sie dann das Ich und werden als von außen kommend erlebt (Wurmser 1987, S. 295).

In der Behandlung gerade beziehungstraumatisierter Patientinnen bekommen wir es mit diesen überwältigenden Gefühlen und Ängsten zu tun. Nicht zuletzt aus diesem Grund versuchen wir von Anfang an in der Behandlung Voraussetzungen zu schaffen, damit die Patientin ihre Gefühle zunehmend besser regulieren und modulieren kann. Daraus erwachsen ein positiveres Selbstgefühl und ein umfänglicheres Gewahrsein der eignen *Urheberschaft des Selbst*.

Dies gelingt, indem wir den Mentalisierungsprozess über die ganze Behandlung hinweg fördern, der mit der Regulierung der Affekte in der Beziehung zur Psychotherapeutin, wie zu den hilfreichen Begleitern, eng verbunden ist. Affekte werden durch Mentalisierung auch verändert, indem sie zur Regulierung des Selbst benutzt werden. Diese letztgenannte Fähigkeit, die Fonagy et al. *mentalisierte Affektivität* nennen, also die subjektiven Bedeutungen der eigenen Affektzustände zu ergründen, sind überaus bedeutsam. Sie beinhaltet ein auf gelebter Erfahrung beruhendes Verstehen der eigenen Gefühle, das über intellektuelles Verstehen hinausgeht (Fonagy et al. 2002, S. 12). Damit sie sich entwickeln kann, bedienen wir uns all dessen, was ich bisher über das Bereitstellen von Möglichkeiten zur Stabilisierung angeführt habe, und unserer spezifischen Art der Traumabearbeitung, was ich hier noch einmal kurz zusammenfasse:

- eine Sicherheit und Halt gewährende, empathische und spiegelnde und Affekte modulierende Beziehung zur Psychotherapeutin
- das Bereitstellen eines Fantasieraumes, der den Prozess der Affektregulation durch aktive Modifikation mittels narzisstisch-restitutiver Imaginationsmotive fördert und der erlaubt, hilfreiche neue Subjekt-, Objekt- und Interaktionsrepräsentanzen zu generieren

- eine Traumabearbeitung im Als-ob der Imagination mit dem Ziel der erweiterten aktiven Modifikation traumatischer Erfahrungen und der daran gebundenen Affekte sowie desymbolisierte Erfahrung einer Resymbolisierung zuzuführen und Somatisierungen langsam aufzulösen (Desomatisierung)

Ein Gelingen dieser meist zeitintensiven Prozesse ermöglicht sukzessiv die Integration traumatischer Erfahrungen und ein Annehmen erfahrenen Leids als zur eigenen Biografie gehörig. Dabei erfährt die Patientin eine zunehmende Kontrolle und Steuerung ihrer Affekte bei gleichzeitiger kathartischer Abreaktion traumatogen erzeugter Affekte. Denn die imaginative Traumaarbeit und das im dialogischen Austausch mit der Psychotherapeutin erworbene Verstehen der traumabedingten innerseelischen und interpersonalen Dynamiken und Zusammenhänge ermöglichen es der Patientin, vorhandene Gefühle zunehmend besser in einen verstehenden Kontext einzuordnen. Indem die Affekte kontrollierbarer werden, verringert sich das Erleben des hilflosen Ausgeliefertseins und wächst die Überzeugung eigener Wirkmächtigkeit, Autonomie und Selbstvertrauen gegen Gefühle der Scham und Minderwertigkeit. Auf diesem Hintergrund können Verleugnung und Spaltung, die vor dem Einbruch traumatischer Angst und Hilflosigkeit und der Erinnerung an die dazugehörigen Szenen schützen sollten, allmählich aufgegeben werden, was den Prozess der Traumaintegration weiter fördert. Die Abreaktion traumatogener Affekte und ihre kathartische Wirkung, die bereits mit der Technik »Bergen des verletzten Kindes« eingeleitet und mit dem »Unschädlichmachen von Repräsentanzen der Täter und traumatogener Introjekte« vertieft wurde, erweitern wir in der Imagination jetzt um das von uns modifizierte Motiv »Haus der Gefühle« (Reddemann 2001) oder »Einem (vorher benannten) Gefühl eine Gestalt geben«, z.B.: *»Versuchen Sie, Ihrer Trauer (Wut, Angst o.Ä.) eine Gestalt zu geben.«* Wenn eine Abreaktion traumatogener Affekte stattgefunden hat, intervenieren wir im Weiteren so, dass auch angenehme Affekte verstärkt erfahrbar werden, als Gegengewicht zu traumatogenen überfordernden und überwältigenden Affekten.

Instruktion »Einem Gefühl eine Gestalt geben« Nachdem die Patientin als Erwachsene von heute ihre Basislandschaft aufgesucht hat, leiten wir sie weiter an: *»Gehen Sie nun zusammen mit den hilfreichen Begleitern, die Sie sich für diese Aufgabe bestimmt haben, hin zu einem Ort, wo Sie diesem Gefühl in Form einer Gestalt begegnen wollen.«* Ist die Patientin dort angekommen, sagen wir: *»Und versuchen Sie jetzt dem Gefühl Ihrer Trauer (Wut, Angst o.Ä.) eine Gestalt zu geben. Warten Sie geduldig ab, bis sie sich zeigt, und schauen Sie sich diese dann genau an.«* Wir lassen uns die Gestalt beschreiben und fordern die Patientin auf, mit ihr in Kontakt zu treten, ihr Fragen zu stellen, wenn sie das möchte, genauso ihr das zu sagen, was sie ihr sagen möchte. Und sie schließlich zu fragen, was sie bräuchte, um nicht mehr so traurig zu sein, was ihr guttäte.

Instruktion »Haus der Gefühle« Die Instruktion zu diesem Motiv nimmt wie alle unsere traumakonfrontierenden Anregungsmotive ihren weiteren Fortgang außerhalb der Basislandschaft. Wir leiten an: *»Und nun stellen Sie sich weiter vor, wie Sie, die Erwachsene von heute, zusammen mit Ihren hilfreichen Gestalten, von denen Sie gerne begleitet sein wollen, hin zum Haus der Gefühle gehen und lassen Sie Ihre Vorstellungen langsam deutlicher werden. Teilen Sie mir dann bitte wieder mit, was Sie sich vorstellen, damit ich Sie weiter begleiten kann. Wenn Sie vor dem Haus stehen, schauen Sie es sich zunächst von außen an und beschreiben Sie mir, wie es aussieht. Gehen Sie dann durch die geöffnete Tür in das Haus hinein. Versuchen Sie sich dann vorzustellen, dass eines dieser Zimmer Ihre Wut (oder Trauer, Schuld, Scham, Lebendigkeit, Freude) verkörpert. Schauen Sie sich dieses Zimmer genau an und beschreiben Sie mir, was Sie sich vorstellen.«* Hat die Patientin das getan, lassen wir uns zunächst das Zimmer genau beschreiben und uns mitteilen, was sie empfindet. Danach regen wir sie an, das Zimmer aktiv zu verändern, wie sie das hier und heute gerne möchte, damit eine Wandlung erfolgen kann und angenehme Affekte geweckt werden.

Schließlich wird das Zurückgehen in die Basislandschaft angeregt. Klinisch beobachten wir, dass im Anschluss daran häufig Veränderungen im Äußeren – inneren Prozessen entsprechend – vorgenommen werden. Im weiteren Prozess des Durcharbeitens leiten wir die Patientin zusätzlich an, im »Haus der Gefühle« auch Zimmer mit angenehmen Gefühlen, wie Freude, Zuversicht, Liebe, aufzusuchen oder diesen Gefühlen eine entsprechende Gestalt zu geben.

FALLBEISPIEL »Haus der Gefühle«

Lena beginnt die Stunde damit, zu erzählen, dass sie, obwohl es ihr viel besser gehe, in Intervallen immer wieder so schwermütig sei und dann gar nicht mehr leben wolle. Aber das tue sie schon wegen ihrer Hündchen nicht. Ich schlage dann vor, beginnend mit dem üblichen Prozedere, einmal ein »Haus der Gefühle« aufzusuchen, das ich ihr erläutere, und darin das Zimmer der Schwermut. Dort solle sie sich alles genau anschauen und dann versuchen, dieses Zimmer in ihrer Vorstellung so zu verändern, wie sie das möchte.

Nachdem sie zugestimmt, sich entspannt und in der Imagination entschieden hat, ihre Kinder im Turm zu lassen, macht sie sich mit ihren drei Hunden, der Fee Gini und dem Drachen auf den Weg hin zum »Haus der Gefühle«. Sie beschreibt eine alte, dunkle Villa mit Türmen und Erkern, umgeben von einem großen, eingezäunten Garten. Das Zimmer der Schwermut schildert sie als sehr dunkles Zimmer, an dessen Wänden viele dunkle Teppiche und Kriegsbilder hängen. Darauf seien viele Verwundete, Frauen und weinende Kinder abgebildet, auch sei das Zimmer ganz verstaubt, die Vorhänge seien zerrissen, im Kamin sei dunkle Asche und es rieche muffig und alt. Meine Frage, wo sich die Erwachsene von heute und die hilfreichen Begleiter befinden, beantwortet sie folgendermaßen: Sie befindet sich in der Mitte des Raumes, umgeben und geschützt von ihren Begleitern.

Ihre positiven Affekte verstärkend sage ich: »Spüren Sie, wie die hilfreichen Begleiter Sie beschützen.« Nach einer Weile frage ich, was sie gerne in diesem Zimmer verändern möchte.

Lena: »Ich würde die Bilder gegen schöne Blumenbilder austauschen.«

Diesen Impuls verstärkend sage ich: »Ja, tun Sie das.«

Lena: »Ich würde die Fenster aufmachen und die Sonne reinlassen, die dunklen Gardinen würden durch gelbe, sonnendurchflutete Vorhänge ersetzt, auch die Tapeten in so einer schönen goldgelben Farbe, der dunkle Teppich wäre hell und überall stünden Vasen mit wunderschönen Blumen und nette Menschen kämen auch dazu.«

T: »Ja, nette Menschen«, wiederhole ich. Als die Patientin zu weinen beginnt, frage ich sie: »Sie weinen, wie geht es Ihnen da jetzt?«

Lena: »Ich bin traurig und froh zugleich.«

T: »Ja, traurig und froh zugleich.« Wieder vergeht etwas Zeit im Schweigen. »Was würde Ihnen jetzt noch guttun?«

Lena: »Dass wir uns alle an den Händen halten, uns lieb haben, ganz liebevoll sind.«

T: »Stellen Sie es sich vor und spüren Sie die Nähe, das Liebevolle.« Als Lena erneut weint, rege ich nach einer Weile an, sich diesen neu geschaffenen Raum noch einmal vorzustellen, und zähle alle Veränderungen, einschließlich der ins Zimmer scheinenden Sonne, auf.

Lena meint dann: »Es ist so schön.«

Nachdem wieder etwas Zeit vergangen ist, erfolgt die Rückkehr in die Basislandschaft. Als sie danach mit ihrer Aufmerksamkeit wieder zurück im Therapieraum angekommen ist, meint sie, es sei eine schöne Vorstellung gewesen. Ich frage dann, und solche Assoziationen nur in der Phase der Auseinandersetzung mit traumatisch Erlebtem einbringend, was ihr dazu einfalle, wieso diese Kriegsbilder aufgetaucht seien?

Nach einem Moment des Überlegens sagt Lena: »Weil sie viel Gewalt und Brutalität ausdrücken. Es war so eine Vision und ich weiß gar nicht, wo das herkam. Gaudí hat ja auch solche Bilder gemalt.«

Ich teile ihr meine Assoziation mit, dass ihre spanische Familie den Franquismus und die Kriege erlebt habe und ihre deutsche den Nationalsozialismus (ihr Großvater war bei der SS) und die Kriege.

Lena ergänzt: »Es war auch, als hätte jemand in den Räumen gewütet. Es waren da noch zerbrochene Vasen, aus den Rahmen gebrochene Bilder. Es war wie verwüstet. Spanien kam mir auch in den Sinn.«

Ich spreche noch kurz die Bedeutung transgenerationaler Traumatisierung an. Die nächste Stunde eröffnet Lena freudig damit, sie habe sich nach unserer Sitzung Blumen gekauft und überall in ihrer Wohnung platziert. Sie sei auch auf den Dachboden gegangen und habe lange nicht mehr betrachtete Sachen angeschaut. Einiges habe sie endlich entsorgen können. Dann holt sie ein Holzkistchen aus ihrer Handtasche, das, wie sie berichtet, ein Fremdarbeiter aus Polen damals in Norwegen für ihren Opa geschnitzt habe. Außerdem sei es ihr gelungen, in einem ›guten Moment‹ ihre Mutter nach der Rolle ihres Großvaters im Zweiten Weltkrieg zu befragen, die sogar etwas dazu gesagt habe (→ auch Steiner 2019).

Kommentar: Dieses Fallbeispiel demonstriert, wie der Prozess der Traumabearbeitung fortschreitet und wir dabei im Verlauf der Behandlung u. U. auf neue Formen der Traumatisierung stoßen. Hier bei Lena, bei der Trauer den gesamten Behandlungsprozess begleitet, symbolisiert sich ganz offensichtlich transgenerationale Traumatisierung. Jedoch gelingt ihr eine Wandlung ihrer Gefühle der Schwermut in der Imagination, was in der Realität zu einem befreienden Handeln führt und ihr ein positives Selbstempfinden beschert.

Die konfrontativen Imaginationen des »Bergens des verletzten Kindes«, des »Unschädlichmachens von Täterinnen und Introjekten« sowie die gezielte Konfrontation mit Affekten ermöglichen es insgesamt, grenzüberschreitende Beziehungsszenen und damit einhergehende Konflikte zu bearbeiten. Dies trägt wesentlich zu einem Verarbeitungs- und Einsichtsprozess bei, der es der Patientin u.a. ermöglicht, Reinszenierungen in aktuellen Beziehungen schneller zu erkennen und Vorstellungen zu entwickeln, wie Grenzen zu wahren sind und wie sie heute aktiv verändernd auf Beziehungen einwirken kann.

3.6.6 Durcharbeiten und weiteres Fördern von Traumaintegration

Grundsätzlich ist Durcharbeiten immer dort wichtig, wo sich die an das Trauma gebundenen intrapsychischen und interpersonalen Konflikte, Abwehrmechanismen und Symptome erneut in Gang setzen. Durcharbeiten beinhaltet in der KIPT eine weitere Auseinandersetzung mit der affektiven Dimension dessen, was Kindheit für den Patienten bedeutet hat. Dazu leiten wir weitere Begegnungen mit dem verletzten Kind und seinen traumatischen Erfahrungen an sowie mit den dazugehörigen Affekten. Diese werden dann zusätzlich im »Haus der Gefühle« imaginativ aufgesucht oder ihnen wird eine Gestalt gegeben. Bei der imaginativen Beschäftigung mit den verschiedenen Dimensionen des inneren Kindes regen wir an, sich z.B. dem feinfühligen, neugierigen, wütenden, hassenden Kind, dem beschämten, gedemütigten Kind zu widmen. Das ist davon abhängig, auf welchen kindlichen Anteil wir im Gespräch mit der Patientin aufmerksam werden. Dieser Prozess, der immer wieder die affektive Dimension von Kindheitserleben an die Oberfläche spült, führt verstärkt zu einem allmählichen Bewusstwerden der tiefreichenden Konflikte, die stets mit Traumatisierung einhergehen, und dann wiederum tiefer liegende unbewusste infantile Bedürftigkeiten und Fixierungen freilegt. Der angestoßene Bewusstwerdungsprozess und das allmähliche Zulassen der abgespaltenen oder *eingefrorenen Affekte* fördern eine *Verlebendigung des Selbst*. Der zunehmend kontrollierte Umgang mit den eigenen Affekten und das Erkennen, wie sie mit traumatischen Kindheitserfahrungen verknüpft sind, ermöglichen letztendlich eine Übernahme der Verantwortung der Erwachsenen von heute für ihr inneres Kind und damit für sich selbst und ihr Gewordensein. Das beinhaltet beispielsweise, diese nicht länger an Partner, eigene Kinder oder die Psychotherapeutin zu delegieren.

Außerdem ist mit Durcharbeiten eine kontinuierliche Differenzierung von innen und außen, von Trauma damals und Wiedererleben heute verbunden, wodurch eine deutliche Grenze im Erleben markiert werden kann. Die erworbene Fähigkeit zur äußeren und inneren Grenzsetzung fördert ganz wesentlich die Auflösung der Kolonialisierung des Selbst durch innere Täterrepräsentanzen und toxische Über-Ich-Introjekte und verdankt sich dem imaginativen Unschädlichmachen, das ihrer Macht Grenzen setzt. Dabei spielen das weitere Generieren positiver Introjekte (weise, gütige, milde Gestalt) und der Rekurs auf vorhandene positive Repräsentanzen und Introjekte ebenfalls eine Rolle. Nicht zuletzt verhilft die wiederholte Besprechung im Dialog mit der Psychotherapeutin, bestehende äußere Konflikte (z.B. mangelnde Grenzsetzungen aufgrund von Loyalitäts- und Schuldkonflikten gegenüber Täterinnen) klarer zu erkennen und Lösungsmöglichkeiten zu finden, sie angemessener zu balancieren, möglicherweise sogar aufzulösen.

Bis zum Ende der Psychotherapie ist der gesamte psychotherapeutische Prozess auf Stabilisierung und Ressourcengenerierung ausgerichtet, da das erwachsene Ich der Patientin nur darüber ihren leidvollen Erfahrungen standhalten und sie in ihre Lebensgeschichte integrieren kann. Dabei dienen alle stabilisierenden und traumakonfrontativen Motive und Interventionsstrategien der KIPT der Integration erlittener Traumata und den mit ihnen einhergehenden Konflikten. Wir legen Wert darauf, zusammen mit der Patientin dysfunktionale, übertragungsverzerrte Affekte, Denk- und Verhaltensmuster zu erkennen, zu verdeutlichen und in der Imagination Möglichkeiten der Veränderung zu finden. Da bei Traumatisierten häufiger stark beängstigende, traumatische *Nachtträume* vorkommen, beziehen wir auch diese in den therapeutischen Prozess ein. Auch setzen wir die Technik der Wandlung verstärkt ein. Denn wir bieten der Patientin – ausgehend von der Basislandschaft – an, den Nachttraum nach ihren Bedürfnissen und Wünschen umzugestalten und so zu Ende zu träumen, wie sie das möchte. Ist das geschehen, kehrt die Patientin auch hier wieder zurück in ihre Basislandschaft. Auf diesem stabilisierenden Hintergrund lässt sich dann auch die Bedeutung eines traumatischen Nachttraums erkunden.

Zusammenfassend bedeutet Durcharbeiten in der KIPT:

- ein Fortsetzen der Arbeit mit dem inneren Kind und ein Hinwenden zu seinem Potenzial
- weitere Täterkonfrontation und Erproben von Grenzsetzung
- Konfrontation und Begegnung mit Bezugspersonen in der Imagination
- Introjektarbeit und vertieftes Bearbeiten von Scham und Schuld
- Durcharbeiten von Konflikten
- Bearbeiten von Nachtträumen in der Imagination
- gezieltes Durcharbeiten von Gefühlen
- ein Bewusstmachen von sadomasochistischen Beziehungskonstellationen
- Sensibilisierung für Übertragungsprozesse
- Trauerarbeit

Die Arbeit mit dem inneren Kind spielt beim weiteren Durcharbeiten eine wichtige Rolle, damit dessen *Potenzial* immer stärker entdeckt, assimiliert und integriert werden kann und das wahre Selbst sich mehr zeigen darf. Daraus können sich dann, unter Aufgabe selbstzerstörerischer Mechanismen, mehr Respekt für das eigene Selbst, verstärkte Selbstwahrnehmung und Selbstfürsorge entwickeln und Kreativität geweckt werden. Die Hinwendung zum Potenzial des Kindes bedeutet auch, eine Begegnung mit Affekten wie Wut, Aggression, Gier, Missgunst, Neid, Eifersucht und Hass zuzulassen, seine eigenen Impulse und Affekte und seine Spontaneität kennenzulernen und sich so mit eigenen unrelativierten destruktiven Anteilen zu konfrontieren. Denn bei Kindheitstraumatisierten ist das Potenzial an reaktiver Aggression und unbewusster mörderischer Wut immens und besonders schuldbehaftet.

Zur Freisetzung des Potenzials des Kindes eignen sich alle Motive, die Neugierde, Experimentierdrang, Entdecker- und Spielfreude fördern. In diesem Kontext können verschiedene Motive der Patientin vorgegeben werden, die ihren Expansionsdrang und ihre Entdeckerfreude anregen, wie z. B. der »Fliegende Teppich«, eine »Ballon- und/oder Bootsfahrt« oder die »Fahrt mit dem Segelboot oder -schiff«. Auch beim Einsatz dieser Motive gehen wir wieder vom gestuften Basismotiv aus und bieten dann der Erwachsenen von heute an, zusammen mit ihren hilfreichen Begleitern und Kindern beispielsweise eine Reise mit dem »Fliegenden Teppich« (Leuner 1985) zu unternehmen und später wieder zurück in die Basislandschaft zu kehren, wenn sie das wünscht. Insgesamt verlangt das Durcharbeiten der Patientin weiterhin ein partielles Durchleben und Durchleiden ihrer traumatischen Erfahrungen ab und dem, was daraus für sie resultierte. Gleichzeitig eröffnen sich dabei aber auch neue Horizonte, Erkenntnisse, Konfliktlösungen und Wahlmöglichkeiten. Bezogen auf eine Täterkonfrontation kann die Patientin in der Imagination z. B. dem hassenden, sadistischen, demütigenden Täteranteil einer Beziehungsperson begegnen und diesen unschädlich machen. Bei der weiteren Über-Ich-Bearbeitung können wir eine Begegnung mit dem inneren Sadisten/Demütiger/Hasser/Ausbeuter/Missbraucher und sein Unschädlichmachen anregen. Bezogen auf die weitere Bearbeitung der Affekte kann im »Haus der Gefühle« z. B. das Zimmer des Leidens/Verlassenseins/des Verlustes, der Einsamkeit aufgesucht werden. Aber auch Zimmer des Geliebt- und des Gesehenwerdens, des Respekts sollten besucht werden. Gleiches gilt, wenn wir damit arbeiten, einem Gefühl eine Gestalt zu geben.

FALLBEISPIEL Unschädlichmachen im Rahmen des Durcharbeitens

Anhand Lenas weiterer Auseinandersetzung mit ihrer Mutter möchte ich einen Aspekt des Durcharbeitens demonstrieren. Häufig war es in unseren Sitzungen um die entwertende, sie für dumm erklärende und sie niedermachende Mutter gegangen. So war es explizit Lenas Wunsch, sich mit diesem die Beziehung stark beherrschenden Anteil in der Imagination zu beschäftigen.

In ihrer Imagination befand sich Lena an einem schönen Sommertag auf einer grünen Wiese unterhalb ihres Turms. Die Erwachsene, die hilfreichen Begleiter und die Kinder saßen harmonisch auf einer Decke in der Wiese, hielten sich an den Händen und genossen das Miteinander. Zum Unschädlichmachen des entwertenden, sie für dumm erklärenden, niedermachenden Mutteranteils nimmt Lena ihre drei Hunde und Gini mit an den Waldrand, gut abgegrenzt von diesem, an einen geschützten Platz, mit gutem Blick hin zu ihm: »Die Mutter steht am Waldrand und wir stehen in zwei bis drei Meter Abstand vor ihr. Sie schaut böse und durchdringend.«

T: »Können Sie die Augen gut sehen?«

Lena: »Ja.«

T: »Dann versuchen Sie jetzt, die Augen der Mutter eindringlich zu fixieren und ihr mit Ihren Augen ihre Wirkmächtigkeit zu gebieten.«

Lena: »Oh, das fällt schwer.«

T: »Dann holen Sie sich Unterstützung bei Ihren hilfreichen Begleitern.«

Lena: »Die Mutter sieht ganz verheerend aus, hat ganz hängende Mundwinkel und einen ganz kalten Blick, ganz herzlos und ganz lieblos.«

T: »Dann versuchen Sie jetzt, dieses Herrische, Kalte, Lieblose, das Sie so belastet, für sich unschädlich zu machen.« Lena schweigt, aber es wird mimisch und gestisch ganz deutlich, dass sie innerlich mit diesem Prozess beschäftigt ist. Ich frage: »Geht das?« Sie antwortet mit Ja. Ich frage, was geschieht.

Lena: »Ich sage meiner Mutter, was sie mir angetan hat. Doch sie gibt mir eine freche Antwort. Jedes Mal, wenn sie mir eine solche Antwort gibt, gehen die Hunde zähnefletschend auf sie zu. Und dann zerfleischen sie sie.«

Lena schweigt und atmet tief durch. Ich frage nach einer Weile: »Und jetzt?«

Lena: »Es liegen nur noch Fleischfetzen herum, die Gini an einen unbekannten Ort wegzaubert.«

Nach einer Weile: »Ist es jetzt so gut für Sie?«

Lena: »Ja.«

Zurück in ihrem Turm, frage ich sie, ob sie zu ihrer Grotte gehen und das Heilwasser für sich anwenden wolle. In der Grotte übergießt sich Lena immer wieder mit dem Heilwasser und sagt, sie wolle all das Lieblose und Verurteilende, das noch an ihr hafte, abwaschen.

Unschädlichmachen des verrückten, unberechenbaren Mutteranteils

Wenige Wochen nach obiger Imagination, als es weiter um die Mutter und jetzt speziell um ihre verrückten, schwer nachvollziehbaren Reaktionen ging, hatte Lena u. a. davon berichtet, dass ihre gestürzte Mutter im Krankenhaus von einer alten Freundin besucht worden sei, die ihr ein Glas Wasser aus der Küche geholt habe. Woraufhin ihre Mutter total ausgeflippt sei und die Freundin angeschrien habe, so wie sie selbst es viele Male von ihr erlebt habe, dass sie sich doch wohl noch selbst ein Glas Wasser holen könne. Seit diesem Vorfall nehme sie keinen Handy-Anruf mehr von der Freundin entgegen.

Als es dann darum geht, auch den »verrückten, unberechenbaren Anteil der Mutter« in der Imagination unschädlich zu machen, begibt sich die Erwachsene von heute mit hilfreichen Begleitern an den Waldrand. Sie sticht schließlich mit einer Schere auf die Mutter ein, als diese wieder beginnt, sie anzuschreien, sie sticht weiter zu, bis sie schweigt. Doch beginnt das Anschreien von Neuem: »Sie schreit weiter und weint und hört nicht auf, mich mit ihren Worten zu verletzen, und so verletze ich sie immer weiter.«

T: »Was schreit die Mutter?«

Lena: »Sie schreit mich an, wie sie das immer getan hat. Sie sagt, ich solle aufhören, aber sie fleht mich nicht an.« Kurzes Schweigen.

T: »Was ist jetzt?«

Lena: »Sie liegt jetzt reglos am Boden und der Drache speit Feuer, sodass nichts von ihr übrig bleibt, und der Wind verweht die Asche.«

T: »Ist alles getan, was Sie tun wollten?«

Lena: »Ja.«

T: »Dann gehen Sie jetzt wieder an Ihren Zufluchtsort.«

Dort angekommen, frage ich sie nach ihrem Befinden. Sie meint, ganz gut und sie stehe jetzt in ihrer Grotte und ihr ganzer Zorn werde weggespült, alle seien bei ihr und sie freuten sich zusammen.

Im Nachgespräch meint sie, die Vorstellung habe gutgetan und es gelinge ihr immer wieder, sich alles genau vorzustellen. Die Stiche, die sie der Mutter zugefügt habe, das seien genau die Verletzungen, die die Mutter ihr immer wieder zufüge habe.

In der langen Zeit, die Lenas Mutter wegen mehrerer Beckenbrüche nach einem schweren Sturz im Krankenhaus verbringen musste und Lena sich täglich um sie kümmerte, wuchsen ihre Aggressionen. Denn wie immer konnte sie ihr nichts recht machen, kritisierte die Mutter Lena, schrie sie an und behandelte sie schlecht, sodass einer der Pfleger, den die Mutter ebenfalls aus heiterem Himmel angeschrien hatte, zu Lena sagte, ihr auf dem Flur begegnend, dass man mit so einer Mutter wirklich geschlagen sei. Als es darum geht, in einer weiteren Imagination die *schreiende, unzufriedene, egoistische Mutter* unschädlich zu machen, schlägt Lena wieder und wieder auf die Mutter ein. Als sie schließlich am Boden lag, trampelte die Erwachsene auf ihrem Bauch herum, zündete sie schließlich an und ließ sie verbrennen, bis nur noch ein Haufen Asche dalag. Zurück in ihrer Basislandschaft äußerte sie, sich entspannt und zufrieden zu fühlen. Im Nachgespräch sagt sie: »Ich wollte es alleine erledigen, ganz alleine. Der Drache war nur zur Sicherheit da. Ich hatte keine Angst mehr vor der Mutter und habe sie auch ganz alleine angezündet.«

Kommentar: Auch hier geht es wieder wie bei jedem Unschädlichmachen darum, sich von etwas, das innerlich noch immer schädigend wirkt, zu befreien, und mir, ihrer Psychotherapeutin, zeigen zu dürfen, ohne dafür verurteilt zu werden, was da an Aggressionen und dazugehörigen Fantasien im eigenen Inneren tobt. So kann sie diese als Reaktion auf erfahrene Demütigung und Gewalt verstehen, als Wendung des passiv Erlebten ins Aktive, und gleichzeitig die kathartische Wirkung der Abreaktion erfahren. Zusätzlich bedeutet das symbolische Reinwaschen eine Befreiung von Schuld und ein Wegspülen ihres Zorns und ihrer Wut.

Dass Lena ganz alleine die Verantwortung für ihr Tun übernimmt und dem auch explizit Worte verleiht, ist ein wichtiger Autonomieschritt. Das Treten in den Bauch der Mutter hat aber auch mit Rache dafür zu tun, dass diese sie so schlecht behandelte, als sie schwanger war und sie noch in der gleichen Nacht, nach der fürchterlichen Auseinandersetzung mit ihr und ihren Vorwürfen, Blutungen bekam und eine Fehlgeburt erlitt. Nicht nur in dieser Imagination spielen das Anzünden und damit das Feuer eine zentrale Rolle, das das Verzehrende der Affektüberflutung symbolisiert und somit erfahrene vernichtende Destruktivität sowie die eigene mörderische Wut, die sie bisher nur gegen sich selbst gewendet hat. In der Imagination findet sie nun ein Ventil, um sie auszudrücken. Ein weiterer Aspekt: Aggression und Feuer können auch zur identitätswahrenden Selbstbehauptung eingesetzt werden im Sinn von Selbstbefreiung aus Unterdrückungsverhältnissen. Denn vergleichbar mit Prometheus scheint Lena metaphorisch von der Mutter wie an einen Felsen gebunden, an dem ihr jeden Tag Gewalt angetan wurde. Ihr Vergehen war es offenbar, die geliebte Tochter des Vaters und die Begehrte des Stiefvaters gewesen zu sein, was in der Mutter das Feuer der Eifersucht entflammte. Denn sie scheint ein Leben lang der Tochter Schuld gegeben zu haben, so, als habe diese ihr das Feuer des Begehrtwerdens durch einen Mann geraubt. Ihrer Mutter scheint es nicht gelungen, das Feuer der Eifersucht zu mäßigen und durch Vernunft in Schranken zu halten, so ihrer Tochter eine ausreichend gute Mutter sein zu können und ihr ein sicheres Heim zu geben. Die Fühllosigkeit und Feindseligkeit der Mutter scheint Lena heute in der Imagination mit dem Feuer der Aggression zerstören zu wollen, in der Hoffnung, dass sie selbst daraus wie Phönix aus der Asche, reingewaschen, auferstehen könnte.

Das wiederholte Unschädlichmachen des wahrnehmungsverzerrenden, sie nieder- und dumm machenden, aggressiven Mutteranteils, verbunden mit dem Bergen und Sich-Kümmern der Erwachsenen um das verwirrte, gedemütigte Kind, das der Mutter nichts recht machen kann, machte es Lena zunehmend möglich, der masochistischen Unterwerfung unter ihre Mutter zu entkommen. Lena hat ihre Kontakte zu ihr sehr stark eingeschränkt, nachdem sie ihren Loyalitätskonflikt und ihre Verleugnung zunehmend auflösen und ihre massive Wut zulassen konnte. Längst konnte sie sich auch aus drei sie ausbeutenden Freundinnenbeziehungen lösen und neue Beziehungen eingehen. Sie konnte reflektieren, welche Erfahrungen und Ängste vor Einsamkeit und Verlassenheit sie in diese Beziehungen geführt hatten und welchen Preis des Selbstverrates sie für vermeintliche Zuwendung durch die Mutter und die Freundinnen zahlte.

Trotz allem ist Lena eine versöhnlich gestimmte Tochter, die ihrer alterskranken Mutter unter die Arme greifen kann, ohne verzweifelt nach deren liebender Zuwendung suchen zu müssen.

Trauern und Betrauern Es gibt keine spezielle Phase, in der Trauerarbeit geleistet wird, denn der gesamte Therapieprozess beinhaltet, wiederholt zu trauern, und benötigt Zeit. Im Betrauern begegnet die Patientin langsam ihren verdrängten und verleugneten Gefühlen, ebenso wie ihrer oft vorhandenen Gefühlsabstumpfung als Reaktion auf kumulative Beziehungstraumatisierung. Der Bewusstwerdungsprozess über all das zugefügte Leid und die schmerzlichen Verluste ermöglicht es, die dazugehörigen Gefühle mehr und mehr zuzulassen, anzunehmen und auszuhalten. Nur wenn Verluste, Leid und Qual identifiziert wurden und im schützenden therapeutischen Raum mit der Psychotherapeutin im Als-ob der Imagination noch einmal durchlebt und modifiziert werden konnten, gelingt es, wenn alles gut geht, sie als weitreichende Erfahrungen in das eigene Leben zu integrieren und ein Stück Zuversicht zu entwickeln.

Zusätzliche Anregungsmotive zur Unterstützung der Trauerarbeit Wir können die Trauerarbeit zusätzlich mit folgenden Motiven unterstützen: »Der Trauer eine Gestalt geben«, »Im Haus der Gefühle das Zimmer der Trauer oder des Abschieds oder des Verlustes aufsuchen«, »Von einem Verstorbenen Abschied nehmen und ihm all das sagen, was man ihm noch gerne sagen möchte«, »Verluste in Gegenwart hilfreicher Begleiter betrauern«, »Trost und Beistand durch die hilfreichen Begleiter erfahren«. Je näher das Ende der psychotherapeutischen Behandlung rückt, umso mehr stehen Trennung und Abschied im Raum und wollen gesehen und betrauert werden. Das Ende der Psychotherapie erfordert von der Psychotherapeutin und der Patientin einen »Verzicht auf Omnipotenzphantasien und das Offenlassenkönnen von Entwicklungen«. Beides ist »unvermeidlich mit einer gewissen narzisstischen Beeinträchtigung oder Kränkung verbunden, [...] die aber zugleich die Chance zu einer lebendigen Weiterentwicklung, die in unaufhörlicher Bewegung und Veränderung besteht«, bietet (Auchter 2019, S. 128 f.). Das Hinsteuern auf das Ende, das immer ambivalent erlebt wird, ist eingebunden in den Konflikt zwischen Trennungswunsch und Trennungsangst und muss ausgehalten werden. Gleichzeitig mischt er sich mit Freude und Stolz auf das, was bewältigt und erreicht und an Selbstbewusstsein und innerer Freiheit gewonnen werden konnte.

Arbeiten mit Motiven des Übergangs In den letzten Stunden können wir den Prozess des Übergangs von der Psychotherapie in den weiteren Lebensprozess auch mit Motiven des Übergangs begleiten, wie »Brücke«, »Tor«, »Eigener Weg«. Damit wird für die Patientin innerseelisch erfahrbar, wie Übergänge geschaffen werden und Entwicklungsprozesse sich fortsetzen.

Instruktion »Den eigenen Weg gehen und finden« Ausgehend vom gestuften Basismotiv leiten wir an: *»Stellen Sie sich vor, dass Ihre hilfreichen Begleiter den Weg wissen, den zu gehen Sie jetzt suchen. Folgen Sie ihnen und machen Sie sich mit ihnen auf den Weg oder gehen Sie einfach Ihren Weg und die hilfreichen Gestalten begleiten Sie dabei. Versuchen Sie zu spüren, was für Sie am besten passt.«* (→ auch Klessmann & Eibach 1996)

Instruktion »Tor« *»Stellen Sie sich vor, Sie haben eine lange Wanderung gemacht und kommen an ein Tor, durch das Sie gehen möchten. Schauen Sie sich noch einmal um und lassen Sie die Gegend auf sich wirken, aus der Sie gekommen sind.«* Hat die Patientin dies getan und beschrieben, wie diese Gegend aussieht, lautet die Instruktion weiter: *»Und nun stellen Sie sich bitte ein Tor vor, durch das Sie gehen werden. Bevor Sie hindurchgehen, überlegen Sie, ob Sie irgendetwas zurücklassen oder mitnehmen möchten, gehen Sie dann ganz bewusst durch dieses Tor hindurch in eine neue Landschaft, die sich Ihnen eröffnet.«* Ist die Patientin durch das Tor hindurchgegangen, lassen wir uns ihre Eindrücke schildern und die Gefühle, die sie in ihr auslösen. (→ auch Krippner 2002)

ZUSAMMENFASSUNG

Die zeitintensive Behandlung kindheitstraumatisierter Patientinnen, die ohne ein vertieftes Durcharbeiten keine langfristigen Erfolge bringen kann, muss am Ende aufklärend vermitteln, dass Traumatransformation ein lebenslanger Prozess ist. Denn einschneidende und schwerwiegende Lebensereignisse können zu erneuter Beunruhigung, gar Symptomatik führen. Deshalb bereiten wir die Patientin auch darauf vor, wie sie für sich innere Sicherheit zurückgewinnen kann:

- verstärkt Schutz, Beruhigung und Unterstützung bei den »hilfreichen Begleitern« zu suchen und in der Vorstellung in die Basislandschaft zurückzukehren, mit allem, was dazugehört
- Verbindungslinien zwischen aktueller Erlebnissituation und vergangenen Traumata, so wie in der Psychotherapie erfahren, zu suchen, um die gegenwärtige Situation zu relativieren und das psychische Gleichgewicht wiederzufinden
- sich zu verdeutlichen, wie die Erwachsene von heute mit der Situation umgehen kann und wie sie für das verängstigte, evtl. panische Kind sorgen und es beruhigen kann
- evtl. therapeutische Unterstützung, auch für wenige Sitzungen, aufzusuchen

3.6.7 Integration des Traumas als lebenslanger Prozess

Wie dargestellt, geht es uns in der KIPT darum, traumabedingte Beziehungsstörungen auf der imaginativen und dialogischen Beziehungs- und Übertragungsebene so zu bearbeiten, dass sie nicht weiter lebensprägend für die Patientin sind und eine neue Art und Weise des »Selbst mit dem Anderen« entstehen kann. Dazu arbeiten wir, wie gezeigt, vor allem zu Beginn stärker strukturierend und bieten stützende und narzisstisch restitutive Motive an. Wir intervenieren so, dass die Patientin nicht in einen Ichschwächenden regressiven Sog gerät, sondern ihr bewusstes, erwachsenes Ich zur Kontrolle einsetzt, unterstützt durch die Psychotherapeutin.

Neben einer hilfreichen und unterstützenden Wahrnehmung und Affekte spiegelnden, regulierenden und klärenden Beziehung bieten wir außerdem an, in der Imagination Vorstellungen zu generieren, die hilfreich, schützend und sichernd sind. Damit ermöglichen wir auf den verschiedenen Ebenen eine »Veränderung in der Art und Weise des Zusammenseins« (Stern 1992), wodurch neue Erfahrungen jenseits sadomasochistischer Beziehungsgestaltung gemacht werden. Diese entkräften nachhaltig die traumatisch bedingte Handlungserwartung des *impliziten Beziehungswissens* und erleichtern es der Patientin, sich im weiteren Verlauf mehr und mehr zu öffnen und auf spezifische Motive einzulassen. Auf diese Weise gelingt es der Patientin, auf einer *inneren Bühne* bisher abgewehrte traumatische Erfahrungen imaginativ zu repräsentieren und zu verarbeiten. Dabei erlebt sie, wie sie über das Medium der Imagination ihre unbewältigten Beziehungstraumata und Affekte allmählich kontrollieren und Konflikte besser ausbalancieren kann. Dementsprechend darf auch die hauptsächlich unbewusste Übertragungsdynamik, die sich langsam symbolisch in der Imagination entfaltet, dem Bewusstsein zugänglich werden. Durch die bewusste dialogische und imaginative Übertragungsarbeit erfahren reale Beziehungen, auch die mit der Psychotherapeutin, immer realistischere Konturen, sodass der unbewusste Zwang zur Wiederherstellung sadomasochistischer Beziehungserfahrungen aus der Kindheit reduziert werden, u. U. gar darauf verzichtet werden kann.

Wenn es der Patientin also heute gelingt, traumatisierende Beziehungsstrukturen in Form »grenzüberschreitender Beziehungsszenen« (Bauriedl 1999) aus der Vergangenheit zu erkennen, gewinnt sie dadurch eine gesteigerte Sensibilität für deren Reinszenierungen in aktuellen Beziehungen. Das verhilft ihr dazu, Vorstellungen zu entwickeln, wie Grenzen gewahrt werden können, was wiederum dem Selbstempfinden und einer neuen Art und Weise des »Selbst mit dem Anderen« Platz macht.

Indem wir in der KIPT im »Als-ob der Imagination« und auf dem Boden einer Sicherheit gewährenden psychotherapeutischen Beziehung mit der Patientin das innere Drama ihrer Beziehungstraumatisierung umgestalten, gelingt es, neue Wege aus alten Inszenierungen zu finden. In diesem Umgestaltungs- und Wandlungsprozess im Rahmen korrigierender Beziehungserfahrungen erlebt die Patientin, wie sie eigenständig und wirkmächtig ihre Seelenlandschaft gestaltet und sich darin frei bewegt. Dabei eignet sie sich fortwährend neue intrapsychische Subjekt-Objekt-Interaktionen und wachsende Freiheitsgrade an. Auch entwickelt sie kontinuierlich ihre Eigenständigkeit, Selbstbestimmung und Selbstfürsorge weiter. Sie lernt ihre Wünsche, Bedürfnisse und die damit verbundenen Affekte umfassender kennen und kann sie besser regulieren und kanalisieren.

All das beinhaltet, dass sich Stabilisierung, die Bearbeitung der traumatischen Erfahrungen, die Lösung der Konflikte und die Integration der Traumata, neben der Sicherheit gewährenden Beziehung zur Psychotherapeutin, vor allem der Wirkkraft innerer Bilder verdanken. Denn sie sind es, die es ermöglichen, Fantasien systematisch zu beleben, den schöpferischen Raum zu öffnen und eine permanente Umgestaltung der Fantasiewelt zu ermöglichen (→ auch Wurmser, Vorwort in Steiner & Krippner 2006). Denn dieser schöpferische Raum, der in der Psychotherapie bereitgestellt und gefördert wird, ermöglicht es, neue Erfahrungen zu wagen und neue Lösungsmöglichkeiten für bestehende ungelöste Konflikte, die an traumatisches Erleben gebunden sind, zu finden. Er ermöglicht auch, die eigenen Gefühle zu spüren, aus der Erstarrung zu erwachen, lebendig werden zu dürfen und das, was der Patientin widerfahren ist, als zu sich gehörig zulassen zu können. Für uns als Psychotherapeutinnen bedeutet es, die Basis dafür zu schaffen, der menschlichen Freiheit in einem unabschließbaren Dialog inneren und äußeren Raum zu verschaffen.

Die hier vorgestellte imaginative Psychotraumatherapie hilft in ihrem Rahmen und mit ihrem Prozedere, zunehmende Erkenntnis, Orientierung, Gestaltungskraft und Ausgeglichenheit zu finden. Dann kann, so wie es Kohut (1987 [1993], S. 74) ausdrückt, die Patientin trotz hochgradiger Traumatisierung in der Kindheit ein produktives und kreatives Leben führen, da neue Wege zu innerer Vollständigkeit gefunden und neue Strukturen erworben werden konnten.

In diesem Sinn ende ich mit einem Gedicht von Derek Walcott[29] (→ auch Wurmser 2014b, S. 12):

Love after Love
The time will come
When, with elation,
You will greet yourself arriving
At your own door, in your own mirror,
And each will smile at the other's welcome,
And say, sit here, Eat.
You will love again the stranger who was yourself.
Give wine. Give bread. Give back your heart
To itself, to the stranger who has loved you
All your life, whom you ignored
For another, who knows you by heart.
Take down the love letters from the bookshelf,
Peel your image from the mirror.
Sit. Feast on your life.

Die Zeit wird kommen, wenn du dich mit Freude bei deiner Ankunft
begrüßen wirst,
an deiner eigenen Türe,
in deinem eigenen Spiegel,
und der eine wird zum Gruß des anderen lächeln und sagen,
setz dich, iß!
Du wirst den Fremden wieder lieben, der dein Selbst war.
Gib Wein. Gib Brot.
Gib dein Herz dir selbst zurück,
dem Fremden, der dich dein ganzes Leben geliebt hat,

29 https://allpoetry.com/love-after-love (letzter Zugriff: 09.08.2021)

den du jedoch übersehen hast für einen anderen.
Gib dein Herz dem, der dich von Herzen [auswendig] kennt.
Nimm die Liebesbriefe herunter vom Büchergestell,
die Photographien,
die verzweifelten Aufzeichnungen,
schäl dein Bild ab vom Spiegel.
Setz dich hin. Feire dein Leben.

Literatur

Abraham, N. (1991). Aufzeichnungen über das Phantom. Ergänzung zu Freuds Metapsychologie. Psyche 45: 691–698.

Abraham, N. & Torok, M. (1979). Kryptonymie. Das Verbarium des Wolfsmanns. Frankfurt a. M., Berlin, Wien: Ullstein.

Abraham, N. & Torok M. (1986). Das verlorengegangene Objekt-Ich. Anmerkungen zur endokryptischen Identifikation. In: Züricher psychoanalytisches Seminar (Hrsg). Sexualität. Frankfurt a. M.: Syndikat; 61–87.

Abraham, N. & Torok, M. (2001). Trauer oder Melancholie. Introjizieren – Inkorporieren. Psyche 55(6): 545–559.

Adler, A. (Hrsg) (1914 [2019]). Der Aggressionstrieb im Leben und in der Neurose. In: Heilen und Bilden. Frankfurt a. M.: Fischer; 17–23.

Adolphs, R., Damasio, H., Tranel, D., Cooper, G. & Damasio, A. R. (2000). A role for somatosensory cortices in the visual recognition of emotion as revealed by three-dimensional lesion mapping. J Neurosci 20: 2683–2690.

Adorno, T. W. (1966 [1971]). Erziehung nach Auschwitz. In: Kadelbach, G. (Hrsg). Erziehung zur Mündigkeit. Vorträge und Gespräche mit Hellmut Becker 1959 bis 1969. Frankfurt a. M.: Suhrkamp (eBook).

Ainsworth, M. & Bell, S. M. (2003). Die Interaktion von Mutter und Säugling und die Entwicklung von Kompetenz. In: Grossmann, K. (Hrsg). Bindung und menschliche Entwicklung. John Bowlby, Mary Ainsworth und die Grundlagen der Bindungstheorie. Stuttgart: Klett-Cotta; 217–241.

Ainsworth, M., Blehar, M., Waters, E. & Wall, S. (1978). Patterns of Attachment. Hillsdale, NJ: Erlbaum.

Allison, K. L. & Rossouw, P. J. (2013). The therapeutic alliance. Exploring the concepts of »safety« from a neurophysiotherapeuthic perspective. Int J Neuropsychother 1(1): 21–27.

Argelander, H. (1970). Das Erstinterview in der Psychotherapie. Darmstadt: Wissenschaftlicher Buchverlag.

Auchter, Th. (1995). Über das Auftauen eingefrorener Lebensprozesse. Zu Winnicotts Konzepten der Behandlung schwerer psychisch Erkrankter. Forum Psychoanal 11: 62–83.

Auchter, Th. (2004). Die Ohnmacht der Gewalt und die Kraft des Schöpferischen. Trauma, Trauer und Kreativität. Psychosozial 98: 43–61.

Auchter; Th. (2019). Trauer. Gießen: Psychosozial-Verlag.

Ausländer, R. (1984). Sanduhrschritt. Frankfurt a. M.: Fischer Taschenbuch; 121.

Bach, S. (1991). On sadomasochistic object relations. In: Fogel, G. I. & Myers, W. A. (eds). Perversions and near-perversions in clinical practice. New psychoanalytic perspectives. Yale: University Press; 75–92.

Balint, A. (Hrsg) (1935 [1981]). Zur Kritik der Lehre von den prägenitalen Libidoorganisationen. In: Die Urformen der Liebe und die Technik der Psychoanalyse. Stuttgart: Klett-Cotta; 52–76.

Balint, M. (1959 [1960]). Angstlust und Regression. Beitrag zur psychologischen Typenlehre. Stuttgart: Ernst Klett.

Balint, M. (1965 [1969]). Die Urformen der Liebe und die Technik der Psychoanalyse. Frankfurt a. M., Hamburg: Fischer.

Balint, M. (1968 [1973]). Therapeutische Aspekte der Regression. Die Theorie der Grundstörung. Reinbek bei Hamburg: Rowohlt.

Balint, M. (1970). Trauma und Objektbeziehung. Psyche 24(5): 346–358.
Bahrke, U. & Nohr, K. (2016). Katathym Imaginative Psychotherapie. Lehrbuch der Arbeit mit Imaginationen in psychodynamischen Psychotherapien. Berlin: Springer.
Barach, P. M. (1991). Multiple personality disorder as an attachment disorder. Dissociation 4(3): 117–123.
Bartl, G. (1984). Der Umgang mit der Grundstörung. In: Roth, J. W. (Hrsg). Konkrete Phantasie. Neue Erfahrungen mit dem katathymen Bilderleben. Bern: Huber; 117–129.
Basch, M. F. (1988). Die Kunst der Psychotherapie: Neueste theoretische Zugänge zur psychotherapeutischen Praxis. München: Pfeiffer.
Basch, M. F. (1995). Kohuts contribution. Psychoanal Dialogues 5: 367–373.
Bateson, G., Haley J., Jackson, D. D. & Weakland, J. H. (1956 [1972]). Vorstudien zu einer Theorie der Schizophrenie. In: Bateson, G. (Hrsg). Ökologie des Geistes: Anthropologische, psychologische, biologische und epistemologische Perspektiven. Frankfurt a. M.: Suhrkamp; 270–301.
Bauer, J. (2002). Das Gedächtnis des Körpers. Wie Beziehungen und Lebensstile unsere Gene steuern. Frankfurt a. M.: Eichborn.
Bauriedl, Th. (1999). Leben in Beziehungen. Von der Notwendigkeit, Grenzen zu finden. Freiburg im Breisgau: Herder.
Beebe, B. & Sloate, P. (1982). Assessment and treatment of difficulties in mother-infant attunement in the first three years of life. Psychoanal Inquiry 1: 601–623.
Benedetti, G. (1987). Todeslandschaften der Seele: Psychopathologie, Psychodynamik und Psychotherapie der Schizophrenie. Göttingen: Vandenhoeck & Ruprecht.
Berliner, B. (1947). On some psychodynamics of masochism. Psychoanal Quart 16: 459–471.
Berliner, B. (1958 [1981]). Die Rolle der Objektbeziehungen im moralischen Masochismus. In: Grunert, J. (Hrsg). Leiden am Selbst. Zum Phänomen des Masochismus. München: Kindler; 42–61.
Bergmann, M. V. (1982). Thoughts on superego pathology of survivors and their children. In: Bergmann, M. S. & Jucovy, M. E. (eds). Generations of the Holocaust. New York: Basic Books; 287–309.
Bergmann, M. V.(1998). Überlegungen zur Über-Ich-Pathologie Überlebender und ihrer Kinder. In: Bergmann M. S., Jucovy, M. E. & Kestenberg, J. S. (Hrsg.). Kinder der Opfer – Kinder der Täter. Psychoanalyse und Holocaust. Frankfurt a. M.: Fischer; 322–356.
Bion, W. R. (1962 [1992]). Lernen durch Erfahrung. Frankfurt a. M.: Suhrkamp.
Binder, E. (2019). Umwelt und Epigenetik. Nervenarzt 2: 107–113.
Bohleber, W. (2000). Die Entwicklung der Traumatheorie in der Psychoanalyse. Psyche 54(9/10): 797–839.
Blos, P. Jr. (1991). Sadomasochism and the defense against recall of painful affect. J Am Psychoanal Assoc 39: 417–430.
Bormann, M. (1995). Nie wieder! Analysen zur Sprache des Dritten Reiches. Herausgegeben von M. Künn. Rehburg-Loccum: RPI Loccum.
Bowlby, J. (1964 [1969]) Bindung. Eine Analyse der Mutter-Kind-Beziehung. Frankfurt a. M.: Fischer.
Bowlby, J. (1975) Bindung. München: Kindler.
Bowlby, J. (1976[1973]). Trennung. Psychische Schäden als Folge der Trennung von Mutter und Kind. München: Kindler.
Bowlby, J. (1983). Verlust, Trauer und Depression. Frankfurt a. M.: Fischer.
Brisch, K. H. (2003). Bindungsstörungen und Trauma. Grundlagen für eine gesunde Bindungsentwicklung. In: Brisch K. H., Hellbrügge, Th. (Hrsg). Bindung und Trauma. Risiken und Schutzfaktoren für die Entwicklung von Kindern. Stuttgart: Klett-Cotta; 105–35.
Brothers, L. (1997). Friday's footprint. New York: Oxford University Press.

Buchheim, A. (2002). Bindung und Psychopathologie im Erwachsenenalter. In: Strauß, B., Kächele, H. & Buchheim, A. (Hrsg). Klinische Bindungsforschung. Stuttgart: Schattauer; 214–230.

Buchheim, A. & Strauß, B. (2002). Interviewmethoden der klinischen Bindungsforschung. In: Strauß, B., Kächele, H. & Buchheim, A. (Hrsg). Klinische Bindungsforschung. Stuttgart: Schattauer; 27–53.

Buchheim, A., George, C. & West, M. (2003). Das Adult Attachment Projective (AAP) – Gütekriterien und neue Forschungsergebnisse. Psychother Psychosom Med Psychol 53(9–10): 419–427.

Büttner, M. (2020). Sexualität und Trauma. Grundlagen und Therapie traumaassoziierter sexueller Störungen. Stuttgart: Schattauer.

Bundschuh, C. (2010). Sexualisierte Gewalt gegen Kinder in Institutionen. Nationaler und internationaler Forschungsstand. Expertise im Rahmen des Projekts »Sexuelle Gewalt gegen Mädchen und Jungen in Institutionen«. München: Deutsches Jugendinstitut e. V., Abteilung Familie und Familienpolitik.

Cabre, L. J. (1999). Ferenczis Beitrag zum Konzept der Gegenübertragung. Psyche 53(5): 457–76.

Chamberlain, S. (1997). Adolf Hitler, die deutsche Mutter und ihr erstes Kind. Über zwei NS-Erziehungsbücher. Gießen: Psychosozial-Verlag.

Clemens, V., Sachser, C., Weilemann, M. & Fegert, J. M.(2020). 20 Jahre gewaltfreie Erziehung im BGB. »Aktuelle Einstellungen zu Körperstrafen und elterliches Erziehungsverhalten in Deutschland«. Ein Blick auf Veränderungen seit der parlamentarischen Entscheidung von 2000. Ulm: Klinik für Kinder- und Jugendpsychiatrie/Psychotherapie, Universitätsklinikum Ulm (Hrsg).

Coen, S. J. (1988). Sadomasochistic excitement: character disorder and perversion. In: Glick, R. A. & Meyers, D. I. (eds). Masochism. Current Psychoanalytic Perspectives. Hillsdale, NJ: Analytic Press; 43–60.

Cooper, A. M. (1988). The narcisstic-masochistic character. In: Glick, R. A. & Meyers, D. I. (eds). Masochism. Current Psychoanalytic Perspectives. Hillsdale, NJ: Analytic Press; 117–139.

Cooper, A. M. (1991). The unconscious core of perversion. In: Fogel, G. I. & Myers, W. A. (eds). Perversions and near-perversions in clinical practice. New psychoanalytic perspectives. Yale: University Press.

Cozolino, L. (2006). Die Neurobiologie menschlicher Beziehungen. Kirchzarten bei Freiburg: VAK Verlag.

Craik, F. I. M., Moroz, T. M., Moscovitch, M., Stuss, D. T., Winocur, G., Tulving, E. & Kapur, S. (1999). In search of self: A positron emission tomography study. Psychol Sci 10: 26–34.

Crittenden, P. M. & Ainsworth, M. D. S. (1989). Child maltreatment and attachment theory. In: Cicchetti, D. & Carlson, V. (eds). Child Maltreatment: Theory and Research on the Causes and Consequences of Child Abuse and Neglect. New York: Cambridge University Press; 432–463.

Crittenden, P. M., Patridge, M. & Claussen, A. H. (1991). Family patterns of relationship in normative and dysfunctional families. Dev Psychopathol 3: 491–512.

deMause, L. (1977). Hört ihr die Kinder weinen. Eine psychogenetische Geschichte der Kindheit. Frankfurt a. M.: Suhrkamp.

Damasio, A. R. (1994). Descartes' error. New York: Grosset/Putnam. Dt.: Descartes‹ Irrtum. Fühlen, Denken und das menschliche Gehirn. Übers. v. H. Kober. Berlin: List 2006.

Davies, J. & Frawley, M. G. (1994). Treating the adult survivor of childhood sexual abuse: A psychoanalytic perspective. New York: Basic Books.

Davis, M. & Hadiks, D. (1994). Nonverbal aspects of therapist attunement. J Clin Psychol 50: 393–405.

Devinsky, O. (2000). Right cerebral hemisphere dominance for a sense of corporeal and emotional self. Epilepsy & Behavior 1(1): 60–73.

Dornes, M. (2000). Vernachlässigung und Misshandlung aus der Sicht der Bindungstheorie. In: Egle, U. T., Hoffmann, S. O. & Joraschky, P. (Hrsg). Sexueller Missbrauch, Misshandlung, Vernachlässigung. 2. Aufl. Stuttgart: Schattauer; 70–83.
Dornes, M. (2004a). Über Mentalisierung, Affektregulierung und die Entwicklung des Selbst. Forum Psychoanal 20(2): 175–199.
Dornes, M. (2004b). Mentalisierung, psychische Realität und die Genese des Handlungs- und Affektverständnisses in der frühen Kindheit. In: Rohde-Dachser, C. & Wellendorf, F. (Hrsg). Inszenierungen des Unmöglichen. Theorie und Therapie schwerer Persönlichkeitsstörungen. 2. Aufl. Stuttgart: Klett-Cotta; 297–338.
Durban, J. (2009). Schatten, Geister und Chimären – über frühe Modi des Umgangs mit dem psychogenetischen Erbe. Psyche 63: 717–747.
Eckstaedt, A. (1989). Nationalsozialismus in der »zweiten Generation«. Frankfurt a. M.: Suhrkamp.
Ehlert, M. & Lorke, B. (1988). Zur Psychodynamik der traumatischen Reaktion. Psyche 42(6): 502–532.
Ermann, M. (1999). Ressourcen in der psychoanalytischen Beziehung. Forum Psychoanal 15: 253–265.
Esser, G., Dinter, R., Jörg, M., Rose, F., Villalba, P., Laucht, M. & Schmidt, M. (1991). Bedeutung und Determinanten der frühen Mutter-Kind-Beziehung. Z Psychosom Med Psychother 39: 246–264.
Famularo, R., Kinscherff, R. & Fenton, T. (1992). Posttraumatic stress disorder among children clinically diagnosed as borderline personality disorder. J Nerv Mental Dis 179: 428–431.
Ferenczi, S. (Hrsg) (1909 [1984]). Introjektion und Übertragung. In: Bausteine zur Psychoanalyse. Band I. Bern: Huber; 9–57.
Ferenczi, S. (Hrsg) (1919 [1984]). Hysterische Materialisationsphänomene. Gedanken zur Auffassung der hysterischen Konversion und Symbolik. In: Bausteine zur Psychoanalyse. Band III. Frankfurt a. M.: Ullstein; 9–57.
Ferenczi, S. (Hrsg) (1933 [1984]). Sprachverwirrung zwischen den Erwachsenen und dem Kind. Die Sprache der Zärtlichkeit und der Leidenschaft. In: Bausteine der Psychoanalyse. Band III. Frankfurt a. M.: Ullstein.
Fink, G. R., Markowitsch, H. J., Reinkemeier, M., Bruckbauer, T., Kessler, J. & Heiss, W. D. (1996). Cerebral representation of one's own past: Neural networks involved in autobiographical memory. J Neurosci 16: 4275–4282.
Finkelhor, D. (1984). Child sexual abuse. New theory and research. New York: Free Press.
Fischer, G. (1989). Dialektik der Veränderung in Psychoanalyse und Psychotherapie. Modell, Theorie und systematische Fallstudie. Heidelberg: Asanger.
Fischer, G. (1990). Die Fähigkeit zur Objektspaltung. Ein therapeutischer Veränderungsschritt bei Patienten mit Realtraumatisierung. Forum Psychoanal 6: 199–212.
Fischer, G. & Riedesser, P. (1999). Lehrbuch der Psychotraumatologie. 2. Aufl. München, Basel: Ernst Reinhardt.
Fliss, C. & Igney, C. (2010). Handbuch Rituelle Gewalt – Hilfe für Betroffene – Interdisziplinäre Kooperation. Lengerich: Pabst Science.
Fonagy, P. (1998). Die Bedeutung der Entwicklung metakognitiver Kontrolle der mentalen Repräsentanzen für die Betreuung und das Wachstum des Kindes. Psyche 52(4): 349–368.
Fonagy, P. (2008). Psychoanalyse und Bindungstrauma unter neurobiologischen Aspekten. In: Leuzinger-Bohleber, M., Roth, G. & Buchheim, A. (Hrsg). Psychoanalyse, Neurobiologie, Trauma. Stuttgart: Schattauer.
Fonagy, P. & Target, M. (1996). Playing with Reality: I. Theory of mind and the normal development of psychic reality. Int J Psychoanal 77: 217–233.
Fonagy, P. & Target, M. (1997). Attachment and reflective function: Their role in self-organization. Dev Psychopathol 9: 679–700.

Fonagy, P., Leigh, T., Kennedy, R., Matoon, G., Steele, H., Target, M., Steele, M. & Higgitt, A. (1995). Attachment, borderline states and the representation of the emotions and cognitions in self and other. In: Cicchetti, D. & Toth S. L. (eds). Emotion, Cognition, and Repreentation. Rochester, NY: Rochester Press; 371–414.

Fonagy, P., Gergerly, G., Jurist, E. J. & Target, M. (2002). Affektregulierung, -mentalisierung und die Entwicklung des Selbst. Stuttgart: Klett-Cotta.

Fonagy, P., Target, M. & Allison, L. (2003). Gedächtnis und therapeutische Wirkung. Psyche 57(9/19): 841–856.

Freud, A. (1967 [1980]). Anmerkungen zum psychischen Trauma. In: Die Schriften der Anna Freud. Band 6. München: Kindler; 1819–1838.

Freud, S. (1893 [1971]). Über den psychischen Mechanismus hysterischer Phänomene. In: Hysterie und Angst. Studienausgabe, Band VI. Hrsg.: Mitscherlich, A., Richards, A. & Strachey, J. Frankfurt a. M.: Fischer; 11–24.

Freud, S. (1895 [1971]). Über die Berechtigung, von der Neurasthenie einen bestimmten Symptomenkomplex als »Angstneurose« abzutrennen. In: Hysterie und Angst. Studienausgabe, Band VI. Hrsg.: Mitscherlich, A., Richards, A. & Strachey, J. Frankfurt a. M.: Fischer; 25–49.

Freud, S. (1896 [1971]). Zur Ätiologie der Hysterie. In: Hysterie und Angst. Studienausgabe, Band VI. Hrsg.: Mitscherlich, A., Richards, A. & Strachey, J. Frankfurt a. M.: Fischer; 51–81.

Freud, S. (1898 [1971]). Die Sexualität in der Ätiologie der Neurosen. In: Sexualleben. Studienausgabe, Band V. Hrsg.: Mitscherlich, A., Richards, A. & Strachey, J. Frankfurt a. M.: Fischer; 11–37.

Freud, S. (1900 [1971]: Die Traumdeutung. Studienausgabe, Band II. Hrsg.: Mitscherlich, A., Richards, A. & Strachey, J. Frankfurt a. M.: Fischer.

Freud, S. (1905a [1971]). Drei Abhandlungen zur Sexualtheorie. In: Sexualleben. Studienausgabe, Band V. Hrsg.: Mitscherlich, A., Richards, A. & Strachey, J. Frankfurt a. M.: Fischer; 47–137.

Freud, S. (1905b [1971]). Bruchstücke einer Hysterieanalyse. In: Hysterie und Angst. Studienausgabe, Band VI. Hrsg.: Mitscherlich, A., Richards, A. & Strachey, J. Frankfurt a. M.: Fischer; 84–186.

Freud, S. (1909 [1971]). Allgemeines über den hysterischen Anfall. In: Hysterie und Angst. Studienausgabe, Band VI. Hrsg.: Mitscherlich, A., Richards, A. & Strachey, J. Frankfurt a. M.: Fischer; 197–198.

Freud, S. (1912–13 [1974]). Totem und Tabu. Einige Übereinstimmungen im Seelenleben der Wilden und der Neurotiker. In: Fragen der Gesellschaft Ursprünge der Religion. Studienausgabe, Band IX. Hrsg.: Mitscherlich, A., Richards, A. & Strachey, J. Frankfurt a. M: Fischer; 287–444.

Freud, S. (1916–17 [1971]). Vorlesungen zur Einführung in die Psychoanalyse, III. Teil: Allgemeine Neurosenlehre. In: Hysterie und Angst. Studienausgabe, Band I. Hrsg.: Mitscherlich, A., Richards, A. & Strachey, J. Frankfurt a. M.: Fischer; 245–431.

Freud, S. (1920 [1971]). Jenseits des Lustprinzips. In: Psychologie des Unbewussten. Studienausgabe, Band III. Hrsg.: Mitscherlich, A., Richards, A. & Strachey, J. Frankfurt a. M.: Fischer; 213–221.

Freud, S. (1923 [1971]). Das Ich und das Es. In: Psychologie des Unbewussten. Studienausgabe, Band III. Hrsg.: Mitscherlich, A., Richards, A. & Strachey, J. Frankfurt a. M.: Fischer; 273–327.

Freud, S. (1926 [1971]). Hemmung, Symptom und Angst. In: Hysterie und Angst. Studienausgabe, Band VI. Frankfurt a. M.: Fischer; 229–308.

Freud, S. (1937 [1975]). Die endliche und die unendliche Analyse. In: Hysterie und Angst. Studienausgabe, Ergänzungsband. Hrsg.: Mitscherlich, A., Richards, A. & Strachey, J. Frankfurt a. M.: Fischer; 359–392.

Freud, S. (1939 [1974]). Der Mann Moses und die monotheistische Religion. Drei Abhandlungen. In: Fragen der Gesellschaft/Ursprünge der Religion. Studienausgabe, Band IX. Hrsg.: Mitscherlich, A., Richards, A. & Strachey, J. Frankfurt a. M.: Fischer; 455–580.

Furst, S. S. (Hrsg) (1967). Psychic Trauma. New York: Basic Books.

Furst, S. S. (1978). The Stimulus Barrier and the Pathogenicity of Trauma. Int J Psychoanal 59: 345–352.

Grabska, K. (2020). Trauma und Transformation. Zur traumatischen Verfassung des Ichs. In: Baumann, J., Grabska, K. & Wolber, G. (Hrsg). Wenn Zeit nicht alle Wunden heilt. Trauma und Transformation. Stuttgart: Klett-Cotta; 21–47.

Green, A. (1993). Die tote Mutter. Psyche 47(3): 205–240.

Gruen, A. (2000). Der Fremde in uns. Stuttgart: Klett-Cotta.

Grossman W. I. (1991). Pain, aggression, fantasy, and concepts of sadomasochism. Psychoanal Q 60: 22–52.

Grossmann, K. & Grossmann, K. E. (2003). Elternbindung und Entwicklung des Kindes in Beziehungen. In: Herpertz-Dahlmann, S., Resch, F., Schulte-Markwort, M. & Warnke, A. (Hrsg). Entwicklungspsychiatrie. Stuttgart: Schattauer; 115–135.

Grunert, U. (1977). Narzisstische Restitutionsversuche im Traum. Psyche 31(12): 1057–1078.

Haarer, J. (1943). Die deutsche Mutter und ihr erstes Kind. München: J. F. Lehmanns.

Hammerich, B. (2021). The power of fear and shame: from hiding place to public space. In: Gobodo-Madikizela, P. (ed). History, Trauma and Shame – Engaging the Past Through Second Generation Dialogue. London, New York: Routledge; 38–63.

Hauser, S. (2001). Trauma – der unverarbeitete Bindungsstatus im Adult Attachment Interview. In: Gloger-Tippelt, G. (Hrsg). Bindung im Erwachsenenalter. Bern: Huber.

Hennessy, M. B. (1997). Hypothalamic-pituitary-adrenal responses to brief social separation. Neurosci Biobehav Rev 21: 11–29.

Herman, J. L.(1989). Die Narben der Gewalt – Traumatische Erfahrungen verstehen und überwinden. München: Kindler.

Hirsch, M. (1987). Realer Inzest. Psychodynamik des sexuellen Missbrauchs in der Familie. 2., überarb. Aufl. Berlin: Springer.

Hirsch, M. (1997). Schuld und Schuldgefühl. Zur Psychoanalyse von Trauma und Introjekt. Göttingen: Vandenhoeck & Ruprecht.

Hirsch, M. (2004). Psychoanalytische Traumatologie. Das Trauma in der Familie. Psychoanalytische Theorie und Therapie schwerer Persönlichkeitsstörungen. Stuttgart: Schattauer.

Hockenberry, S. (1995). Dyadic Violence, Shame and Narcissism. Contemp Psychoanal 31: 301–325.

Horowitz, M. J. (1976). Stress Response Syndrome. Northvale, New York: Jason Aronson.

Horowitz, M. J. (1979). States of Mind. New York: Plenum Press.

Holderegger, H. (1993). Der Umgang mit dem Trauma. Stuttgart: Klett-Cotta.

Hübner, W. (2014). Die realen Anderen. Wenn Eltern nicht »gut genug« sind. Eine metapsychologische Skizze von Bekanntem. Psyche 68(12): 1224–1248.

Hugdahl, K. (1995). Caassical conditioning and implicit learning: The right hemisphere hypothesis. In: Davidson, R. J. & Hugdahl, K. (ed). Brain Asymmetry. Cambridge, MA: MIT Press; 235–267.

Hugdahl, K., Berardi, A., Thompson, W. L., Kosslyn, S. M., Macy, R., Baker, D. P., Alpert, N. M. & LeDoux, J. E. (1995). Brain mechanisms in human classical conditioning: A PET blood flow study. NeuroReport 6: 1723–1728.

ICD-10 SGB V (1999). Internationale statistische Klassifikation der Krankheiten und verwandte Gesundheitsprobleme. 10. Revision. Ausgabe für Zwecke des Fünften Buches Sozialgesetzbuch (SGB V). Deutsches Institut für medizinische Dokumentation und Information (Hrsg). Köln: Deutscher Ärzte-Verlag.

Izard, C. E. (1991). The Psychology of Emotions. New York: Plenum Press.

Izard, C. E., Purges, S. W., Simons, R. F., Haynes, O. M., Hyde, C., Parisi, M. & Cohen, B. (1991). Infant cardiac activity: Developmental changes and relations with attachment. Dev Psychol 27: 432–439.

Jackson, J. H. (1931). Selected writings of John Hughlings Jackson. Bd. 1 und 2. London: Hodder & Stoughton.
Janet, P (1889). L'automatisme psychologique: Essay de la psychologie experimentale sur les formes inférieures de l'activité humaine. Paris: Felix Alcan.
Jollet, H., Krägeloh, C. & Krippner, K. (1997). Der schutzgebende Raum in seiner Bedeutung für Patienten mit Objektbeziehungsstörungen in der Katathym Imaginativen Psychotherapie – ein praxisorientierter Beitrag. In: Kottje-Birnbacher, L., Sachsse, U. & Wilke, E. (Hrsg). Imagination in der Psychotherapie. Bern: Huber; 216–221.
Kernberg, O. F. (1978). Borderline-Störungen und pathologischer Narzissmus. Frankfurt a. M.: Suhrkamp.
Kernberg, O. F. (2000). Hass. In: Mertens, W. & Waldvogel, B. (Hrsg). Handbuch psychoanalytischer Grundbegriffe. Stuttgart: Kohlhammer; 274–277.
Kestenberg, J. S. (1979). Kinder von Überlebenden der Naziverfolgungen. Psyche 3: 249–265.
Kestenberg, J. (1985). The flow of empathy and trust between mother and child. In: Anthony, E. J. & Pollack, G. H. (eds). Parental Influences in Health and Disease. Boston: Little, Brown & Comp.; 137–163.
Kestenberg, J. S. (1990). Survivor parents and their children. In: Bergmann, M. S. & Jucovy, M. E. (eds). Generations of the Holocaust. New York: Columbia University Press; 83–101.
Kestenberg, J. S. (1993). Spätfolgen bei verfolgten Kindern. Psyche 8: 730–742.
Khan, M. R. (Hrsg) (1963 [1977]). Das kumulative Trauma. In: Selbsterfahrung in der Therapie. München: Kindler; 50–70.
Kindler, H., Lillig, S., Blüml, H., Meysen, T. & Werner, A. (Hrsg) (2006). Handbuch Kindeswohlgefährdung nach § 1666 BGB und Allgemeiner Sozialer Dienst (ASD). München: Deutsches Jugendinstitut e. V.
Klein, M. (1960). Über das Seelenleben des Kleinkindes. Einige theoretische Betrachtungen. Psyche 14: 284–316.
Klessmann, E. & Eibach, H. (1996). Traumpfade. Weg-Erfahrungen in der Imagination. Bern: Huber.
Kogan, I. (1993). Vom Agieren hin zu Worten und Bedeutung. Psychoanalyse in Europa. Bulletin 39: 5–22.
Kogan, I. (1998). Der stumme Schrei der Kinder. Die zweite Generation der Holocaust-Opfer. Frankfurt a. M.: Fischer.
Kohut, H. (1971 [1976]). Narzissmus. Eine Theorie der psychoanalytischen Behandlung narzisstischer Persönlichkeitsstörungen. Frankfurt a. M.: Suhrkamp.
Kohut, H. (1977 [1981]). Die Heilung des Selbst. Frankfurt a. M.: Suhrkamp.
Kohut, H. (1984 [1989]). Wie heilt die Psychoanalyse? Frankfurt a. M.: Suhrkamp.
Kohut, H. (1987 [1993]). Auf der Suche nach dem Selbst. Kohuts Seminare zur Selbstpsychologie und Psychotherapie mit jungen Erwachsenen. München: Pfeiffer.
Kramer, S. (1983). Object-coercive Doubting: a pathological defensive response to maternal incest. J Am Psychoanal Assoc 31(Suppl): 325–351.
Krause, R. (1983). Zur Onto- und Phylogenese des Affektsystems und ihrer Beziehungen zu psychischen Störungen. Psyche 37: 1016–1043.
Krause, R. (2002). Affekte und Gefühle aus psychoanalytischer Sicht. Psychotherapie im Dialog 3(2): 120–125.
Krippner, K. (2001). Der geistig-spirituelle Aspekt in der Traumatherapie mit der KIP. In: Bahrke, U. & Rosendahl, W. (Hrsg). Psychotraumatologie und Katathym Imaginative Psychotherapie. Lengerich: Pabst Science Publishers; 100–107.
Krippner, K. (2002). Neue Wege in der Behandlung der posttraumatischen Belastungsstörung mit der KIP. Imagination 2: 24–37.
Krystal, H. (1978). Trauma and affects. Psychoanal Study Child 33: 81–116.

Krystal, H. (1988). Integration and self-healing: Affect – trauma – alexithymia. Hillsdale, NJ: Analytic Press.

Krystal, H. (1997). Desomatization and the consequences of infantile trauma. Psychoanal Inqu 17(21): 126–150.

Küchenhoff, J. (2004). Verlust des Selbst, Verlust des Anderen – die doppelte Zerstörung von Nähe und Ferne im Trauma. Psyche 58: 811–834.

Kutter, P. (1981). Der Basiskonflikt der Psychosomatose und seine therapeutischen Implikationen. In: Nissen, B. & Zeitzschel, U. (Hrsg). Jahrbuch der Psychoanalyse Beiträge zu Theorie und Praxis. Stuttgart: Frommann-Holzboog; 93–114.

Laub, D. (2000). Eros oder Thanatos? Der Kampf um die Erzählbarkeit des Traumas. Psyche 54(9/10): 860–894.

Laub, D. & Auerhahn, N. (1993). Knowing and not knowing massive psychic trauma: Forms of traumatic memory. Int J Psychoanal 74: 287–302.

Leuner, H. (1985). Lehrbuch der Katathym Imaginativen Psychotherapie. Bern: Huber.

Lichtenberg, J. D., Lachmann, F. M. & Fosshage, J. L. (1996). The Clinical Exchange. Mahwah, NJ: Analytic Press.

Loch, W. (1968). Identifikation – Introjektion. Psyche 12: 271–286.

Loewenstein, R. M. (1957). A contribution to the psychoanalytic theory of masochism. J Am Psychoanal Accoc 5: 197–234.

Luther, M. (1521). Anweisung zu einer christlichen Kindererziehung [Glaubensstimme – Lass mich aufs Feld gehen und Ähren auflesen].

Lyons-Ruth, K. & Jacobvitz, D. (1999). Attachment disorganization. Unresolved loss, relational violence, and lapses in behavioral and attentional strategies. In: Cassidy J. & Shaver P. R. (eds). Handbook of Attachment: Theory, Research, and Clinical Applications. New York: Guilford Press; 520–554.

Main, M. (1991). Metacognitive knowledge, meta-cognitive monitoring, and singular vs. multiple models of attachment. In: Harris, P., Stevenson, H. J. & Parkes, C. (eds). Attachment Across the Life Cycle. New York: Routledge.

Main, M., & Goldwyn, R. (1998). Adult attachment scoring and classification system. Unpublished manuscript. University of California at Berkeley.

Main, M. & Solomon, J. (1986). Discovery of an insecure-disorganized/disoriented attachment pattern: Procedures, findings and implications for the classification of behavior. In: Brazelton, T. B. & Yogman, M. W. (eds). Affective Development in Infancy. Norwood, NJ: Ablex; 95–124.

Main, M., Kaplan, N. & Cassidy, J. (1985). Security in Infancy, Childhood, and Adulthood: A Move to the Level of Representation. Growing Points of Attachment Theory and Research. Monogr Soc Res Child Dev 50(1/2): 66–104.

McKenna, C. (1994). Malignant transference: A neurobiologic model. J Am Acad Psychoanal 22: 111–127.

Mann, H. (1969). Der Untertan. Berlin: Aufbau.

Marcowitz, E. (1982). Aggression: an overview. Psychoanal Inq 2: 11–20.

Masson, J. M. (1984). Was hat man dir, du armes Kind, getan? Sigmund Freuds Unterdrückung der Verführungstheorie. Riebeck bei Hamburg: Rowohlt.

Meadow, R. (1977). Munchausen syndrome by proxy: The hinterland of child abuse. Lancet 310(8033): 343–345.

Mentzos, S. (1982). Neurotische Konfliktverarbeitung – Einführung in die psychoanalytische Neurosenlehre unter Berücksichtigung neuer Perspektiven. München: Kindler.

Mertens, W. (1990). Einführung in die psychoanalytische Therapie. Stuttgart: Kohlhammer.

Merzeder, Ch. (2015). Wie schleichendes Gift: Narzisstischen Missbrauch in Beziehungen überleben und heilen. München: Scorpio.

Miller, A. (1979). Das Drama des begabten Kindes. Frankfurt a. M.: Suhrkamp.

Miller, A. (1980). Am Anfang war Erziehung. Frankfurt a. M.: Suhrkamp.
Miner, M. H., Bean, B., Robinson, W., Knight, R. A., Berg, D., Sinburne, R. & Netland, J. (2010). Understanding sexual perpetration against children. Sexual Abuse 22: 58–77.
Modell, A. H. (1984). Psychoanalysis in a new context. New York: University Press.
Mollon, P. (2001). Releasing the self The healing legacy of Heinz Kohut. London: Whurr Publishers.
Morgenthaler, F. (1974). Die Stellung der Perversionen in Metapsychologie und Technik. Psyche 28(12): 1077–1098.
Moser, T. (2001). Dämonische Figuren. Frankfurt a. M.: Suhrkamp.
Muir, R. C. (1995). Transpersonal processes: A bridge between object relations and attachment theory in normal and psychopathological development. Br J Med Psychol 68: 243–257.
Müller-Hohagen, J. (1988). Verleugnet, verdrängt, verschwiegen. Die seelischen Auswirkungen der Nazizeit. München: Kösel.
Müller-Münch, I. (2012). Die geprügelte Generation. Kochlöffel, Rohrstock und die Folgen. Stuttgart: Klett-Cotta.
Niederland, W. G. (1980). Folgen der Verfolgung: Das Überlebenden-Syndrom Seelenmord. Frankfurt a. M.: Suhrkamp.
Novick, J. & Novick, K. K. (1991). Some comments on masochism and the delusion of omnipotence from a developmental perspective. J Am Psychoanal Assoc 39: 307–331.
Novick, K. K. & Novick, J. (1987). The essence of masochism. Psychoanal Study Child 42: 353–384.
Oliver, J. E. (1993). Intergenerational transmission of child abuse. Am J Psychiatry 150: 315–324.
Papousek, M. & Wollwerth de Chuquisengo, R. (2003). Auswirkungen mütterlicher Traumatisierungen auf Kommunikation und Beziehung in der frühen Kindheit. In: Brisch, K. & Hellbrügge, Th. (Hrsg). Bindung und Trauma. Stuttgart: Klett-Cotta; 136–159.
Parker, H. & Parker, S. (1986). Father-daughter sexual abuse: An emerging perspective. Am J Orthopsychiatry 56: 531–549.
Porges, S. W. (2017). Die Polyvagal-Thoerie und die Suche nach Sicherheit. Lichtenau: G. P. Probs.
Porges, S. W., Doussard-Roosevelt, J. A. & Maiti, A. K. (1994). Vagal tone and the physiological regulation of emotion. Monogr Soc Res Child Dev 59: 167–186.
Posner, M. I. & Rothbart, M. K. (1998). Attention, self-regulation and consciousness. Philos Trans R Soc Lond B 353: 1915–1927.
Racker, H. (1959 [1982]). Übertragung und Gegenübertragung. Studien zur psychoanalytischen Technik. München, Basel: Ernst Reinhardt.
Rand, N., Torok, M. (1999). Freuds und Ferenczis Traumaforschung – eine Gegenüberstellung. Psyche 53(5): 441–456.
Rausching, H. (1940). Gespräche mit Hitler. Zürich: Europa.
Reddemann, L. (2001). Imagination als heilsame Kraft. Zur Behandlung von Traumafolgen mit ressourcenorientierten Verfahren. Stuttgart: Pfeiffer bei Klett-Cotta.
Reddemann, L., Sachsse, U. (1996). Imaginative Psychotherapieverfahren zur Behandlung in der Kindheit traumatisierter Patientinnen. Psychother 41: 169–174.
Reddemann, L. & Sachsse, U. (1997). Katathym Imaginative Psychotherapie in der Behandlung traumatisierter Patienten. In: Kottje-Birnbacher, L., Sachsse, U. & Wilke, E. (Hrsg). Imagination in der Psychotherapie. Bern: Huber.
Renn, P. (2002). The link between childhood trauma and later violent offending. Attach Hum Dev 4: 294–317.
Richter, H. E. (1975). Eltern, Kind, Neurose. Die Rolle des Kindes in der Familie. Hamburg: Rowohlt.
Rilke, R. M. (1982). Werke. Band II, 1 Gedichte und Übertragungen. Frankfurt a. M.: Insel; 101–102.
Rolls, E. T. (1996). The orbitofrontal cortex. Philos Trans R Soc Lond B 351: 1433–1444.

Rosenberg, D. A. (2003). Munchausen Syndrome by Proxy: medical diagnostic criteria. Child Abuse Negl 27(4): 421–430.
Rosenberg, L. (1998). Kraftquellen und Ressourcen in der KB-Therapie. Imagination 20: 5–36.
Rutschky, K. (1977). Schwarze Pädagogik: Quellen zur Naturgeschichte der bürgerlichen Erziehung. Berlin: Ullstein.
Sachsse, U. (1994). Selbstverletzendes Verhalten: Psychodynamik – Psychotherapie. Göttingen: Vandenhoeck & Ruprecht.
Sachsse, U. (2015). Proxy – dunkle Seiten der Mütterlichkeit. Stuttgart: Schattauer.
Sachsse, U. & Reddemann, L.(1997). Katathym Imaginative Psychotherapie in der Behandlung traumatisierter Patientinnen. In: Kottje-Birnbacher, L., Sachsse, U. & Wilke, E. (Hrsg). Imagination in der Psychotherapie. Bern: Huber; 222–229.
Sandler, J. (Hrsg) (1989a). Das Es oder das innere Kind? In: Dimensionen der Psychoanalyse. Stuttgart: Klett-Cotta; 216–234.
Sandler, J. (Hrsg) (1989b). Unbewusste Wünsche und menschliche Beziehungen. In: Dimensionen der Psychoanalyse. Stuttgart: Klett-Cotta; 74–90.
Sandler, J. & Freud, A. (1985 [1972/1973]). The analysis of defense: The ego and the mechanisms of defense revisited. New York: University Press.
Sandler, J. & Joffee, W. G. (1969). Auf dem Wege zu einem Grundmodell der Psychoanalyse. Psyche 6: 461–480.
Sandler, J. & Sandler, A. M. (1998). Innere Objektbeziehungen. Entstehung und Struktur. Stuttgart: Klett-Cotta.
Sandler, J., Dreher, A. U., Drews, S., Fischer, R., Kluwer, R., Muck, M., Vogel, H. & Will, C. (1987). Psychisches Trauma. Ein psychoanalytisches Konzept im Theorie-Praxis-Zusammenhang. Nr. 5. Frankfurt a. M.: Sigmund-Freud-Institut.
Schatzmann, M. (1978). Die Angst vor dem Vater. Reinbek: Rowohlt Taschenbuch.
Schore, A. N. (1994). Affect regulation and the origin of the self. The neurobiology of emotional development. Mahwah, NJ: Erlbaum.
Schore, A. N. (2007). Affektregulation und die Reorganisation des Selbst. Stuttgart: Klett-Cotta.
Seithe, A. (1989). Erfahrungen mit dem KB-Motiv einer »Guten, freundlichen Gestalt«. In: Bartl, G. & Pesendorfer, F. (Hrsg). Strukturbildung im psychotherapeutischen Prozess. Wien: Literas; 215–222.
Seto, M. C. & Lalumiére, M. L. (2010). What is so special about male adolescent sexual offending? Psychol Bull 136: 526–575.
Shengold, L. (1995). Soul murder. Seelenmord – die Auswirkungen von Missbrauch und Vernachlässigung in der Kindheit. Frankfurt a. M.: Brandes & Apsel.
Sichrovsky, P. (1987). Schuldig geboren. Kinder aus Nazifamilien. Köln: Kiepenheuer & Witsch.
Sidoli, M. (1994). Die Entfaltung des Selbst. Erfahrungen aus der Kinderanalyse. München: Kindler.
Sigusch, V. (2011). Sexueller Kindesmissbrauch – Zum Stand von Forschung und Therapie. Dtsch Ärztebl 108(37): 455–457.
Soldt, Ph. (2005). Denken in Bildern. Zum Verhältnis von Bild, Begriff und Affekt im seelischen Geschehen – Vorarbeiten zu einer Metapsychologie der ästhetischen Erfahrung. Lengerich: Pabst Science Publishers.
Spitz, R. A. (1974). Vom Säugling zum Kleinkind – Naturgeschichte der Mutter-Kind-Beziehungen im ersten Lebensjahr. Stuttgart: Klett-Cotta.
Starr, R. H., McLean, D. J. & Keating, D. P. (1991). Life-span developmental outcomes of child maltreatment. In: Starr, R. H. & Wolfe, D. A. (eds). The Effects of Child Abuse and Neglect. London: Guilford; 1–32.
Steiner, B. (2001). Aspekte der Behandlung mit der KIP bei Krebspatienten. In: Bahrke, U. & Rosendahl, W. (Hrsg). Psychotraumatologie und Katathym Imaginative Psychotherapie. Lengerich: Pabst Science Publishers; 285–295.

Steiner, B. (2002). Das innere unverletzte Kind imaginieren. Unveröffentlichtes Manuskript.
Steiner, B. (2008a). Das »innere Kind« in der Psychotraumatherapie. In: Bürgi-Kraus, M., Kottje-Birnbacher, L., Reichmann, I. & Wilke, E. (Hrsg). Entwicklung in der Imagination – Imaginative Entwicklung. Dustri: Pabst Science Publishers; 260–266.
Steiner, B.(2008b). Zum Umgang mit feindseligen Symbolgestalten. Österreichische Gesellschaft für angewandte Tiefenpsychologie und allgemeine Psychotherapie (Hrsg). Imagination 30: 54–73.
Steiner, B. (2013). Symbolisierung des »inneren Richters« in der therapeutischen Imagination. In: Steiner, B. & Bahrke, U. (Hrsg). Der »innere Richter« im Einzelnen und in der Kultur. Gießen: Psychosozial-Verlag; 161–193.
Steiner, B. (2016). Was geschieht, wenn Eltern nicht »gut genug« sind? Österreichische Gesellschaft für angewandte Tiefenpsychologie und allgemeine Psychotherapie (Hrsg). Imagination 3: 25–43.
Steiner, B. (2018). Stabilisierung oder Konfliktbearbeitung in der Katathym Imaginativen Psychotraumatherapie. Österreichische Gesellschaft für angewandte Tiefenpsychologie und allgemeine Psychotherapie (Hrsg). Imagination 2: 58–71.
Steiner, B. (2019). Traumakonfrontation in der Katathym Imaginativen Psychotraumatherapie (KIPT). In: Müller, T. & Rießbeck, H. (Hrsg). Traumakonfrontation – Traumaintegration. Therapiemethoden und ihre Wirksamkeit im Vergleich. Stuttgart: Kohlhammer; 182–206.
Steiner, B. & Krippner, K. (2006). Psychotraumatherapie. Tiefenpsychologisch-imaginative Behandlung traumatisierter Patienten. Stuttgart: Schattauer.
Sterba, R. (1934). The fate of the ego in psychoanalytic therapy. Int J Psychoanal 15: 117–127.
Stoller, R. J. (1979). Perversion – Die erotischen Form von Haß. Reinbek bei Hamburg: Rowohlt Taschenbuch.
Stone, V. E., Baron-Cohen, S. & Knight, R. T. (1998). Frontal lobe contributions to theory of mind. J Cogn Neurosci 10: 640–656.
Strauß, B. (2013). Kindesmisshandlung und Bindung. In: Spitzer, C. & Grabe, H. J. (Hrsg). Kindesmisshandlung. Psychische und körperliche Folgen im Erwachsenenalter. Stuttgart: Kohlhammer; 86–103.
Stern, D. (1977). Mutter und Kind. Die erste Beziehung. Stuttgart: Klett-Cotta.
Stern, D. (1983). The early development of schemas of self, other, and ›self with other‹. In: Lichtenberg, J. & Kaplan, S. (eds). Reflections on Self Psychology. Hillsdale (New Jersey): Analytic Press; 49–84.
Stern, D. (1985). The Interpersonal World of the Infant. A View from Psychoanalysis and Developmental Psychology. New York: Basic Books.
Stern, D. (1991). Tagebuch eines Babys. Was ein Kind sieht, spürt, fühlt und denkt. München: Piper.
Stern, D. (1992). Die Lebenserfahrung des Säuglings. Stuttgart: Klett-Cotta.
Stern, D. (2005). Der Gegenwartsmoment. Veränderungsprozesse in Psychoanalyse, Psychotherapie und Alltag. Frankfurt a. M.: Brandes & Apsel.
Streck, B. & Bürgin, D. (1996). Über die Unmöglichkeit zu trauern. Kinderanalyse 4: 351–361.
Stuss, D. T. & Alexander, M. P. (1999). Affectively burnt in: One role of the right frontal lobe? In: Tulving, E. (ed). Memory, consciousness, and the brain: The Talin conference. Philadelphia: Psychology Press; 215–227.
Sullivan, R. M. & Gratton, A. (1999). Lateralized effects of medial prefrontal cortex lesions on neuroendocrine and autonomic stress responses in rats. J Neurosci 19: 2834–2840.
Sulzer, J. G. (1748 [1977]). Die zwei Hauptaufgaben der Kleinkinderziehung. Pädagogische Schriften. In: Rutschky, K. (Hrsg). Schwarze Pädagogik: Quellen zur Naturgeschichte der bürgerlichen Erziehung. Berlin: Ullstein.
Thomä, H. (2004). Ist es utopisch, sich künftig Psychoanalytiker ohne besondere berufliche Identität vorzustellen? Forum Psychoanal 2: 135–157.

Torok, M. (1983). Trauerkrankheit und Phantasma des »Cadavre exquis«. Psyche 37(6): 497–519.
Trimborn, W. (2003). Der Verrat am Selbst – Zur Gewalt narzißtischer Abwehr. Psyche 57(11): 1033–1056.
Tsokos, M. & Guddat, S. (2014). Deutschland misshandelt seine Kinder. München: Droemer.
Valenstein, A. F. (1973). On attachment to painful feelings and the negative therapeutic reaction. Psychoanal Study Child 28: 365–392.
Van der Kolk, B. A., Pelcovitz, D., Roth, S., Mandel, F. S., McFarlane, A. & Herman, J. L. (1996). Dissociation, Somatization, and Affect Dysregulation: the Complexity of Adaptation to Trauma. Special Supplement. Am J Psychiatry 153(7): 83–93.
Van der Kolk, B. A., McFarlane, A. C. & Weisaeth, L. (Hrsg) (2000). Traumatic stress – Grundlagen und Behandlungsansätze. Paderborn: Junfermann-Verlag.
Weakland, J. H. (1990). »Double-Bind«-Hypothese und Dreier-Beziehung (The Double-Bind-Hypothesis of Schizophrenia and Three-Party-Interaction). In. Jackson, D. D. (ed). The Etiology of Schizophrenia. New York: Basic Books.
Weiler, J. v. (2014). Digitaler Kinderschutz im Zeitalter des digitalen Exhibitionismus. www.innocenceindanger.de/wp-content/uploads/2014/05/Hamburg (letzter Zugriff: 22. 07. 2021).
Weiler, J. v. (2019). Stellungnahme Julia von Weiler, Psychologin Vorstand Innocence in Danger e. V., anlässlich der öffentlichen Anhörung zum Gesetzentwurf der Bundesregierung eines Gesetzes zur Änderung des Strafgesetzbuches – Versuchsstrafbarkeit des Cybergroomings. https://kripoz.de/wp-content/uploads/2019/11/stellungnahme-weiler_innocence-cyber grooming (letzter Zugriff: 22. 07. 2021).
Weinberg, D. (2010). Psychotherapie mit komplex traumatisierten Kindern – Behandlung von Bindungs- und Gewalttraumata der frühen Kindheit. Stuttgart: Klett-Cotta.
Westernhagen, D. v. (1987). Die Kinder der Täter. Das Dritte Reich und die Generation danach. München: Kösel.
Wilke, E. (1990). Das katathyme Bilderleben in der psychosomatischen Medizin. Bern: Huber.
Wilke; E. (1996). Katathym Imaginative Psychotherapie: eine spezielle Form tiefenpsychologisch fundierter Psychotherapie. In: Reimer, C., Eckert, J., Hautzinger, M. & Wilke, E. (Hrsg). Psychotherapie – Ein Lehrbuch für Ärzte und Psychologen. Berlin, Heidelberg: Springer; 77–122.
Wilson, J. P. (1989). Trauma, transformation and healing. An integrative approach to theory, research and post-traumatic therapy. New York: Brunner & Mazel.
Winnicott, D. W. (1963 [1996]). Aggression. Versagen der Umwelt und antisoziale Tendenz. Stuttgart: Klett-Cotta.
Winnicott, D. W. (1965 [1974]). Reifungsprozess und fördernde Umwelt. Berlin: Kindler.
Winnicott, D. W. (1987). An Melanie Klein, 17. November 1952. In: Rodman, F. R. (Hrsg). Die spontane Geste. Ausgewählte Briefe. Stuttgart: Klett-Cotta.
Winnicott, D. W. (1994 [1998]): Die menschliche Natur. Stuttgart: Klett-Cotta
Wirtz, U. (1991). Seelenmord. Inzest und Therapie. Zürich: Kreuz.
Woeller, W., Lampe, A., Mattheß, H., Leichsenring, F. & Kruse, J. (2020). Psychodynamische Psychotherapie der komplexen posttraumatischen Belastungsstörung – Ein Manual zur Behandlung nach Kindheitstrauma. Stuttgart: Schattauer.
Wurmser, L. (1987). Flucht vor dem Gewissen – Analyse von Über-Ich und Abwehr bei schweren Neurosen. Berlin: Springer.
Wurmser, L. (1989). Die zerbrochene Wirklichkeit. Psychoanalyse als das Studium von Konflikt und Komplementarität. Berlin: Springer.
Wurmser, L. (1990). Die Maske der Scham – Die Psychoanalyse von Schamaffekten und Schamkonflikten. Berlin: Springer.
Wurmser, L. (1993). Das Rätsel des Masochismus – Psychoanalytische Untersuchungen von Über-Ich-Konflikten und Masochismus. Berlin: Springer.

Wurmser, L (1999). Magische Verwandlung und tragische Verwandlung – Die schwere Neurose: Symptom, Funktion, Persönlichkeit. Göttingen: Vandenhoeck & Ruprecht.

Wurmser, L. (2003). Blutrituale, Blutopfer und magische Verwandlung – Zur Psychoanalyse des Sadomasochismus. Vortrag, Würzburg, 9. Mai 2003.

Wurmser, L. (2004). Verstehen statt Verurteilen – Gedanken zur Behandlung schwerer psychischer Störungen. Rede anlässlich der Verleihung der Ehrendoktorwürde durch die Humboldt Universität Berlin.

Wurmser, L. (2011). Scham und der böse Blick: Verstehen der negativen therapeutischen Reaktion. Stuttgart: Kohlhammer.

Wurmser, L. (2014a). Das Tragische in unserer Zeit – oder leben wir in einer radikal antitragischen Zeit? Schwarzenberger Gespräche, 14. November 2014.

Wurmser, L. (2014b). Die unheilbare Wunde? Der tragische Charakter und seine Heilung. Unveröffentlichtes Buchmanuskript.

Wygotski, L. S. (1934 [1986]). Denken und Sprechen. Frankfurt a. M.: Fischer.

Zeul, M. (1999). Maria Torok 1925–1998. Psyche 53(39): 215–219.

Ziegler, H. (2013). Gewaltstudie 2013. Gewalt- und Missachtungserfahrungen von Kindern und Jugendlichen in Deutschland. www.bepanthen.de/sites/g/files/vrxlpx11161/files/2021-01/vortrag_gewaltstudie_2013 (letzter Zugriff: 22. 07. 2021).

Sachverzeichnis